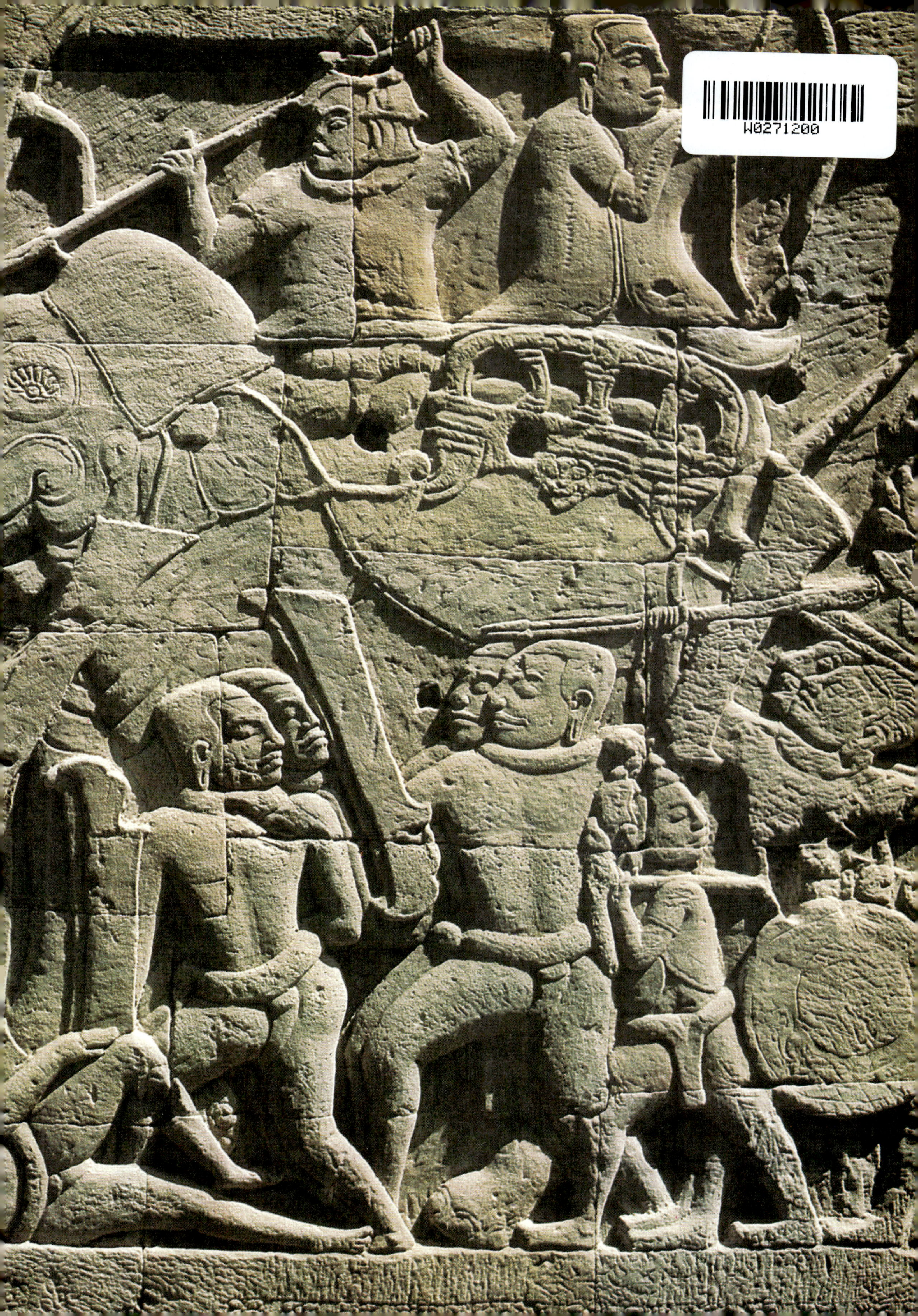

ANGKOR
und die Khmerkunst

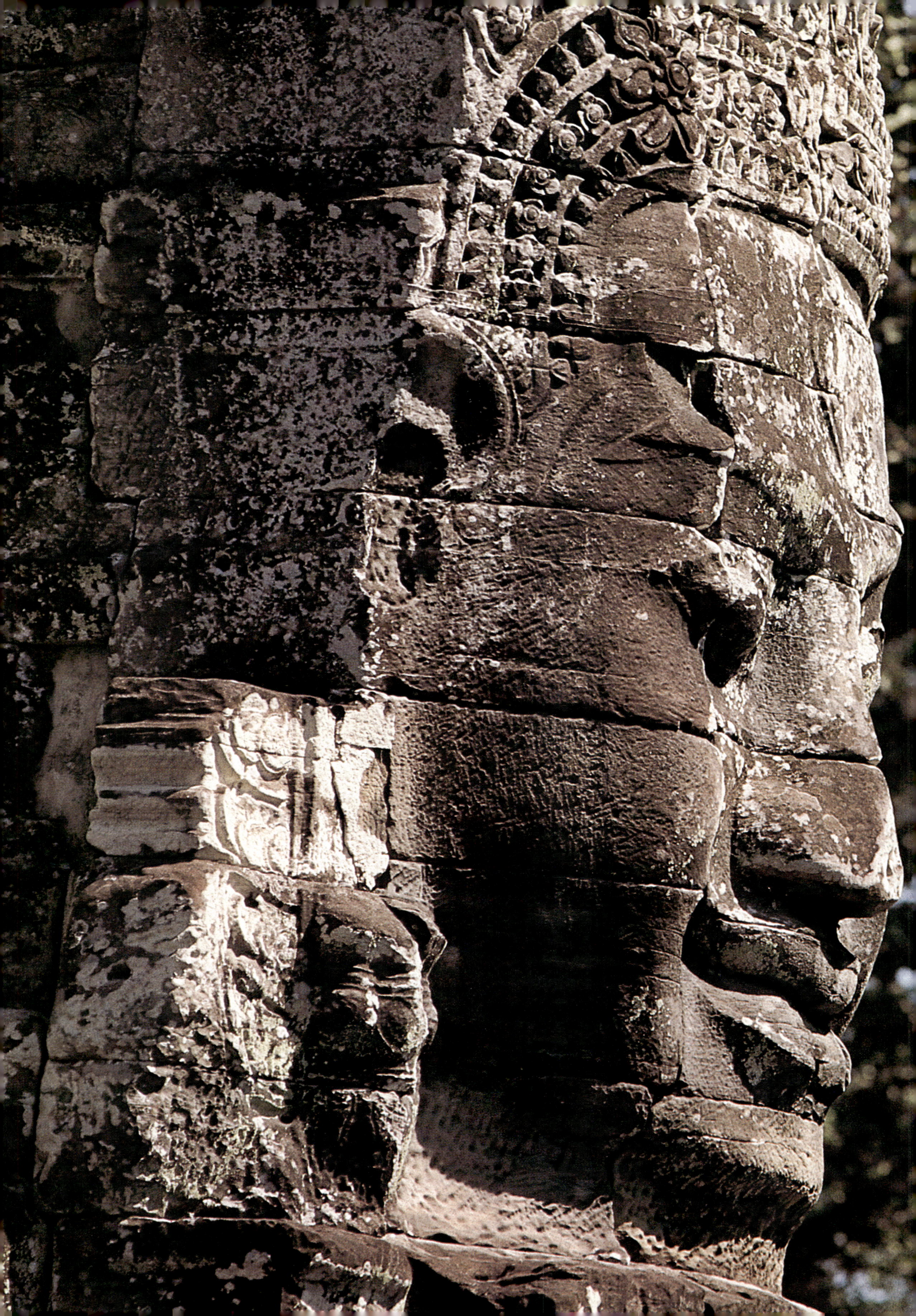

ANGKOR
und die Khmerkunst

Text und Fotos
von Henri STIERLIN

PARKSTONE

Umschlag:

Posthumes Bildnis der Frau von König Jayavarman VII (um 1200). Sandstein (Höhe 110 cm), Musée Guimet, Paris.

Angkor Wat, Westansicht.

Vorsätze:

Flachrelief aus der äußeren Galerie des Bayon zu Angkor. Es stellt einen Kampf zwischen den Khmer und den Cham dar. Charakteristisch für die Kunst des Bayon, der aus der Regierungszeit Jayavarmans VII. (um 1200) stammt, ist die Lebendigkeit und Unmittelbarkeit. Inmitten der verbissen kämpfenden Krieger leitet der Elefantenführer mit einem Hakenstock seinen Kriegselefanten vom Rücken des Tieres aus, von wo auch ein Bogenschütze seine Pfeile abschießt.

Titelseite:

Eines der riesigen Gesichter des Buddha-Königs, die in die Turmspitzen des Bayon zu Angkor eingemeißelt sind. Durch den Vergöttlichungsritus identifiziert sich Jayavarman VII. mit Gautama, dessen Züge er trägt: in Meditation halbgeschlossene Augen und das gütige Lächeln des Barmherzigen. Im Mittelpunkt der Stadt Angkor Thom ist der Bayon gekrönt von 216 dieser großen Bildnisse, die in alle vier Himmelsrichtungen schauen.

Übersetzung: Tonio Kalle
Schlußredaktion der deutschen Ausgabe: Diethard H. Klein
ISBN 1 85995 309 3

Printed in France by Sager, La Loupe (28)

Inhalt

Kapitel I:

Die Ausstrahlung Indiens auf Java

Zu Ehren des Gautama Buddha wurde im 8. und 9. Jh. unserer Zeitrechnung auf Java der Tempelstupa Borobudur errichtet. Hier der Erleuchtete, Verklärte in Meditationspose.

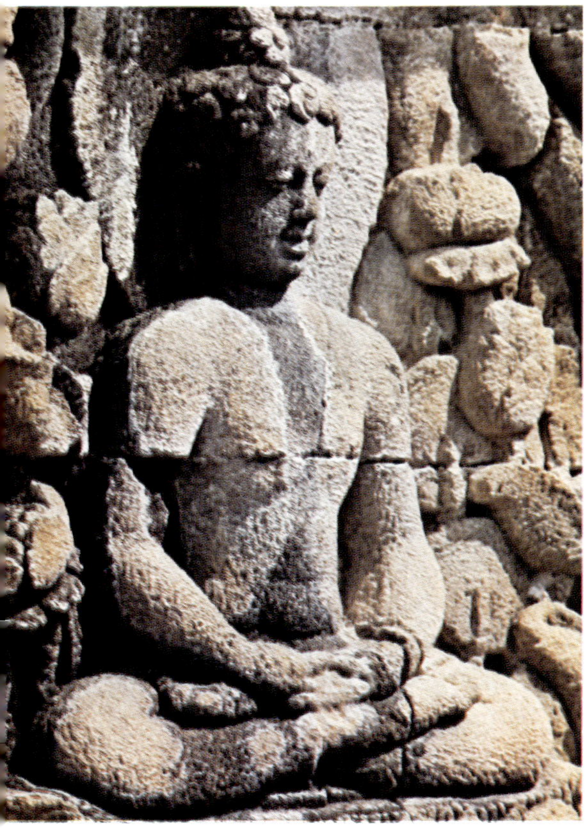

Südostasien, zwischen Indien und China gelegen, hat die Blüte mehrerer Kulturen erlebt, von denen einige sich auf die Höhe der großen Kulturen hinaufgeschwungen haben. Das Thema dieses Buches ist der Überblick über die verschiedenen Kulturzentren, die sich von Birma aus über die Halbinsel Indochina hinweg bis nach Java aneinanderreihen. In diesem Konzert der indisch beeinflußten Königreiche, die seit Beginn unserer Zeitrechnung in Südostasien entstanden sind, wollen wir unser Augenmerk ganz besonders auf die hohe Kultur der Khmer und ihrer Hauptstadt Angkor im heutigen Kambodscha richten. Angkor ist dieser bevorzugten Behandlung würdig, sowohl wegen seiner außergewöhnlichen Leistungen auf künstlerischem und architektonischem Gebiet als auch wegen seines Einflusses auf die land- und allgemeinwirtschaftliche Entwicklung in dieser Region.

Mit Ausnahme von Nordvietnam, das seit dem 3. vorchristlichen Jahrhundert eine echte Provinz des Kaiserreiches China war, unterlagen die meisten Länder Südostasiens dem kulturellen wie religiösen Einfluß Indiens. Man kann deshalb die Staaten, die später in dieser Zone entstanden, als „indisierte" Königreiche bezeichnen. Die Gründe für die Ausbreitung indischer Geisteshaltung sind mannigfaltig. Man ist zu oft geneigt, sie der Tätigkeit buddhistischer Mönche zuzuschreiben. In Wirklichkeit beginnt der Prozeß der Indisierung im allgemeinen eher mit der Hinduisierung der Völker und ihrer Herrscher mitsamt ihren Höfen als mit der Verbreitung der Lehre Buddhas.

In der Tat darf nicht in erster Linie der Bekehrungseifer als Haupttriebfeder der Indisierung angesehen werden, die man sowohl in Richtung Indochina als auch zu den Inseln von Insulinde hin feststellt. Es ist viel prosaischer: verantwortlich ist der internationale Handel. Um der aus dem fernen römischen Weltreich kommenden Nachfrage nach exotischen Erzeugnissen genügen zu können, müssen die indischen Kaufleute sich mit Gewürzen versorgen. Zu diesem Zweck durchfurchen ihre Schiffe die Meere hin zu den Inselgruppen. Die köstlichen Naturprodukte, die sie von dort nach Indien mitbringen, werden unverzüglich durch das Arabische und das Rote Meer nach Rom auf den Weg gebracht. Tatsächlich hatte ein gewisser Hippalus zwischen 40 und 30 vor unserer Zeitrechnung die Eigenschaft des Monsunwindes entdeckt, der es ihm ermöglichte, anstelle der bisherigen Fahrt entlang der Küste die indische Malabar-Küste direkt von hoher See her anzulaufen. Die Schiffe liefen in Europa zwischen Juni und September aus

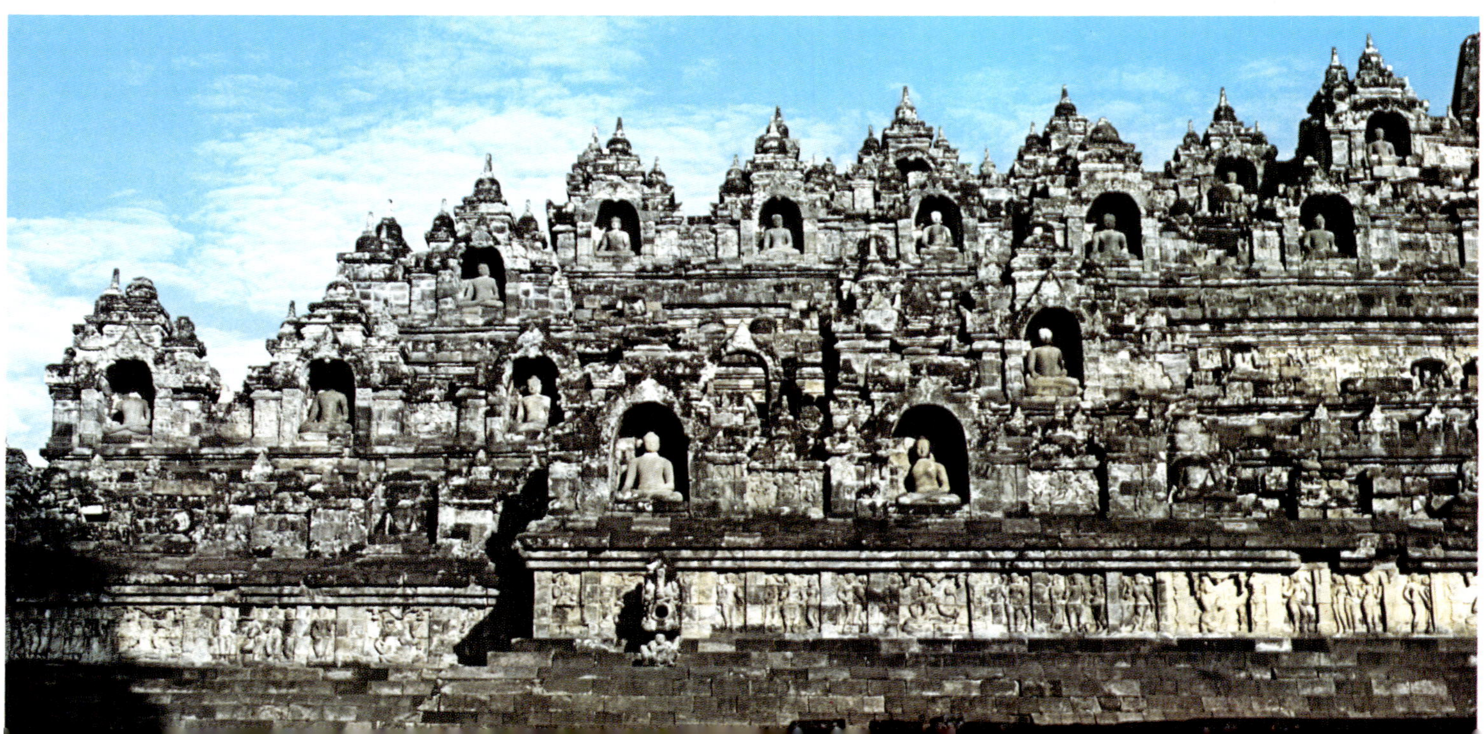

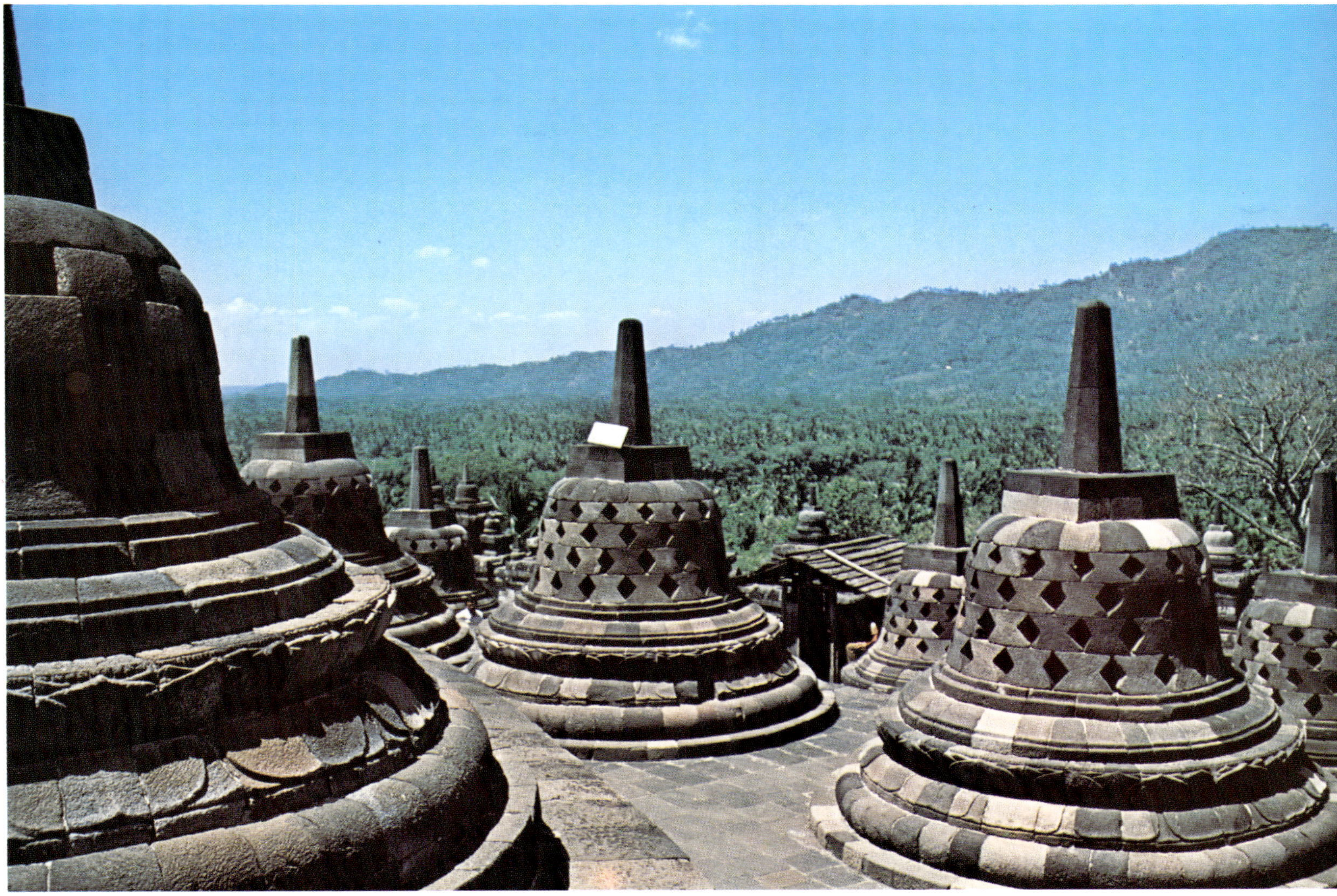

und kehrten aus Indien zurück, wenn die Winde sich gedreht hatten. Begünstigt durch diese Monsunwinde vollzog sich auch die indische Expansion nach Osten. Die Kaufleute segelten von der Bengal- und Koromandelküste aus durch den Indischen Ozean, umschifften die Malaiische Halbinsel oder überquerten die Landenge mit Karawanen, um entweder nach Indochina hoch- oder zu den Inseln hinunterzufahren. Der jahreszeitliche Rhythmus der Monsunwinde zwang die wagemutigen indischen Seefahrer, mehrere Monate in den Ländern zu verweilen, in denen sie ihre Geschäfte abwickelten. So, wie die Römer Handelsniederlassungen in Südindien eingerichtet hatten, gründeten jene mit eigenen Mitbürgern, Heiligtümern und Bräuchen auch indische Kolonien. Zu Beginn unserer Zeitrechnung erlebt Indien eine schöpferische Periode, die zur Geburt einer Hochkultur und dynamischer religiöser Strömungen sowohl bei den Buddhisten wie bei den Brahmanen führt, die die kraftvolle Erneuerung des Hinduismus einleitet. Dies führt zu einem beträchtlichen Einfluß auf die weniger entwickelten Bevölkerungen, unter denen sich die indischen Kaufleute einrichten.

Die durchbrochenen Stupas, 72 an der Zahl, beherbergen Statuen des meditierenden Buddha auf den drei kreisförmigen Terrassen, die den großen Zentralstupa des Borobudur-Tempels in Java umgeben.

Gegenüber, unten:
Borobudur, der Tempelberg, dessen Terrassen sich bis zu 45 m Höhe erheben und mehr als eineinhalb Hektar bedecken, ist überreich an Kapellen mit Bildnissen Buddhas. Dieses Bauwerk - das großartigste Monument des Buddhismus auf der Welt -, das augenblicklich umfangreiche Wiederherstellungsarbeiten erfährt, befindet sich im Zustand des Verfalls. Mehr als eine Million Steine müssen einer chemischen Behandlung unterzogen werden.

Die Kunstschöpfungen auf der Insel Java

Während die frühesten Bauwerke, die auf Java entdeckt wurden, den Einfluß der hinduistischen Pallava-Dynastie verraten, deren Herrschaftszentrum Mahaballipuram in Indien einen bewundernswerten Stil hervorgebracht hat, war es der Buddhismus, der in der Mitte der großen Insel im 8. und 9. Jahrhundert die Errichtung eines außergewöhnlichen Bauwerks inspirierte: des großen Tempelbergs Borobudur.

Errichtet durch die Dynastie der Sailandra, der „Bergkönige", erhebt sich dieses gewaltige Monument von 123 m Seitenlänge in aufeinandergetürmten Terrassen, die ein Stupa, Symbol des Grabmals des Gautama Buddha, krönt, bis zu einer Höhe von 45 m. Es handelt sich um ein Steinbauwerk von quadratischem Grundriß mit vier axialen Treppen, dessen verschiedene Plattformen mit „Kapellen" und Stupas besetzt sind.

Dieses gesamte Riesenbauwerk stellt ein symbolisches Abbild des Weltalls dar. Seine Struktur soll die Organisation des Kosmos versinnbildlichen. Über den fünf quadratischen, zur Höhe hin kleiner werdenden Terrassen erheben sich drei Rundterrassen mit dem zentralen Stupa. Die ursprüngliche Basisplattform ist bei früheren Verstärkungsarbeiten zugebaut worden, wodurch etwa 160 Flachreliefs, welche die Freuden und Leiden dieser Welt schildern, verschwanden.

Über dieser – nach dem Mahayana-Buddhismus – Welt der Begierden befindet sich die Welt der Formen: das sind die vier quadratischen Galerien mit 360 Nischen, die alle eine Buddha-Statue beherbergen, und den daran anschließenden über tausend Flachreliefs mit Darstellungen aus dem Leben des Erleuchteten. Der obere Bereich mit den kreisförmigen Terrassen symbolisiert die Welt der metaphysischen Versenkung. Hier finden sich keine Reliefs mehr, nur noch durchbrochene Stupas mit einem Buddha in meditierender Haltung. Insgesamt sind es 72; sie umgeben den großen Buddha im Innern des Hauptstupas.

Das Bauwerk war für den Prozessionsritus bestimmt: Der Pilger umwandelt den Tempelberg auf den verschiedenen Terrassen gemäß einer Kultvorschrift, die in Indien beim Stupa von Sanchi bereits im 3. vorchristlichen Jahrhundert in Erscheinung tritt.

Um 930 n. Chr. wird der große Tempel Borobudur aufgegeben, als der Sitz der Macht sich zum Osten den Insel verlagert. Aber am Ende des 10. Jh. hat Java nicht fern vom Borobudur ein dem Schiwa geweihtes hinduistisches Religionszentrum, das bedeutende Kunstschöpfungen aufweist: Es ist die Tempelanlage von Prambanam, errichtet durch die Matram-Dynastie. Der indische Einfluß ist hier ganz beachtlich: Der innere Komplex mit seinen drei Haupttempeln in einem ummauerten Hof von 110 m Seitenlänge ist von 224 kleinen Tempeln umgeben, die von einer zweiten, konzentrischen Mauer von 220 m Seitenlänge umschlossen sind. Hier offenbart sich der gleiche bewundernswerte Kunstsinn im erzählenden Flachrelief wie im Borobudur, doch verbildlicht er hier die große Szene des indischen Epos Ramayana.

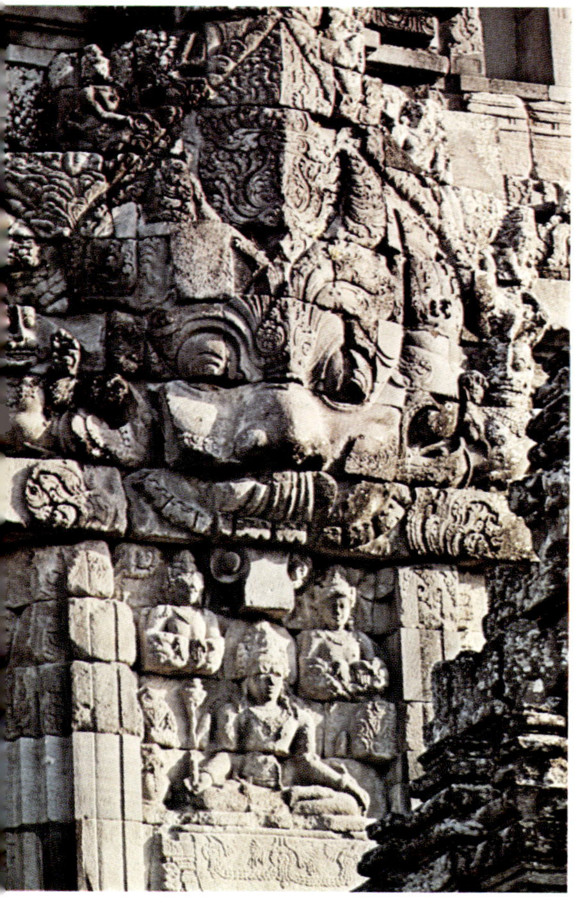

Oben:
Detail eines Kala oder Wächterdämons im Tempel von Prambanam auf Java, der aus dem 10. Jh. unserer Zeitrechnung stammt.

Rechts:
Kleiner Tempel aus der Gruppe des Lara Djonggrang zu Prambanam auf Java. Dieses schiwaistische Bauwerk ist noch von indischen Einflüssen geprägt.

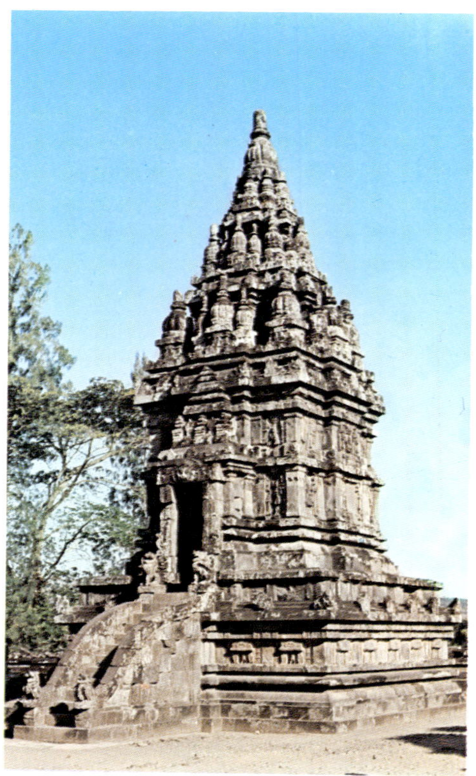

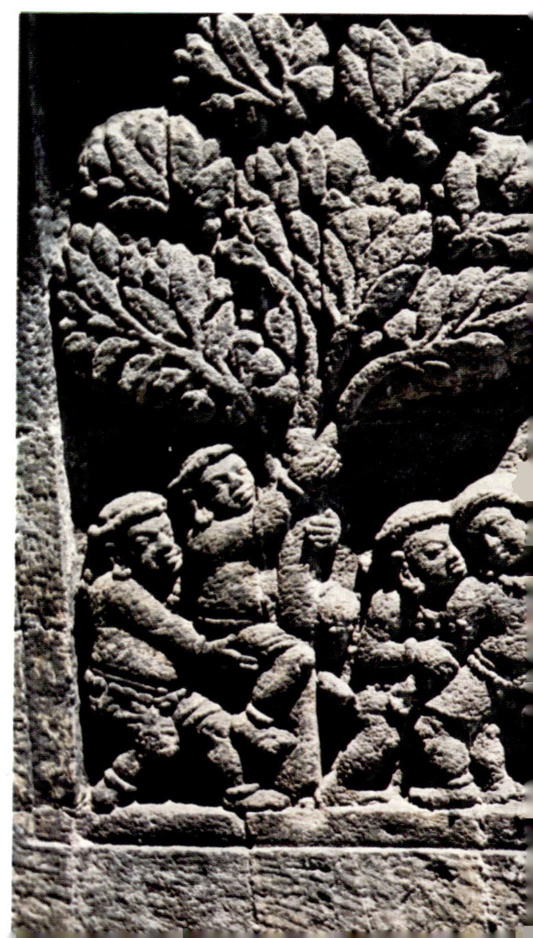

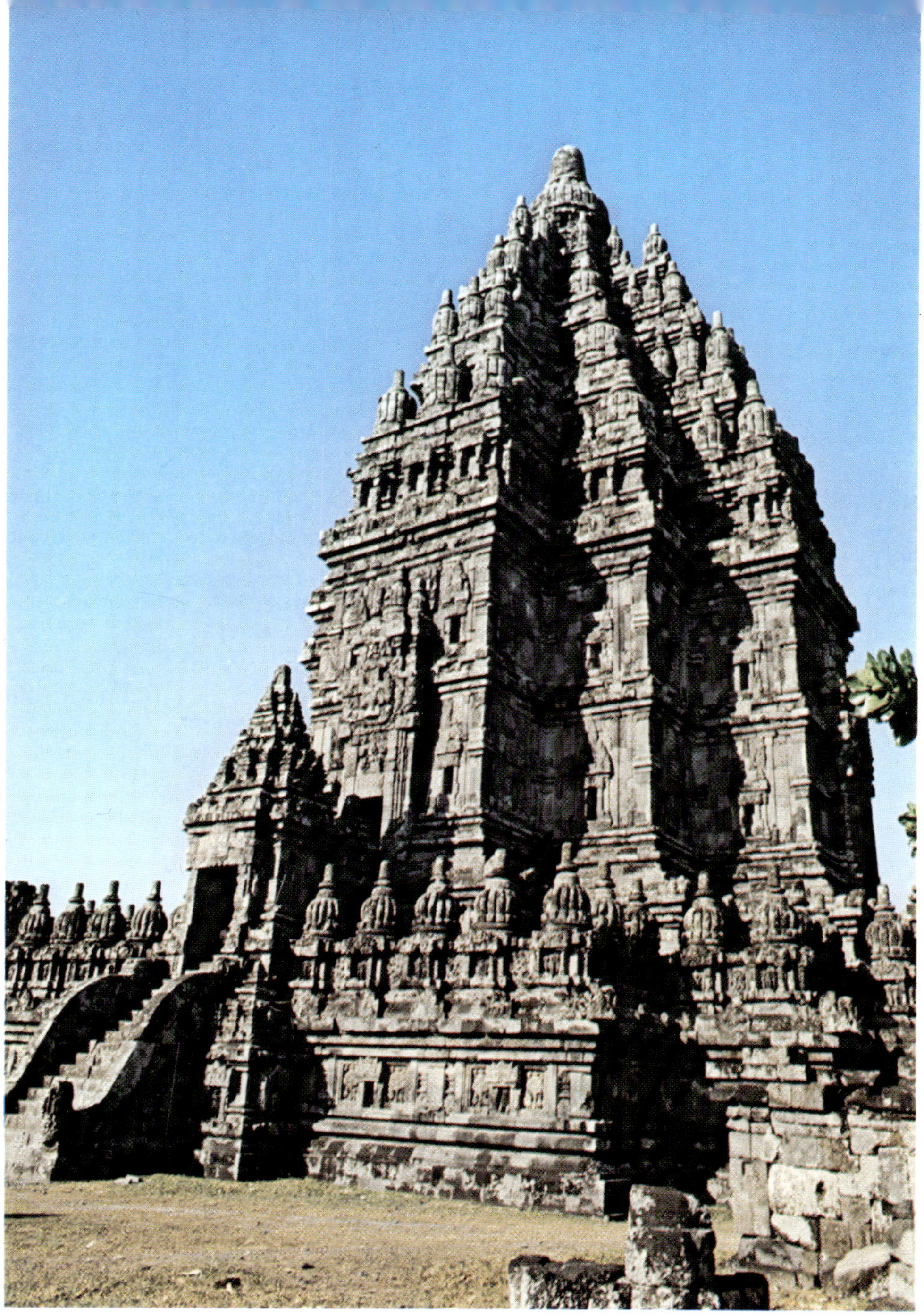

Links:
Der große Schiwa-Tempel Lara Djonggrang in Prambanam ist das interessanteste hinduistische Bauwerk Javas. Das 47 m hohe Heiligtum auf einer Basisfläche von 30 m Seitenlänge stammt vom Ende des 10. Jh.

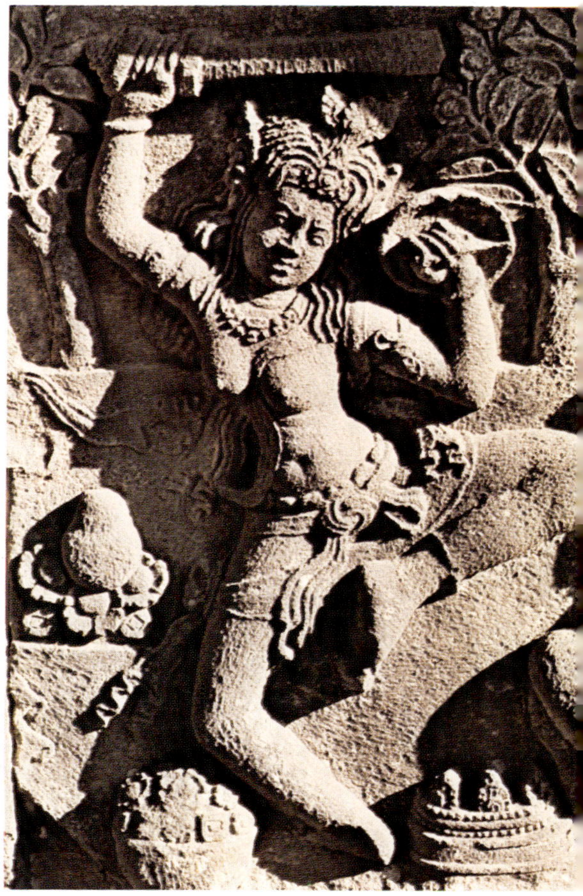

Oben:
Flachrelief von der Galerie des Lara Djonggrang in Prambanam, ein vorzügliches Beispiel der javanischen, durch das Ramayana inspirierten Skulptur: eine mit Schwert und Schild bewehrte Tänzerin bei einem Kriegstanz.

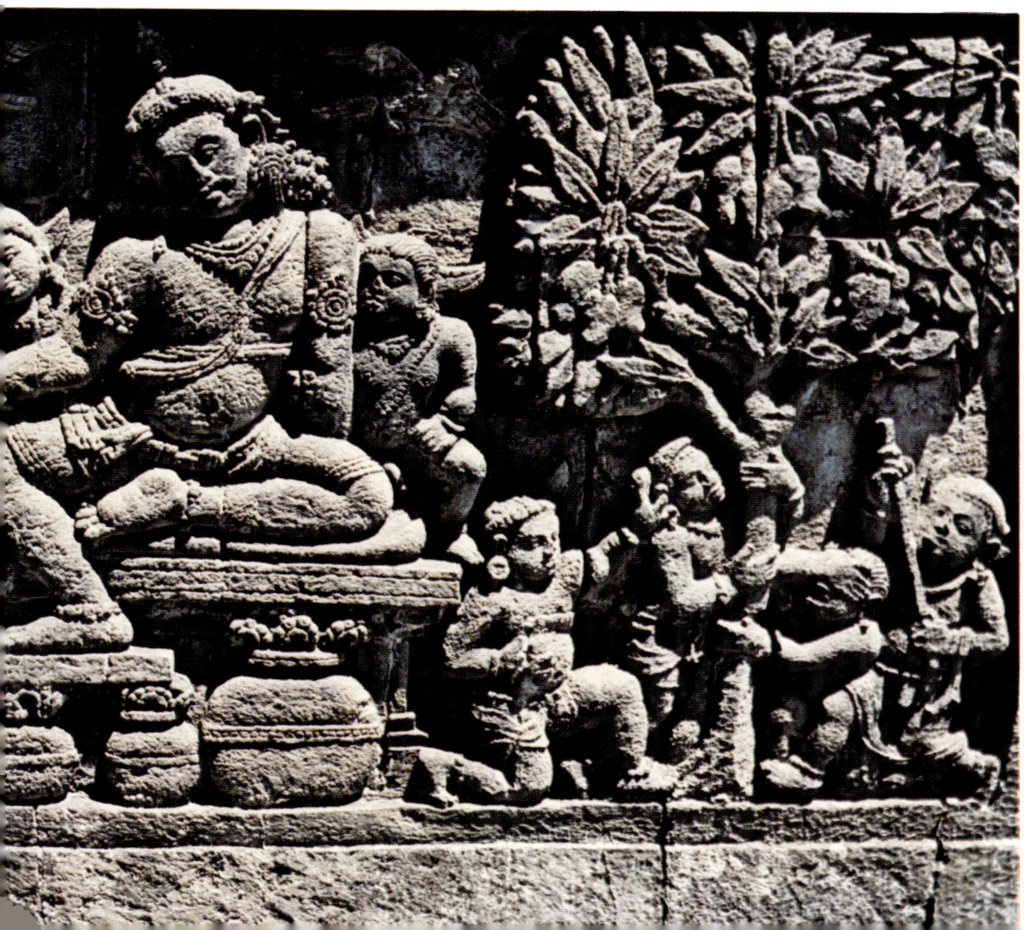

Links:
Buddhistisches Flachrelief vom Tempel Tandji Mendut zu Magelang in Zentraljava, einem nicht weit vom Borobudur gelegenen Bau aus dem 9. Jh. Es stellt einen Menschenfresser dar, der, zum Buddhismus bekehrt, mit Kindern spielt.

Kapitel II:
Die Geburt der Khmer-Kultur

Unten:
Die Gruppe der sechs Prasats des Heiligtums von Preah Kô zu Roluos, nahe Angkor, aus dem Jahre 879 unserer Zeitrechnung. Diese aus Backstein erbauten Türme sind das Grabmonument Jayavarmans II.

Ganz unten:
Am Ufer des Siem Reap in der Nähe von Angkor eine kambodschanische Siedlung auf Pfählen mit einem unterschlächtigen Mühlrad inmitten tropischer Vegetation.

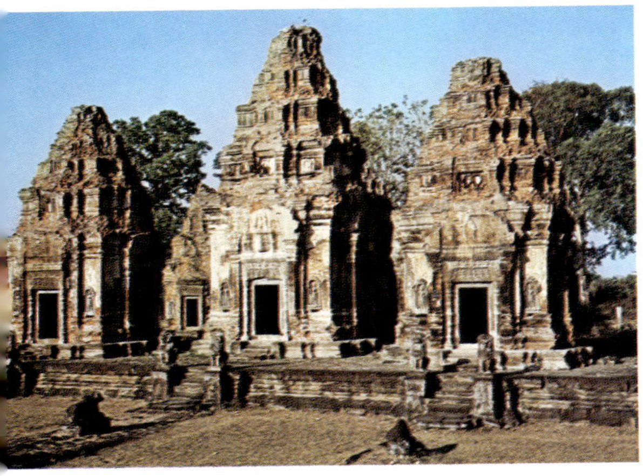

Die bedeutendste unter den indisch beeinflußten Kulturen Südostasiens ist zweifellos diejenige der Khmer, die ihren Ursprung im heutigen Kambodscha hat. Im Herzen Indochinas genießt Kambodscha den zweifachen Einfluß, dem die Halbinsel ihren Namen verdankt: den Indiens und den Chinas. Seine geschichtliche Zeit beginnt übrigens auch nicht vor dem Auftreten dieser beiden Großmächte. Ist nicht der erste Name des unteren Mekong-Beckens, in dem später die Angkor-Kultur aufblühte, chinesischen Ursprungs? In der Tat entwickelt das von den Chinesen Funan genannte Reich zwischen dem Bassak (dem westlichen Mündungsarm des Mekong) und dem Golf von Siam vom 1. Jh. unserer Zeitrechnung an eine eigenständige Kultur, die jedoch Spuren chinesischen Einflusses aufweist. Das gilt insbesondere für die Ackerbaumethoden und die Anlage bewässerter Reisfelder in der Delta-Region. Diese Reisanbaumethoden, in Indien seit Jahrhunderten hoch entwickelt, bescherten Funan einen Wohlstand, der es befähigte, vom 2. Jh. an seinen Einfluß über Indochina vom Süden Birmas bis nach Malaysia auszudehnen.

Im 6. Jh. unserer Zeitrechnung fiel das Reich Funan auseinander. Auf seinen Trümmern entstand Tschen-la, das die Kunst und die indisch beeinflußten Techniken Funans erbte. Dies ist das Reich der Kambudscha oder Khmer. Seine Hauptstadt Sambor Prei Kuk wurde 616 gegründet und markiert die Anfänge der Khmer-Architektur. In vieler Hinsicht der Kunst von Champa ähnlich, die bei der Bevölkerung im Osten der Insel heimisch ist, gewinnt sie allmählich ihre Originalität zurück und nimmt Abstand von indischen Vorbildern, die Funan nachgeahmt hatte. Gleichwohl erlebt das 8. Jh., für Kambodscha eine instabile und verworrene Zeit, die Vormachtstellung der

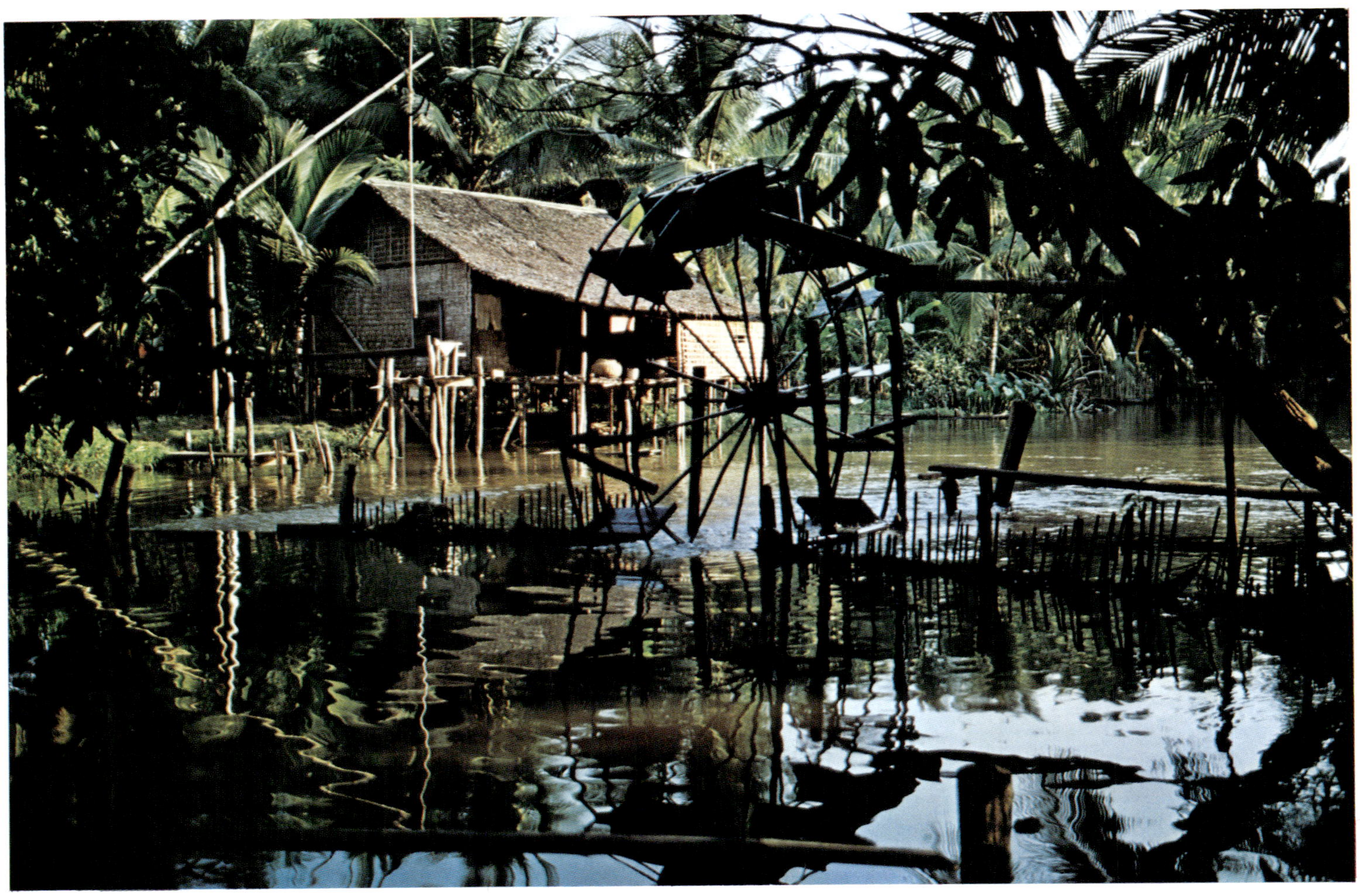

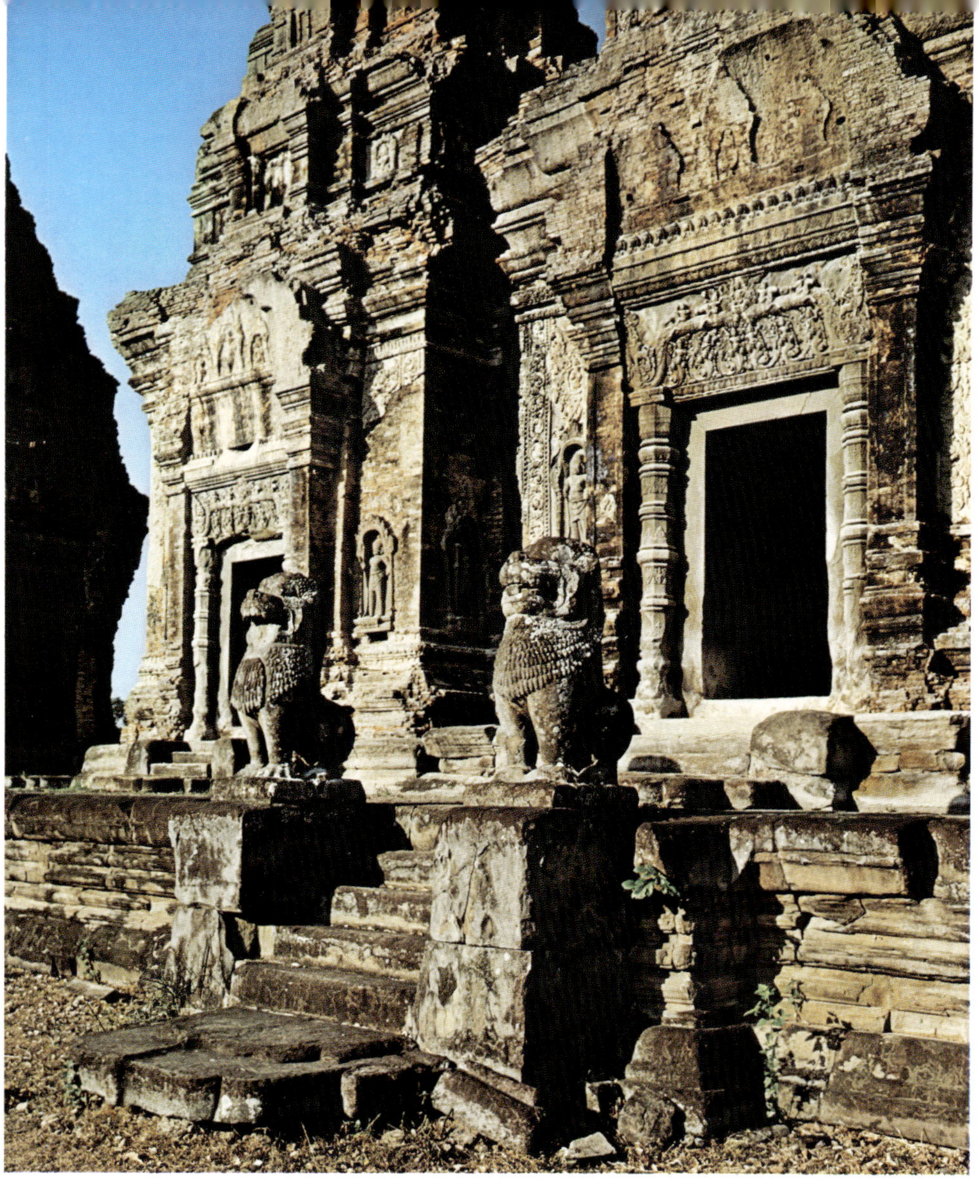

Detail der Heiligtümer von Preah Kô in Roluos: Löwen auf Podesten säumen die Treppen zu den Prasats. Ein Sandsteinsturz überdeckt die Tür, und Wächter oder Dvarapalas in Hochrelief flankieren den Eingang.

Unten:
Luftbild der kambodschanischen Strohhütten am Ufer des Flusses Siem Reap im Gebiet des Großen Sees.

Machthaber von Java, die ihre Herrschaft über Tschen-la ausüben. Die Sailandra-Dynastie beherrscht in Wirklichkeit das ganze Chinesische Meer. Erst im 9. Jh. vermag sich Kambodscha von der javanischen Oberherrschaft zu befreien, doch gab Java sowohl der Entstehung des Bergtempels der Khmer als auch dem für die Khmer-Herrscher so charakteristischen geistigen Fundament ihres Königtums das Gepräge.

Die Landschaft und ihre Lebensbedingungen

Wer Kambodscha und insbesondere die unermeßliche Ebene des Mekong-Beckens überfliegt, ist überrascht über die unwandelbar flache Weite unter seinen Augen. Bald mit einem Netz von Reisfeldern, bald mit sumpfigem Dickicht oder sogar mit tropischem Urwald bedeckt, öffnet sich die Ebene in der Mitte zum Großen See, dem Tonle Sap, an dessen Ufer Pfahldörfer aus Strohhütten errichtet sind. In den Lichtungen des Dschungels wechseln die Dörfchen mit den großen Tempeln, deren geradlinige Umfassungsmauern ihren geometrischen Bauplan in die Landschaft zeichnen. So sieht die Ebene von Angkor aus, wo eine der höchsten Kulturen Südostasiens entstand.

Ein flaches Land, mit dichter Vegetation, wo sich Erde und Wasser in einem unentwirrbaren Netz von Flüssen, Kanälen, Sümpfen und überfluteten Reisfeldern durchdringen, empfängt Kambodscha im Übermaß den Monsunregen, der alles in einer Sintflut ertränkt, um dann einer langen Trockenperiode zu weichen. Ein subtropisches Klima, das die Natur mit einem einzigartigen Entwässerungssystem ausgestattet hat: Da der von den Ketten des Himalaja herabströmende Mekong die riesigen Wassermassen der Schneeschmelze mit sich führt, genügen seine beiden Delta-Arme nicht, die enormen, noch durch die

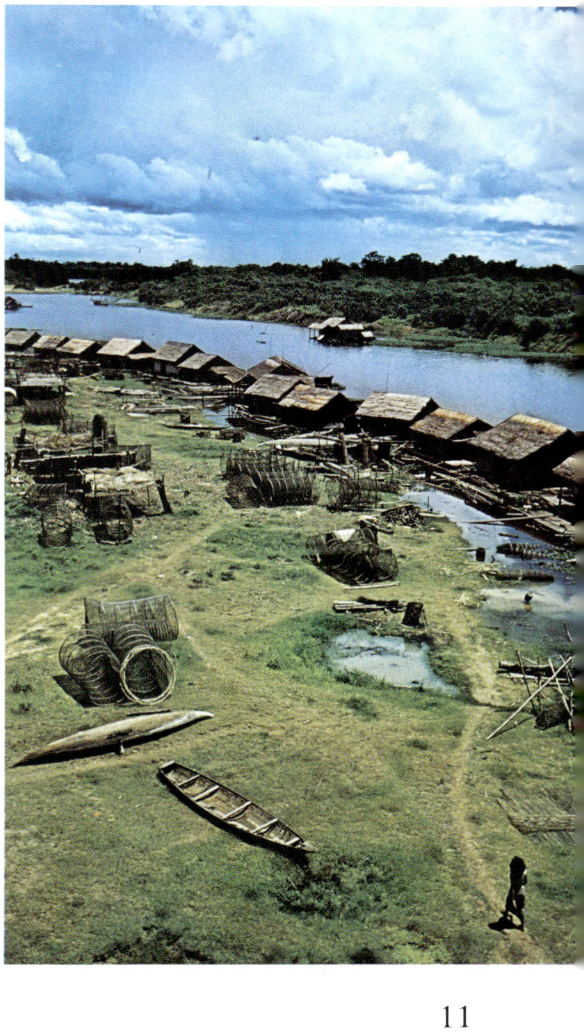

Gegenüber, oben links:
Der Tempelberg Bakong stammt aus dem 12. Jh. Er ist also mehr als zwei Jahrhunderte später entstanden als der Tempel, den Indravarman erbaute.

Gegenüber, oben rechts:
Detail einer Apsara in Sandstein, die einen der Nebenprasats des Bakong schmückt.

Gegenüber, unten:
Einer der in Backstein erbauten Nebenprasats des Bakong in Roluos, der einen großen Teil des Dekors seines Dachaufbaus verloren hat.

Unten:
Luftbild der Sandsteinpyramide des Bakong zu Roluos aus dem Jahre 881 unserer Zeitrechnung. Sie bildet den Mittelpunkt der von König Indravarman erbauten Stadt Hariharalaya. Eine Reihe von Nebenprasats umgibt den Bergtempel.

Monsunregen angeschwollenen jahreszeitlichen Wassermengen abzuleiten. Also stauen sich seine Wassermassen zurück in einen Zufluß, kehren förmlich ihre Richtung um und fließen tatsächlich flußaufwärts bis zum Großen See, der in wenigen Wochen seine Oberfläche verdrei- oder vervierfacht. Dieser See, der als Auffangbecken dient, gibt das Wasser wieder ab, sobald der Mekong normalen Wasserstand hat.

Diese Eigenart des Großen Sees in Kambodscha hatte Auswirkungen auf den Ackerbau wie auf die Architektur: In der Tat führte der rhythmische Wechsel – dieses regelmäßige Auf- und Nieder – des Wasserstandes, der zwischen niedrigstem und höchstem Pegel um 10 – 12 m differierte, zur ersten Ackerbautechnik der Khmer, nämlich jener des „schwimmenden Reises". Er wurde zur Hauptnahrungspflanze des Landes, bis man zu den Reisfeldern überging. Diese Graspflanze besitzt die erstaunliche Eigenschaft, Stengel zu treiben, die täglich bis zu 10 cm wachsen und eine Länge von 9 – 10 m erreichen. So vermag der wilde Reis den Bewegungen des Wasserspiegels zu folgen. Darüber hinaus gibt dieser See, dessen Oberfläche sich vervierfacht, unzähligen Fischen die Möglichkeit, in den überfluteten Wäldern zu laichen. Geht dann das Wasser zurück, brauchen die Fischer nur ihre aus Bambus gefertigten Reusen über Hunderte von Metern auszuspannen, um die Fische tonnenweise zu fangen. Getrocknet bildet der Fisch den wichtigsten Proteinlieferanten in der Ernährung der Kambodschaner. Schließlich haben auch die Uferbewohner sich den Bewegungen des Wasserspiegels anpassen müssen. Sie haben eine Pfahlarchitektur für Seeanrainer, ähnlich jener für Pfahlbauten im vorgeschichtlichen Europa, entwickelt. Diese Bauweise findet sich jedoch, gleichsam in Stein übersetzt, bis in die große klassische Architektur von Angkor Vat, wo die ursprünglichen Elemente der Pfahlbauweise fortbestehen.

So bilden, dank dem Wasser, Reis und Fisch die Grundnahrungsmittel in der Ebene von Angkor. Die Nutzung der kostbaren Essenzen des tropischen Waldes und der exotischen Produkte mußte das Interes-

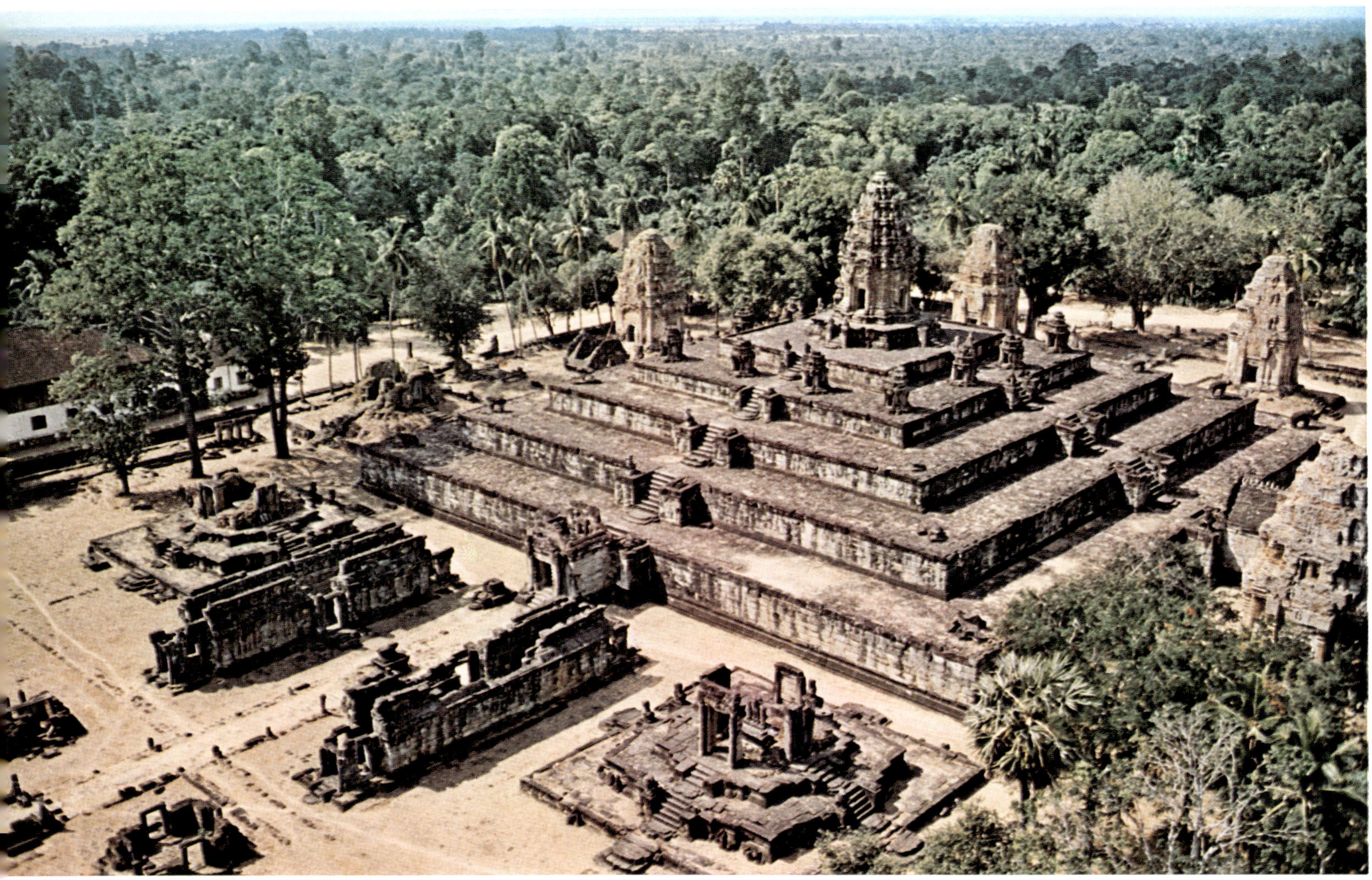

se der indischen Kaufleute an diesem Land noch erhöhen, deren Frachtschiffe durch die Mekong-Mündung zur Zeit des Hochwassers leicht in den Großen See gelangen konnten.

Der Beitrag Indiens

Schon bevor die Kaufleute aus Indien nach Kambodscha kamen, hatte das kambodschanische Volk eine eigene Religion, eine Naturreligion, in der das Wasser eine wesentliche Rolle spielte. Bis in die

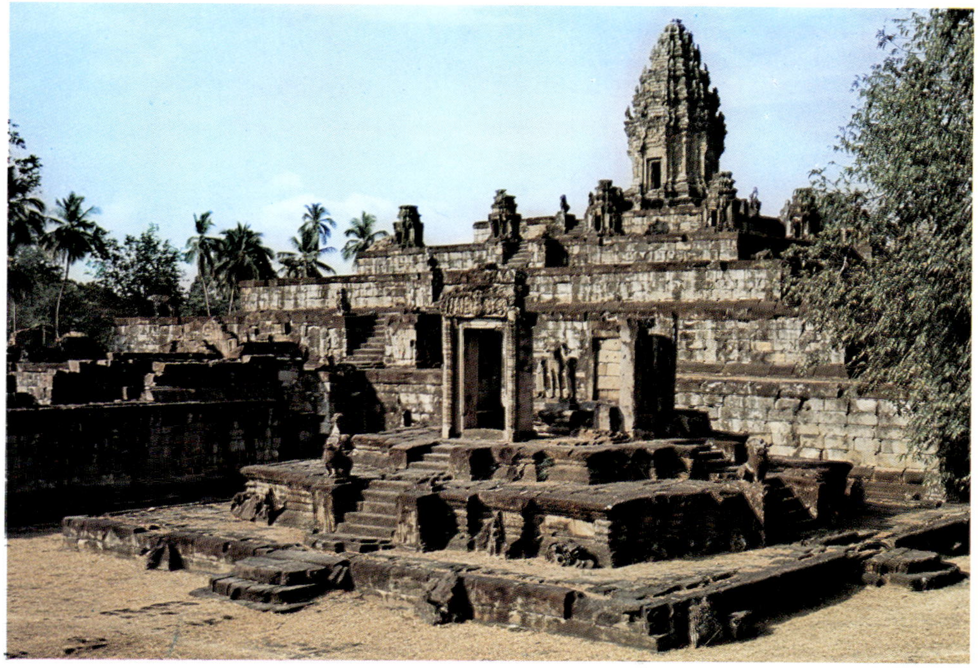

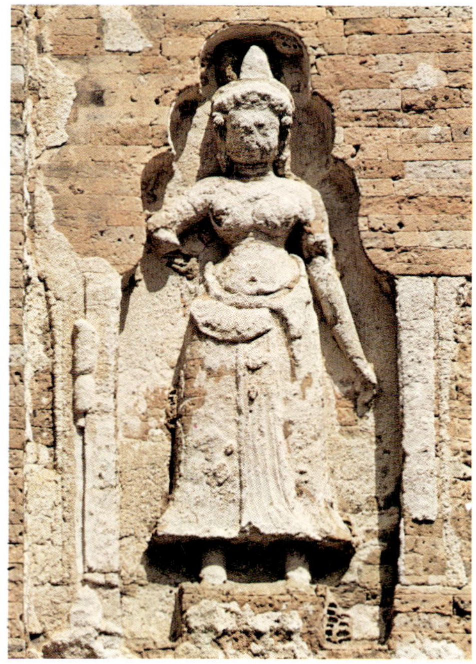

klassische Zeit hinein ist dieser Kult gekennzeichnet durch die große Bedeutung, die er den Wassergeistern zuweist, jenen Drachen, die denen Südchinas gleichen und die unter indischem Einfluß zu Nagas wurden. So wurde auch die Naga, eine mythische Schlange, die ursprünglich auf dem Grund des Ozeans lebte, eine Hauptfigur der Religion der Khmer. Außerdem wurden wahrscheinlich viele andere ursprünglich kambodschanischen Gottheiten in ähnlicher Weise in Gottheiten aus Indien verwandelt.

Die Art und Weise, wie die Khmer die Religionen aus Indien aufnehmen, beweist ihre große Freizügigkeit. Gewiß, man findet für den Hinduismus Schiwa, Wischnu und Brahma, oder für den Buddhismus die Verehrung des Erleuchteten, des barmherzigen Gautama Buddha. Doch die Tempel sind vor allem Zeugen einer Weltordnung, deren Abbild sie sind. Ob hinduistisch oder buddhistisch: für die Tempel gelten die gleichen kosmologischen Prinzipien. Diese geistigen Voraussetzungen der Architektur fügen sich zu einer strengen, klaren Welt-Ordnung: Ein heiliger Berg bildet die Achse des Kosmos, der Berg Meru, auf dessen Gipfel die Götter thronen. Ein Ur-Ozean umgibt die bewohnten Länder, so wie die Wassergräben die Tempel umgeben. Der Raum ist einer rechtwinkligen Einteilung unterworfen, deren Achsen, durch Tore und Dämme festgelegt, vom Tempel ausgehend das umgebende Universum nach den vier Weltrichtungen teilen.

Es hat den Anschein, daß in der Betrachtungsweise der Kambodschaner die Persönlichkeit der Götter nicht wesentlich war. Die verschiedenen Könige, die Tempel erbauten, mochten eine persönliche Vorliebe für Wischnu, Schiwa oder Brahma oder deren zahllose Inkarnationen im Hindu-Götterhimmel hegen oder auch Buddha verehren – die Architektur wurde dadurch im Grunde nicht verändert. Zwischen den verschiedenen Gottheiten der indischen Mythologie findet eine gegenseitige Durchdringung und Vermischung statt. Die

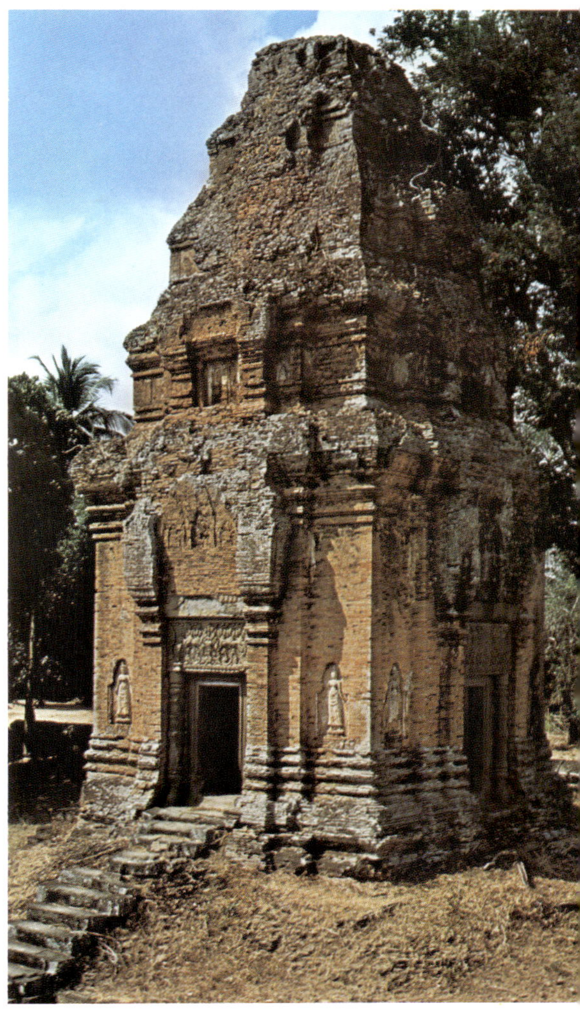

Unter den ältesten Stücken der Khmer-Bronzeplastik finden sich besonders schöne Buddha-Statuen. In dieser 27 cm hohen Buddha-Figur aus dem 7. Jh. kommt die Geste des Lehrenden zum Ausdruck.

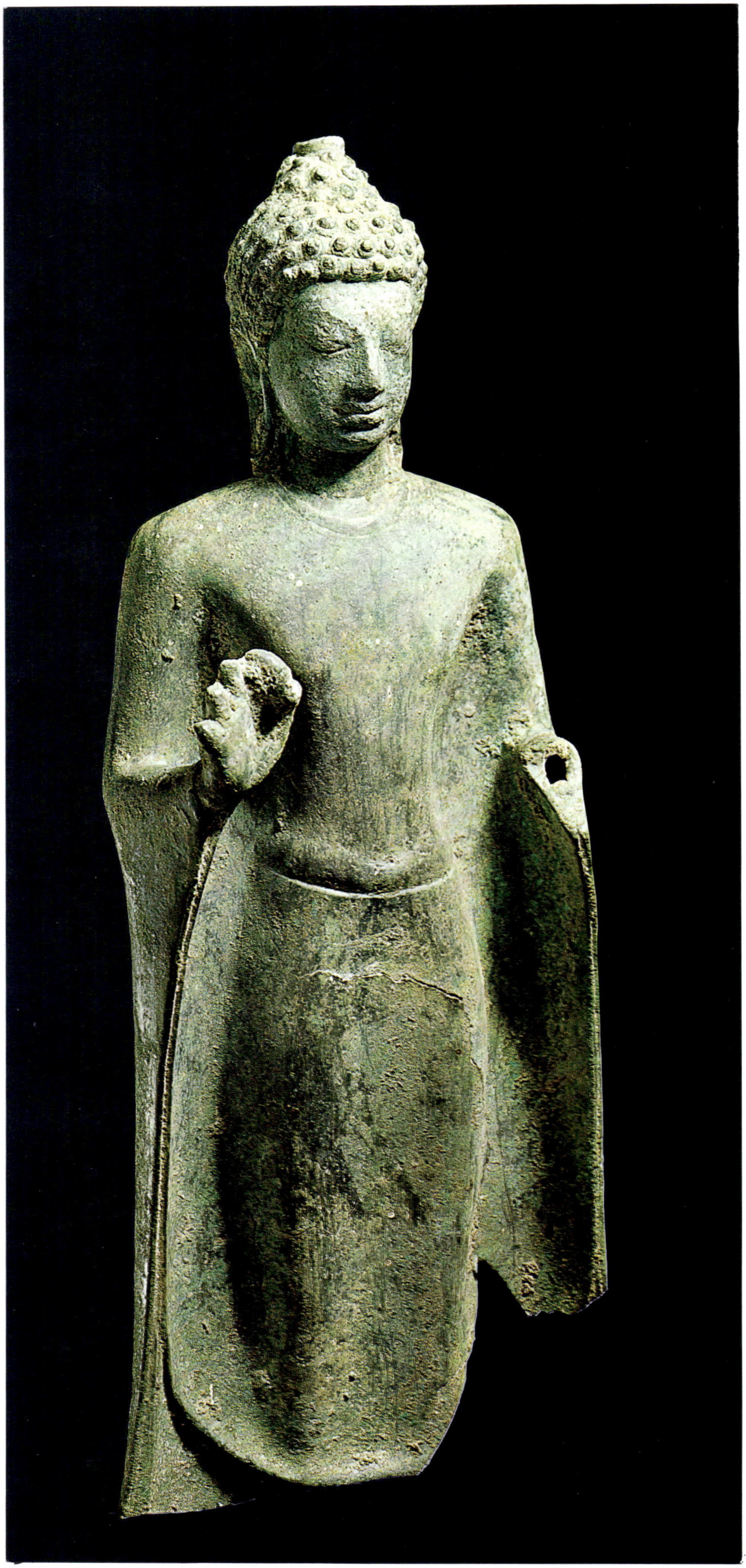

Gegenüber, oben links:
Dieser aufrechtstehende, 35 cm hohe Bodhisattva in Bronze aus dem 7. Jh., der eine Lotosblüte darbietet, stellt einen künftigen Buddha auf dem Weg des Erwachens dar.

Gegenüber, oben rechts:
Diese 24 cm hohe Bronze aus dem 7. Jh. ist das Abbild des verklärten Bodhisattva mit einer ovalen Aureole. Seine Gebärde drückt Beruhigung aus.

Gegenüber, unten:
Nach den kleinen, buddhistisch inspirierten vorangkorischen Bronzen zählt diese große Wischnu-Büste aus dem 11. Jh., die vom westlichen Mebon-Tempel stammt, zu den bedeutendsten uns überlieferten der Khmer-Kultur. Dieses 217 cm lange Fragment einer Kolossalstatue zeigt den ruhenden Gott in entspannter Haltung, während sein Blick jedoch wach bleibt.

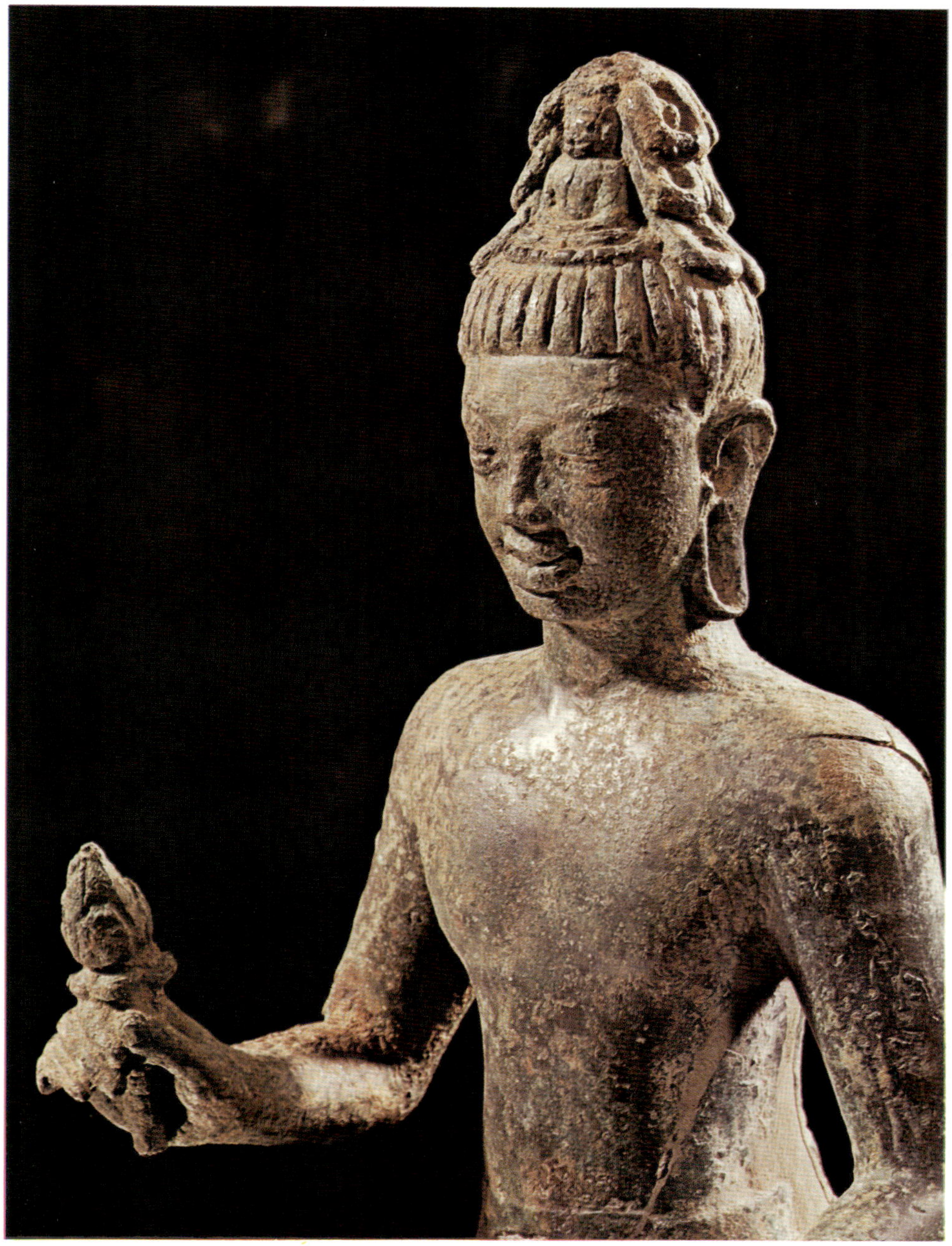

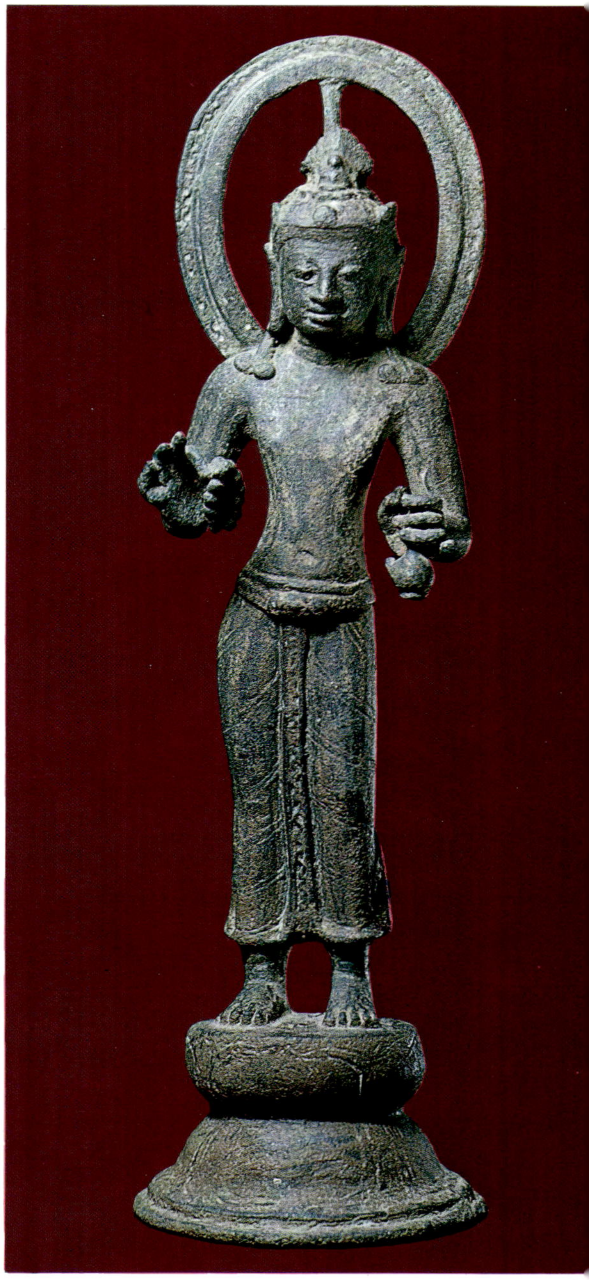

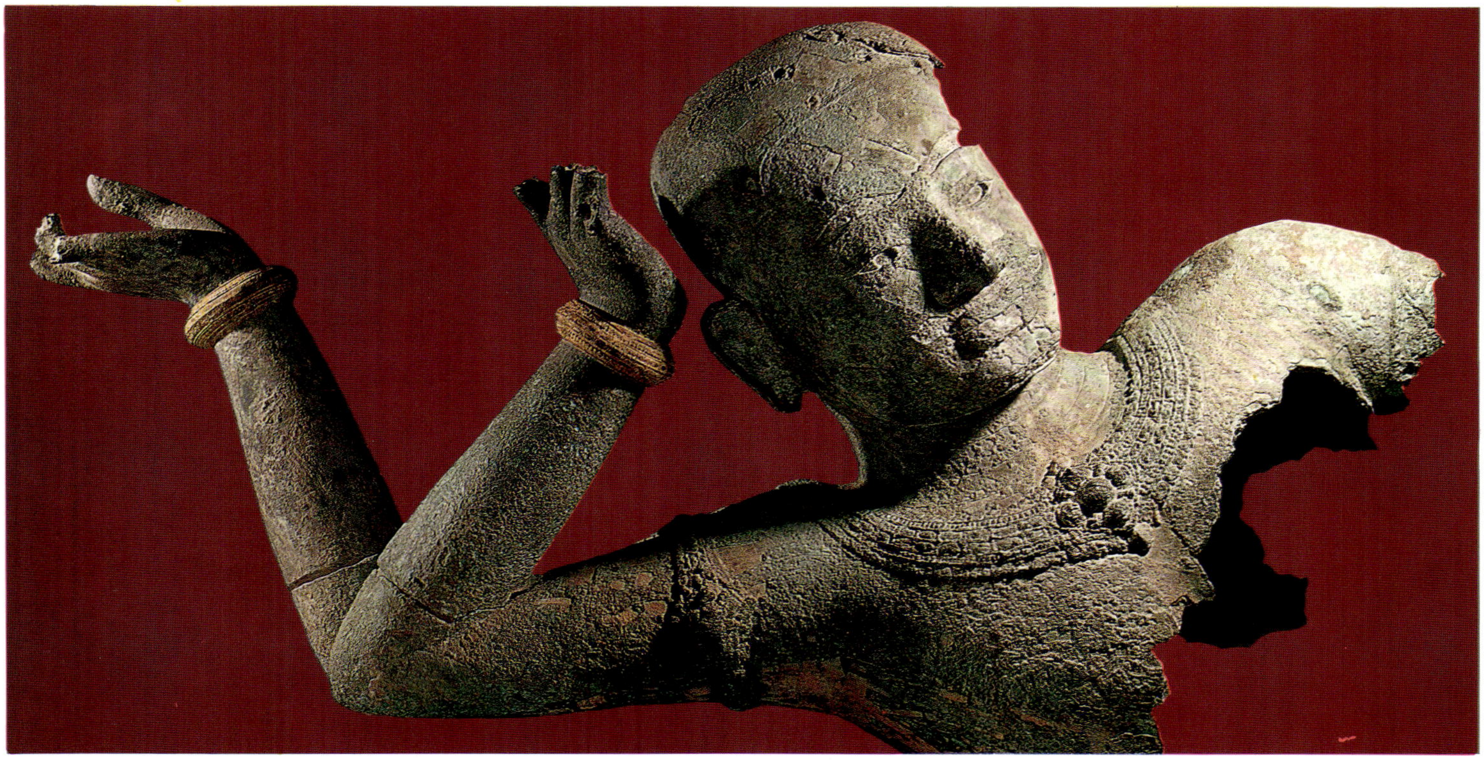

Khmer, offen und anfällig für Vermengungen von Lehren und Anschauungen, weigern sich, hier zu unterscheiden: Alles war sozusagen möglich, so als hätten die verschiedenen Kulte aus Indien alle dieselbe Bedeutung.

Der wichtigste indische Beitrag über die Religionen hinaus ist wahrscheinlich die Sanskrit-Schrift für die heiligen Texte, wie das Ramayana oder Mahabharata, diese großen Epen, die das Leben der Götter und Göttinnen erzählt. Abgesehen vom Alphabet und der Gebildetensprache übernahmen die Khmer Mathematik und Astronomie sowie die Anfangsgründe der Technik von den Indern.

Der am deutlichsten sichtbare Beitrag jedoch, der Indien zum wahrhaften Motor der Khmer-Welt machte, liegt im Bereich der künstlerischen und architektonischen Schöpfungen. In der Tat ist die indische Ausstrahlung vor allem in der Gestaltung der heiligen Bauwerke zu begreifen. Die ursprüngliche Formensprache ist unmittelbar angeregt durch buddhistische oder hinduistische Vorbilder, sei es in der Skulptur, sei es in der Architektur. Wie der indische Tempel ist auch der Khmer-Tempel um einen hohen Turm oder Prasat herum angeordnet, dessen stufenförmig verjüngter Dachaufbau die Wohnung der Götter auf dem kosmischen Berg darstellt. Dieser Bauplan beruht auf einer magischen Zeichnung, dem Mandala, und schließt eine Cella ein, einen kleinen quadratischen Raum, der die Statue der Gottheit enthalten muß. Die quadratische Form des Raumes geht auf die symbolische Bedeutung dieser geometrischen Figur zurück, die die Vollkommenheit symbolisiert. Da das Ritual nicht die Anwesenheit von Gläubigen fordert, ist der heilige Raum beschränkt. Denn im Hinduismus wird das Bildnis (Idol) der Gottheit nur durch den Hohenpriester bedient, der ihm Milch und geschmolzene Butter darbringt.

Vor dem Turm oder Prasat kann das Heiligtum einen Raum enthalten, der einen Vorhof oder eine Vorhalle bildet; er wird Mandapa genannt und liegt im allgemeinen nach Osten. Das ist insbesondere der Fall bei den Flachtempeln im Gegensatz zu den Tempelbergen. Seine Anordnung auf der Ostseite geht wahrscheinlich zurück auf überlebende alte, der Sonne geweihte Kulte, deren erste Strahlen, wie man glaubte, die Gottheit weckten.

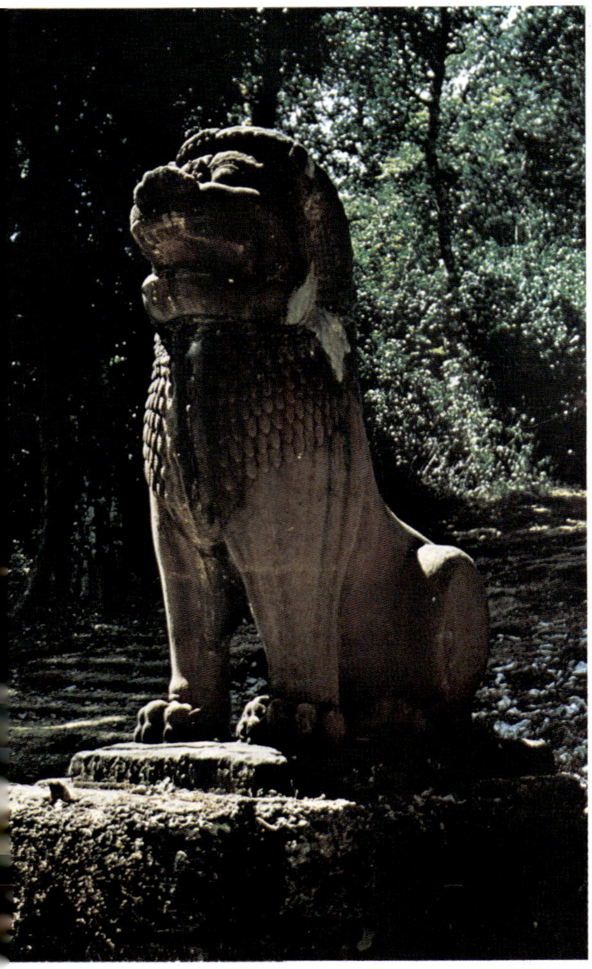

Am Fuße der großen Treppe hinauf zum Hügel, auf dem sich der Tempel Phnom Bakheng in Angkor erhebt, hält dieser Löwe Wache im kambodschanischen Wald.

Die frühen Baudenkmäler der Angkor-Region

Während die Tempel von Funan, die wahrscheinlich aus leichtem und vergänglichem Material errichtet waren (aus Holz und Stroh), nicht auf uns gekommen sind, gehen die ältesten erhaltenen Tempel der Khmer-Architektur auf das Reich Tschen-la zurück und stehen in Sambor Prei Kuk, 140 km südöstlich von Angkor. Diese Hauptstadt, die den Namen ihres Gründers Isanavarman tragen sollte, der von 616 – 635 regierte, hieß dann Isanapura. Ihr Stadtplan, der ein Quadrat von 2 km Seitenlänge bedeckt, weist mehrere Tempelgruppen auf, die jeweils von einer doppelten quadratischen Einfriedung umgeben sind. Die Prasats hier sind in einer Ost-West-Achse orientiert, sind aus Ziegelstein erbaut und haben Bedachungen in Kragtechnik, deren Dekorationselemente kleine maßstäbliche Gebäude darstellen, die in mehreren Etagen übereinandergesetzt sind. Ihre Bedeutung ist uns bereits bekannt: Es handelt sich um die symbolischen Wohnungen der Götter auf dem Berg Meru.

So weist der Schiwa-Tempel, dem ein dem Stier Nandi, dem heiligen Reittier des Gottes, geweihter Pavillon vorgebaut ist, einen quadratischen, gezackten Plan auf mit Pilastern und mächtigen Gesimsen, die die Stockwerke des Gebäudes markieren. Die Türen haben von Säulchen flankierte Sandsteinumrahmungen und sind mit vorspringenden Giebelfeldern bekrönt. Die Verbindung zwischen diesem Turm und dem Nandi-Pavillon besteht aus einem Steg auf Pfählen, in dem die vorgeschichtlichen Traditionen der Khmer fortleben.

Nach diesem ersten Aufblühen unterbricht eine Periode der Wirren im 8. Jh. die kambodschanische Entwicklung. Die sich anschließende Anwesenheit der Javaner bereichert die den Khmer eigenen Ausdrucksformen durch Ideen und Gestaltungselemente, wie sie in den Bauwerken des Dieng-Plateaus auf Java verwirklicht worden waren. Der wesentlichste Beitrag Javas zur Khmer-Kunst ist jedoch der Rückgriff der Hinduisten von Angkor auf Lösungen, die den Buddhisten von Borobudur zu verdanken sind: wir sprechen vom Tempelberg.

Während die ersten Beispiele von Tempelbergen in Kambodscha auf das Jahr 800 zurückgehen – zu Rong Chen im Kulên und zu Ak Yum in der Ebene von Angkor –, bestätigt sich die Khmer-Kunst mit den Bauwerken in Roluos. Diese südlich von Angkor gelegene Stadt wurde von König Indravarman gegründet, der von 877 – 889 regierte. Die ursprüngliche Hauptstadt von Angkor trug den Namen Hariharalaya nach dem Gott Harihara, der die Charakterzüge von Schiwa und Wischnu in sich vereinigte. Die Stadt weist zwei höchst interessante Anlagen auf: die Tempel Preah Kô und Bakong; Preah Kô ist der Totentempel Jayavarmans II., dessen Enkel Indravarman war. Er wurde 879 erbaut

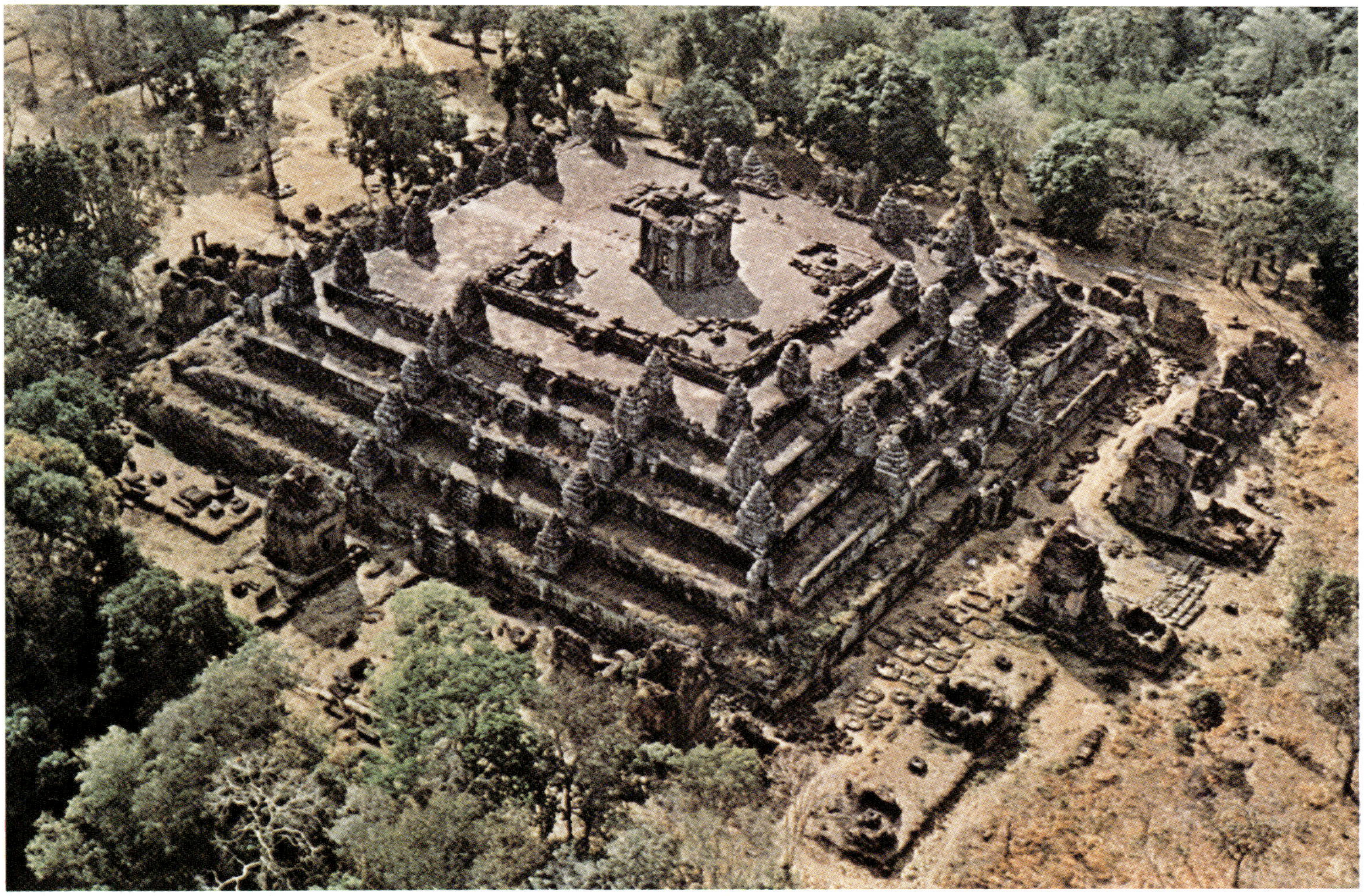

und dem Schiwa-Kult geweiht. Wie die Tempel von Sambor Prei Kuk weist er eine zweifache quadratische Umfriedung auf, in deren Mitte sich auf einer einzigen Terrasse sechs Ziegelsteintürme (Prasats) in zwei Reihen erheben. Diese Türme sind mit Fensterumrahmungen und Scheintüren aus Sandstein versehen sowie mit monolithischen Nischen, in denen schöne in Hochrelief gemeißelte Gottheiten stehen. Löwen halten, zur Terrasse hingewendet, bei den Treppen Wache. Schließlich erhebt sich vor jedem Prasat eine Freiplastik des Stiers Nandi.

Diese monumentale Anlage wird noch reicher durch langgestreckte Gebäude, die als Sakristeien und Bibliotheken dienen, sowie durch einen Torturm oder Gopuram von kreuzförmigem Grundriß, der den Eingang zu dem heiligen Bezirk bildet. Die Gesamtanlage bewahrt jedoch maßvolle Proportionen: die Prasats sind nicht über 15 m hoch.

Luftbild der fünfstufigen Pyramide des 893 von Yasovarman im Mittelpunkt seiner Hauptstadt Yasodharapura errichteten Phnom Bakheng. Die Terrasse auf dem Gipfel, die einst von der Fünfergruppe der Türme gekrönt war, die das Heiligtum bildeten, zeigt jetzt nur noch zerstörte Bauwerke. Dagegen sind die sechzig kleinen Nebenprasats zum Teil erhalten.

Der Tempelberg Bakong, 881 von Indravarman erbaut, war das zentrale Heiligtum von Hariharalaya, der Hauptstadt des Königreichs. Der König schuf hier einen künstlichen Berg, auf dessen Gipfel die dem Schiwa-Kult geweihte Cella steht. Das eigentliche Bauwerk besteht aus fünf quadratischen Sandstein-Terrassen, deren unterste eine Seitenlänge von 67 m hat. Die oberste Terrasse liegt 15 m über dem Erdboden. Die Baumasse beläuft sich auf insgesamt 60000 Tonnen Material. Vier Treppen jeweils in der Seitenmitte bestimmen eine doppelte rechtwinklige Achsensymmetrie. Diese Treppen, vor denen auf den axialen Durchgangsstraßen monumentale Tortürme oder Gopurams stehen, werden auf jeder Etage von Löwen flankiert. Um die letzte Terrasse (also auf der Fläche der vorletzten) stehen zwölf kleine Prasats. An den Ecken der drei untersten Etagen symbolisieren steinerne Elefanten die Dauerhaftigkeit des Universums. Das oberste Heiligtum ist ein „Neubau" aus dem 12. Jahrhundert.

Um die Pyramide stehen acht Backsteintürme als Nebenheiligtümer. Der gesamte Komplex ist von einer quadratischen Umfassungsmauer eingeschlossen. In der Mitte jeder der Mauerflächen erhebt sich ein Gopuram auf kreuzförmigem Grundriß. Rings um die Umzäunung drängen sich langgestreckte Gebäude: Sakristeien und Bibliotheken.

Hier gewinnt die schöpferische Leistung der Khmer, im Vergleich zu der Javas, ihr volles Gewicht: Diese Kultanlage nämlich ist ihrerseits wieder umschlossen von einem großen, 60 m breiten Wassergraben, der das Heiligtum in eine Insel verwandelt. Die Ausmaße dieses Grabens sind ganz beträchtlich: 340 mal 360 m. Axiale Dämme überqueren ihn, sie bilden die Zugangsstraßen, die zu den Gopurams führen. Dieser Wassergraben stellte in der Hindu-Symbolik den kosmischen

Die Pyramide des Phnom Bakheng, vom Erdboden aus gesehen, mit ihrer schmalen, von Podestlöwen flankierten Treppe und ihren aufeinanderfolgenden kleinen Nebenprasats.

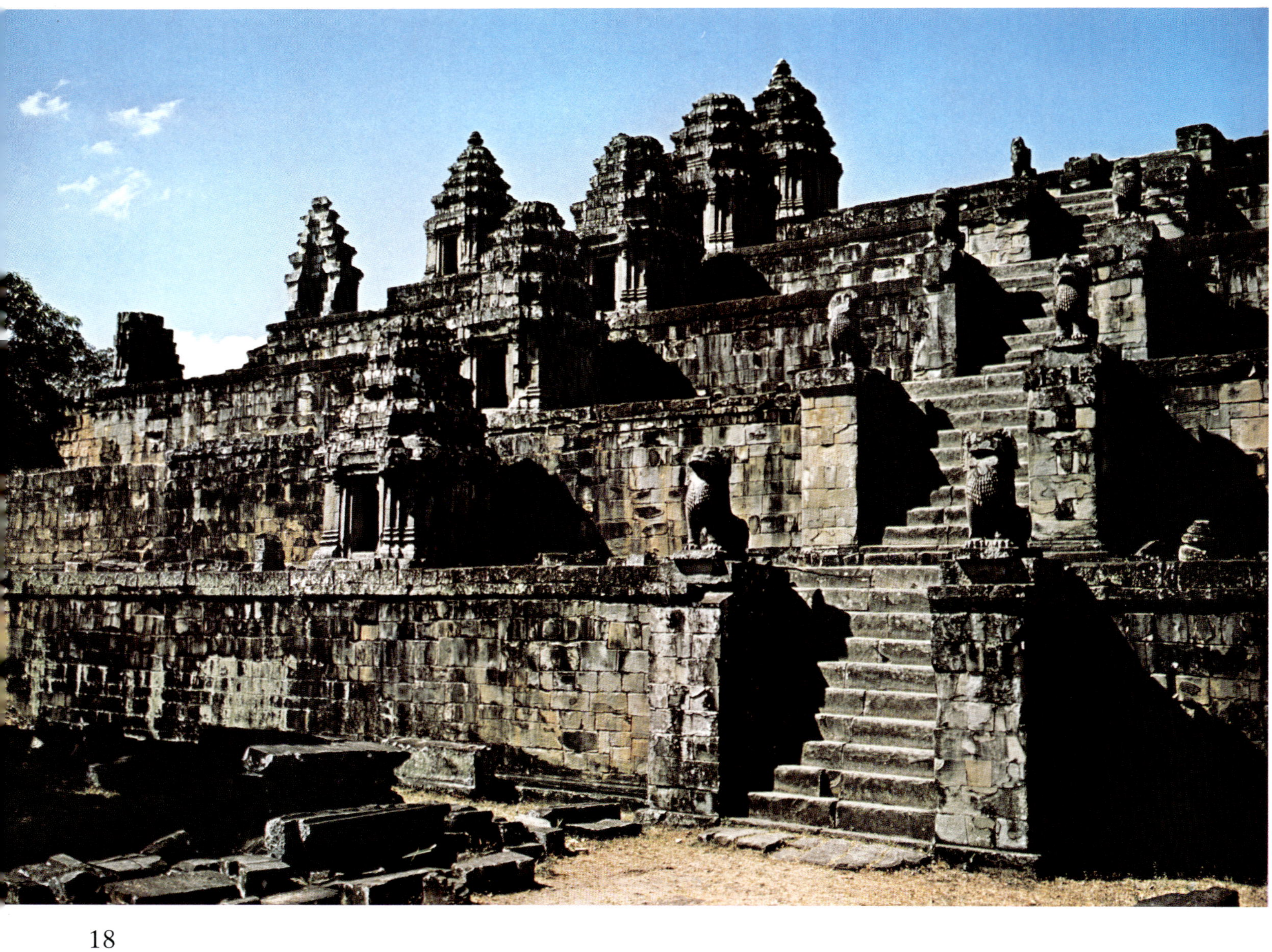

Ozean dar. Er ist seinerseits umgeben von einem etwa 140 m breiten Erddamm, auf dem sich die eigentliche Stadt befand, aus Strohhütten auf Pfählen. Rings um diese bewohnte Zone bildet ein weiterer Graben die Grenze der Stadtanlage von 700 mal 800 m.

Mit diesen beiden konzentrischen Gräben, den axialen Dämmen, deren Balustraden riesige Nagas aus Stein bilden, und der zentralen Pyramide schuf die Städtebaukunst der Khmer zu Roluos im 9. Jh. eine grandiose Anlage. So sehen wir den Begriff Tempelstadt entstehen: Bakong ist nicht lediglich das Heiligtum eines Königgottes, der unter der Gestalt Schiwas verehrt wird; das Bauwerk verwirklicht eine grundlegende Einheit zwischen dem religiösen System, der Wohnstätte und dem Ackerbau, wie wir noch sehen werden. Es ist also ein vollständiges organisches und streng strukturiertes System, dem die Gesellschaft in ihrer Gesamtheit unterworfen ist.

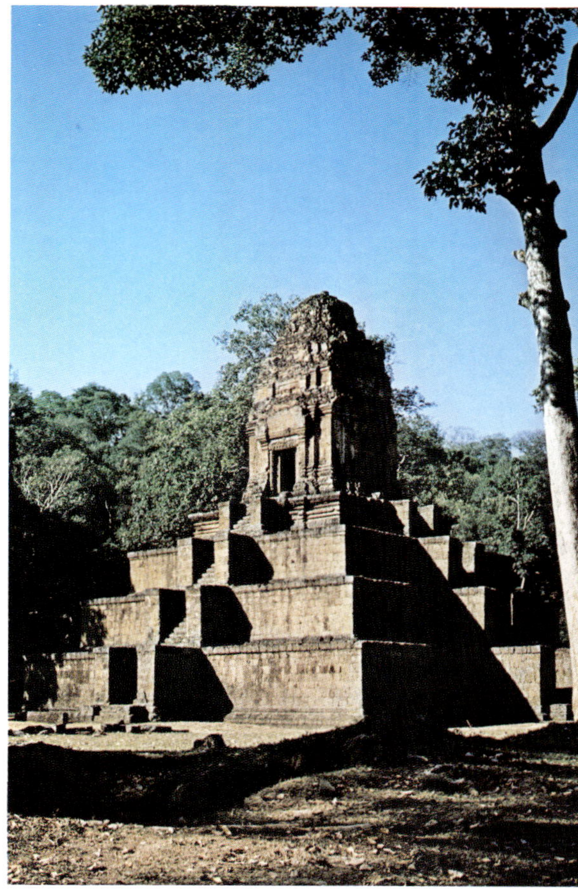

Die Bronzestatuen

Während die Tempel seit Sambor und besonders zu Roluos für hinduistische Kulte bestimmt sind, sind die meisten der auf uns gekommenen Bronzestatuen, von denen einige auf das 7. Jahrhundert zurückgehen, buddhistische Darstellungen. Das zeigt deutlich, daß die Riten des Schiwa-Kults mit dem königlichen Hof verbunden waren, während der Buddhismus dagegen in den unteren Volksschichten Eingang gefunden hatte. Die Qualität dieser Bronzen, ihre hieratische Haltung, ihre Eleganz, die Flüssigkeit ihrer Modellierung überraschen zu einer so frühen Zeit. Diese Stücke, die gleichzeitig mit den großen

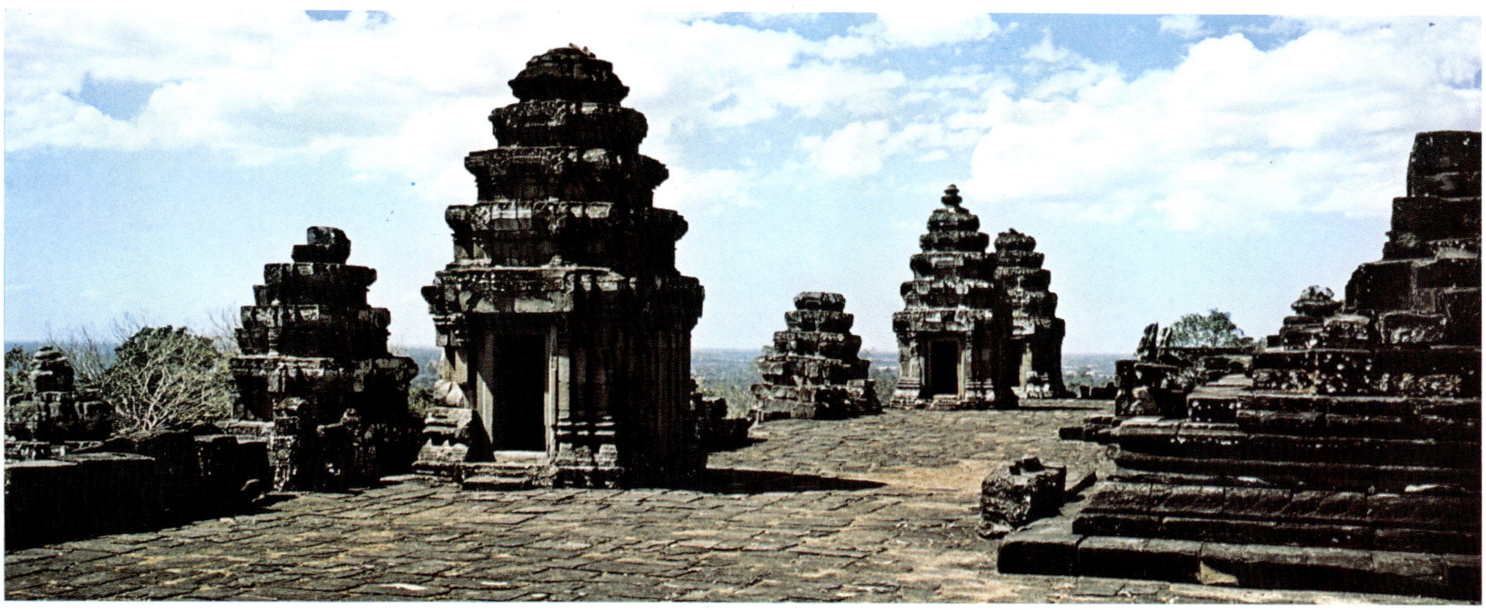

Werken in Indien entstanden sind, liegen auf derselben Linie wie diejenigen aus der Blütezeit der Plastik zur Zeit der Chola (9. – 12. Jh.). Dieser war die buddhistische Bildhauerkunst vorausgegangen, deren indische auf uns gekommene Exemplare jedoch sehr selten sind.

Ganz oben:
Die vierstufige Laterit-Pyramide des Baksei Chamkrong, 920 in Angkor erbaut, ist gekrönt von einem in Backstein erbauten Heiligtum, zu dem vier axiale Treppen hinaufführen.

Oben:
Die oberste Terrasse des Phnom Bakheng. Sie beherrscht, dank ihrem Sockel, den der natürliche Hügel bildet, mit ihrer Höhe von 75 m die Ebene von Angkor.

Der Tempelberg Phnom Bakheng

Gleich die ersten Herrscher von Angkor begründen eine Gewohnheit, die sich während der ganzen Khmer-Zeit erhalten hat: Die bedeutenden Regierungszeiten werden durch die Gründung von Königsstädten markiert. So kommt es, daß der Nachfolger von Indravarman, der 889 zur Macht gelangt und Yasovarman heißt, Roluos aufgibt und seine eigenen Hauptstadt Yasodharapura gründet. Diese Stadt, die von einer 12 km langen Mauer umschlossen ist, besitzt in ihrem Mittelpunkt einen natürlichen Hügel. Ihn wählte der König als Standort seines großen Tempels Phnom Bakheng. Vor diesem Heiligtum befindet sich am Fuß der Anhöhe eine Umfriedung von 650 mal 440 m mit ost-westlicher Orientierung. Eine axiale Straße führt hinauf auf den 60 m hohen Hügel und endet auf dem Gipfel vor dem Tempelberg, den eine erste Mauer umgibt. Das eigentliche Bauwerk, das sechs Etagen zählt, hat quadratischen Grundriß von 76 m Seitenlänge. Die oberste Terrasse mit 5 Prasats in Quincunx-Stellung – also einer Anordnung wie bei der Fünf des Würfels (:·:) – bildet das eigentliche Heiligtum. Jede der fünf unteren Terrassen trägt 12 Prasats in Sandstein; der Tempelberg selbst ist von 44 Nebenprasats in Backstein umgeben.

Mit 109 Türmen ausgestattet, symbolisiert der Tempelberg Phnom Bakheng den Berg Meru, der fünf Gipfel und sieben Ebenen haben soll. Einschließlich Basisplattform und höchster Terrasse bilden die sechs Etagen des Gebäudes insgesamt sieben Stufen. Weiter erblickt der Besucher auf jeder Seite des Gebäudes 33 Türme – sie entsprechen der Anzahl der Gottheiten, die in der indischen Mythologie den Berg Meru bewohnen. Schließlich stellt der Tempel einen steinernen Kalender dar, in dem die 108 Prasats, die das Hauptheiligtum umgeben, für die vier Phasen des Mondes stehen, deren jede 27 Tage umfaßt.

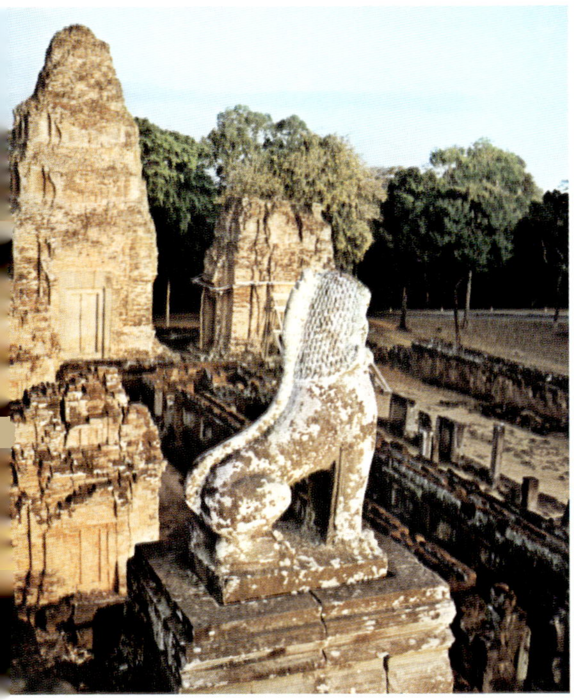

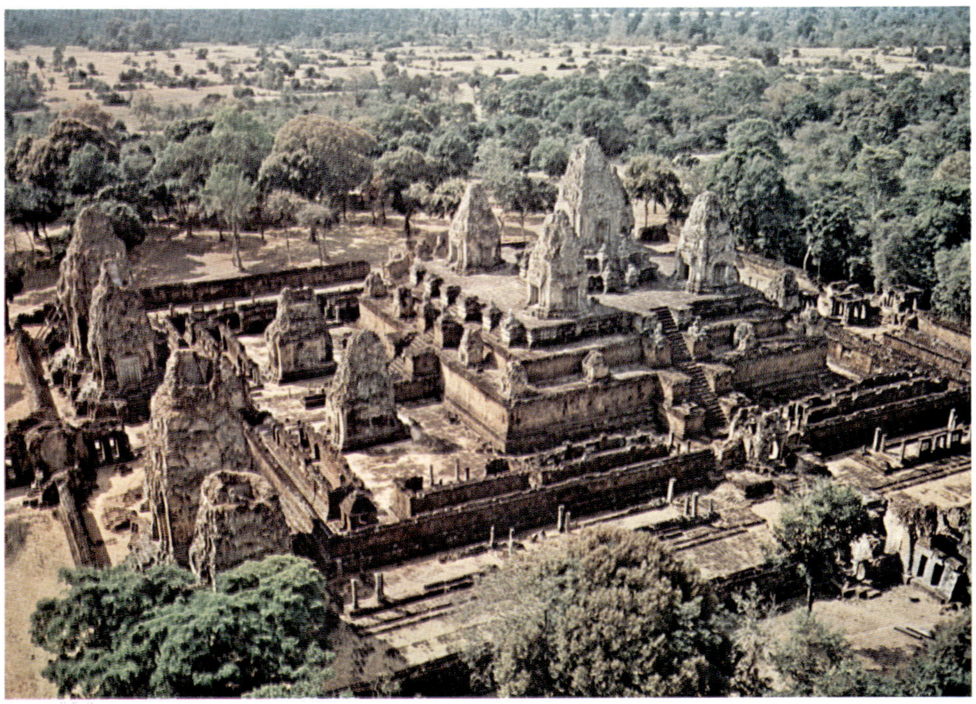

Oben:
In Sandstein ausgeführter Löwe auf dem Treppenpodest der ersten Terrasse des Tempels Pre Rup in Angkor, erbaut im Jahre 961.

Oben, rechts:
Luftbild des Tempelbergs Pre Rup mit den konzentrischen Umfassungsmauern. Die dreistufige Pyramide in Laterit ist gekrönt von fünf Prasats in Backstein.

So hatte sich die vorklassische Khmer-Architektur seit der Gründung von Angkor im Jahre 802 eine ganz charakteristische Formensprache geschaffen. Zur Erneuerung der plastischen Ausdrucksformen bedurfte es der tiefen Erschütterung eines Umsturzes unter Jayavarman IV. im Jahre 921 und der Gründung einer neuen Hauptstadt, Koh Ker, wo der König das große Heiligtum Prasat Thom erbaute. Die Anlage, der ein axialer Bauplan zugrunde liegt (der nicht auf eine Wegkreuzung zentriert ist), wird von dem Prang beherrscht, einer mächtigen, 36 m hohen Pyramide mit 7 Stockwerken, deren Heiligtum dann noch einmal 24 m hoch ist.

Als die Regierung nach Angkor zurückkehrte, vermochte sich der Nachfolger Jayavarmans IV., Rajendravarman, zunächst von einer gewissen Zaghaftigkeit nicht zu befreien, insbesondere beim ebenerdigen Tempel, wie dem östlichen Mebon. Doch mit dem Tempelberg Pre Rup schafft der Herrscher ein Bauwerk aus Laterit mit Prasats in Backstein, von dem ein neuer Atem ausgeht. Seitdem nahm der Khmer-Tempelberg seine eigentliche Dimensionen wieder an. Aber eine lange Entwicklung stand noch bevor, bis die Architektur von Angkor ihr wahres klassisches Zeitalter erlebte.

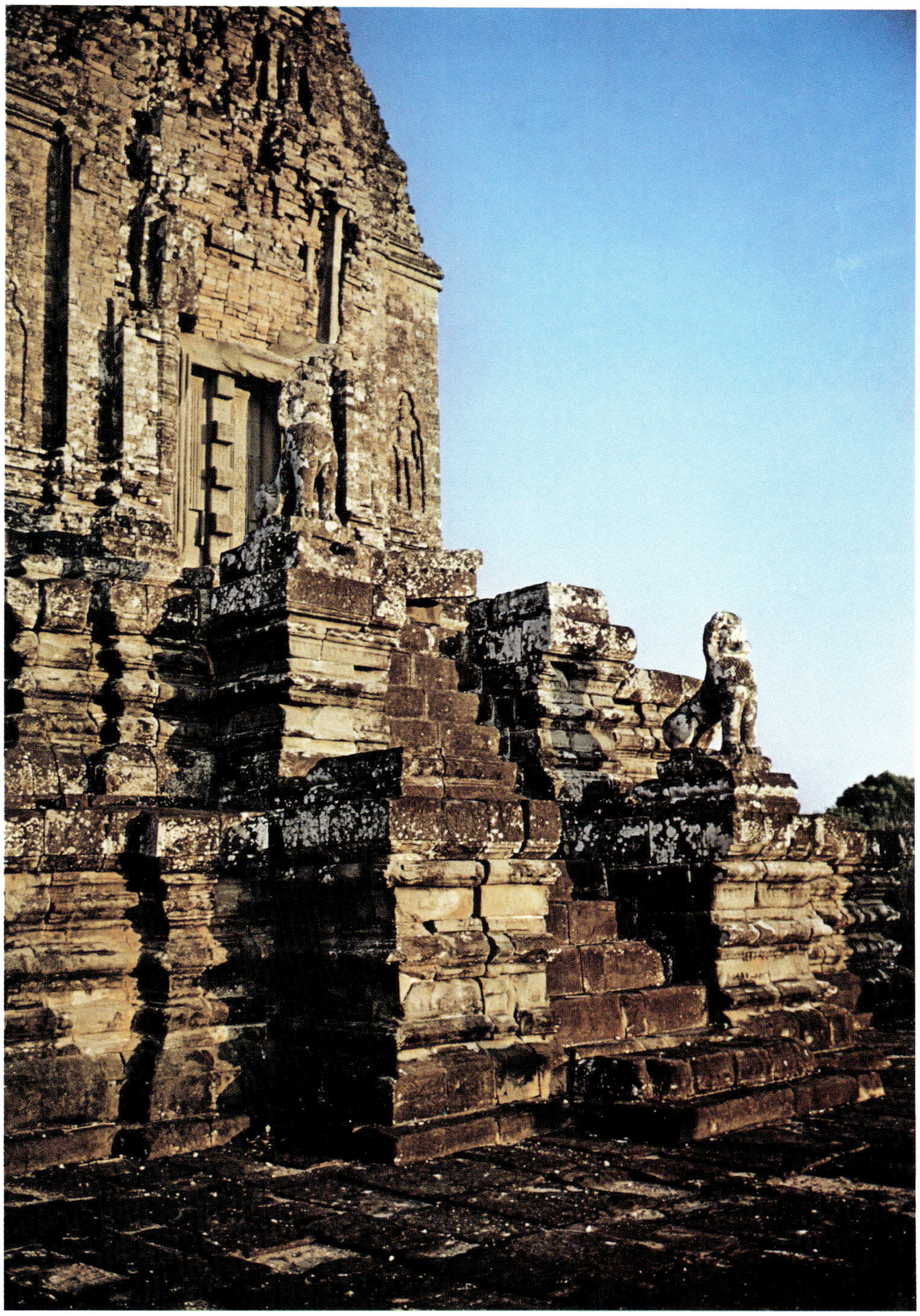

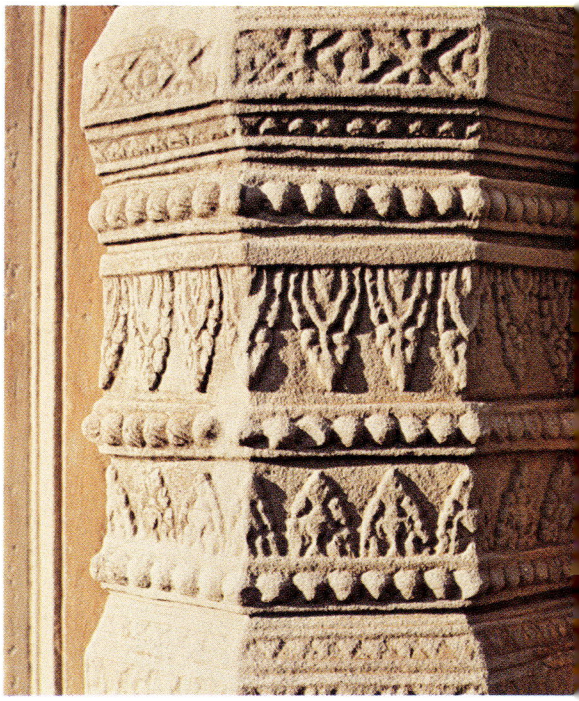

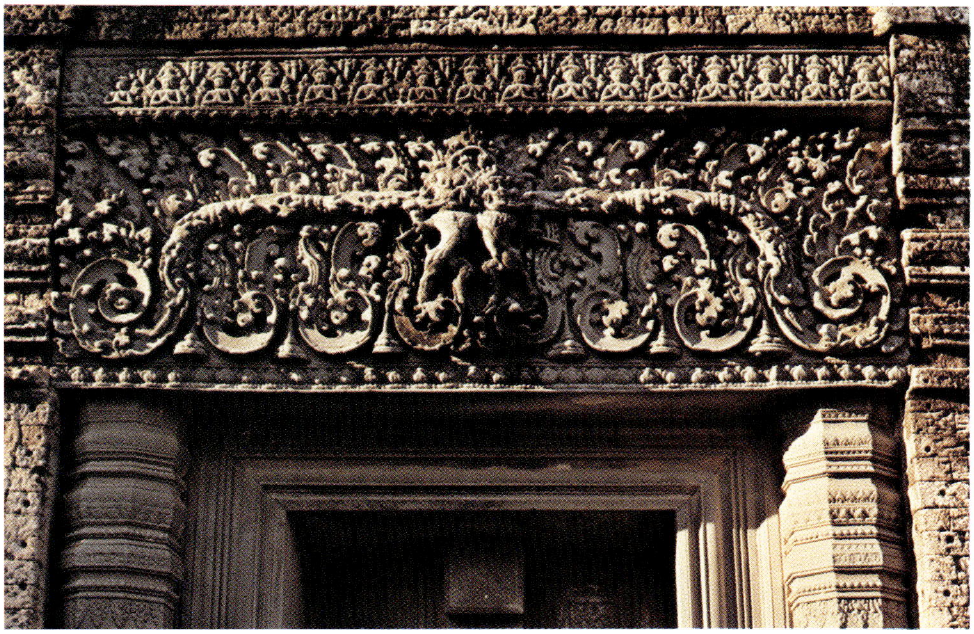

Oben, links:
Das Hauptheiligtum von Pre Rup, das sich auf einem zweifachen Unterbau erhebt, bildet das Zentrum einer königlichen Stadt, die von König Rajendravarman östlich von Yasodharapura errichtet wird, als der Hof nach dem zeitweiligen Aufenthalt in Koh Ker nach Angkor zurückkehrt.

Oben:
Detail einer kleinen achteckigen Säule aus dem 952 erbauten östlichen Mebon-Tempel.

Links:
Ein besonders schöner Türsturz aus Sandstein mit vollendet eingeschnittenem Dekor. Er krönt einen der Prasats des östlichen Mebon-Tempels, der dem Schiwa-Kult geweiht ist.

Kapitel III:

Das klassische Zeitalter: Banteay Srei

Etwa 25 km nördlich von Angkor, auf dem Gebiet von Banteay Srei, erblühte der klassische Khmer-Kunststil. Wie so oft im Bereich der Kunst beeinflußt das Erscheinen klassischer Merkmale nicht auf Anhieb die Strukturen und den Plan der Bauwerke, sondern eher den Dekor. So geschah es auch in dem kleinen Ishvarapura-Tempel zu Banteay Srei. Während sein Bauplan eine vom Prasat Thom in Koh Ker inspirierte Achsenkonzeption wieder aufnimmt, drücken im Gegensatz dazu Skulptur und Ornamentik vollendete Klassik aus.

Der wundervolle Tempel von Banteay Srei, der mit keinem anderen in Kambodscha vergleichbar ist, stellt nicht das Werk eines Königs dar. Im Gegensatz zu anderen Khmer-Tempeln, die königliche Gründungen sind – zum glorreichen Gedenken an eine Regierung oder als Tempel-Grabstätte für den Souverän bestimmt –, ist Banteay Srei eine Schöpfung des Brahmanen Yajnavaraha, eines Enkels des Harshavarman (900 – 921). Er gründet diesen Tempel 967 und weihte ihn Schiwa. Daß es sich nicht um ein für einen König bestimmtes Bauwerk handelte, ist wahrscheinlich der Grund für die kleinen Dimensionen der Bauwerke von Banteay Srei. Die Anlage ist in der Tat in einem sehr reduzierten Maßstab erbaut, der insbesondere an den Türen sichtbar wird: sie sind nicht höher als 1,30 m.

Die Gesamtanlage von etwa 200 m Länge öffnet sich dem Besucher in einer axialen Straße mit Säulenhallen, die von Galerien flankiert sind. Sie erstreckt sich über 55 m bis zu einem Gopuram vor dem den gesamten Kultbezirk umgebenden Wassergraben. Auf dem anderen Ufer des Wassergrabens ist ein weiterer Gopuram dem Kultbezirk vorgelagert, der drei Prasats aufweist, deren Türme sich auf einer einzigen Terrasse erheben. Wie in Preah Kô stehen diese Prasats Seite an Seite. Vor dem mittleren jedoch befindet sich ein vorgeschobenes langgestrecktes Mandapa (oder Versammlungssaal), wie es sich von nun an in allen ebenerdigen Tempeln findet – im Gegensatz zu den Tempelbergen. Die Türme weisen vier Stufen auf, deren Skulpturen in Form verkleinerter Prasats an die göttlichen Wohnsitze auf dem Berg Meru erinnern; diese Türme sind nur knapp 10 m hoch.

Es sind jedoch, wie schon erwähnt, die vollendeten ornamentalen Skulpturen an allen Gebäuden, die den außerordentlichen künstlerischen Wert von Banteay Srei ausmachen. Denn der Dekor, sowohl Hoch- wie Flachreliefs, überzieht alle Bauteile. Die Pfeiler, die Türstürze, die Giebelfelder, die Balusterfenster, die Gesimse entlang den Terrassen sind mit aufs feinste ausgearbeiteten Skulpturen geschmückt. Dieser Schmuck erreicht seinen höchsten Glanz in den Figuren, Wächtern und himmlischen Nymphen, die die Fassaden der Prasats bedecken. Apsaras und Devatas (weibliche Figuren) von ungemeiner Grazie bevölkern diese göttliche Welt. Dvarapalas (anmutige Jünglinge als Wächter) voll jugendlichen, lächelnden Charmes stehen auf der Schwelle der Heiligtümer. Eine zarte Sinnlichkeit liegt über dieser Miniaturkunst, die der Goldschmiedekunst und der Elfenbeinschnitzerei ebenso nahesteht wie der Bildhauerkunst.

Girlanden und Blattwerk, tief in den Stein geschnitten, wechseln mit Hintergründen, die verzierten Fliesen gleichen. Die Säulen sind mit üppigem Laubwerk überzogen; die Baluster mit achteckiger Grundfläche bestehen aus zahlreichen übereinanderliegenden Ringen, die Sockel sind durch tief eingemeißeltes Simswerk betont, das einen wechselnden Licht-Schatten-Effekt hervorruft. Die Dacheinfassungen, die mit Lotosblättern verzierte Ziegel imitieren, mildern den

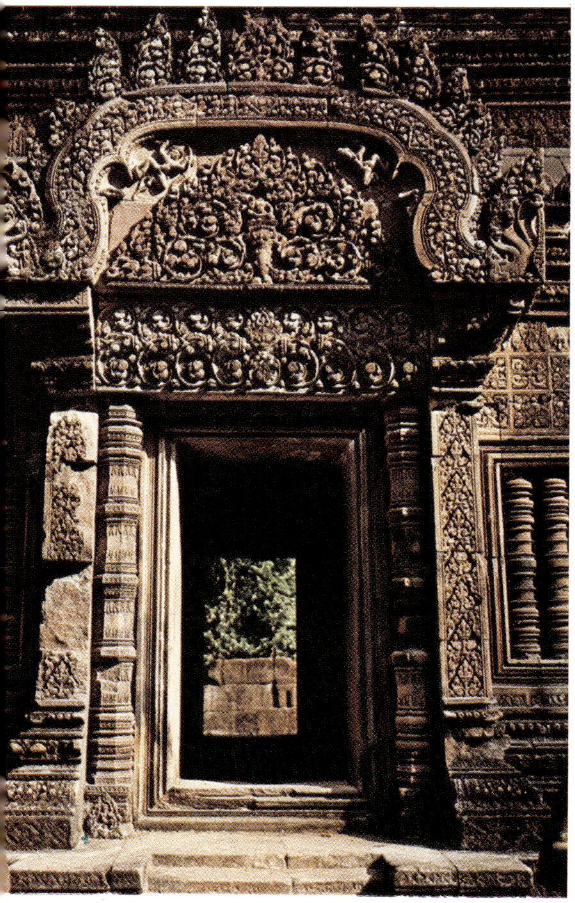

Oben:
Wie alle Teile dieses Meisterwerks, das der kleine Tempel Ishvarapura zu Banteay Srei darstellt, ist auch diese Tür zu dem seitlich dem Hauptheiligtum vorgesetzten Mandapa mit einem Dekor von höchster Vollendung sowohl am Türsturz wie im Tympanon geschmückt.

Gegenüber:
Eine der wundervollen Apsaras oder himmlischen Nymphen aus dem Tempel von Banteay Srei, in dem die Khmer-Bildhauerkunst des 10. Jh. ihre höchste Blüte erreicht in der Grazie und dem Charme einer unverschnörkelten Skulptur aus prachtvollem rotem Sandstein.

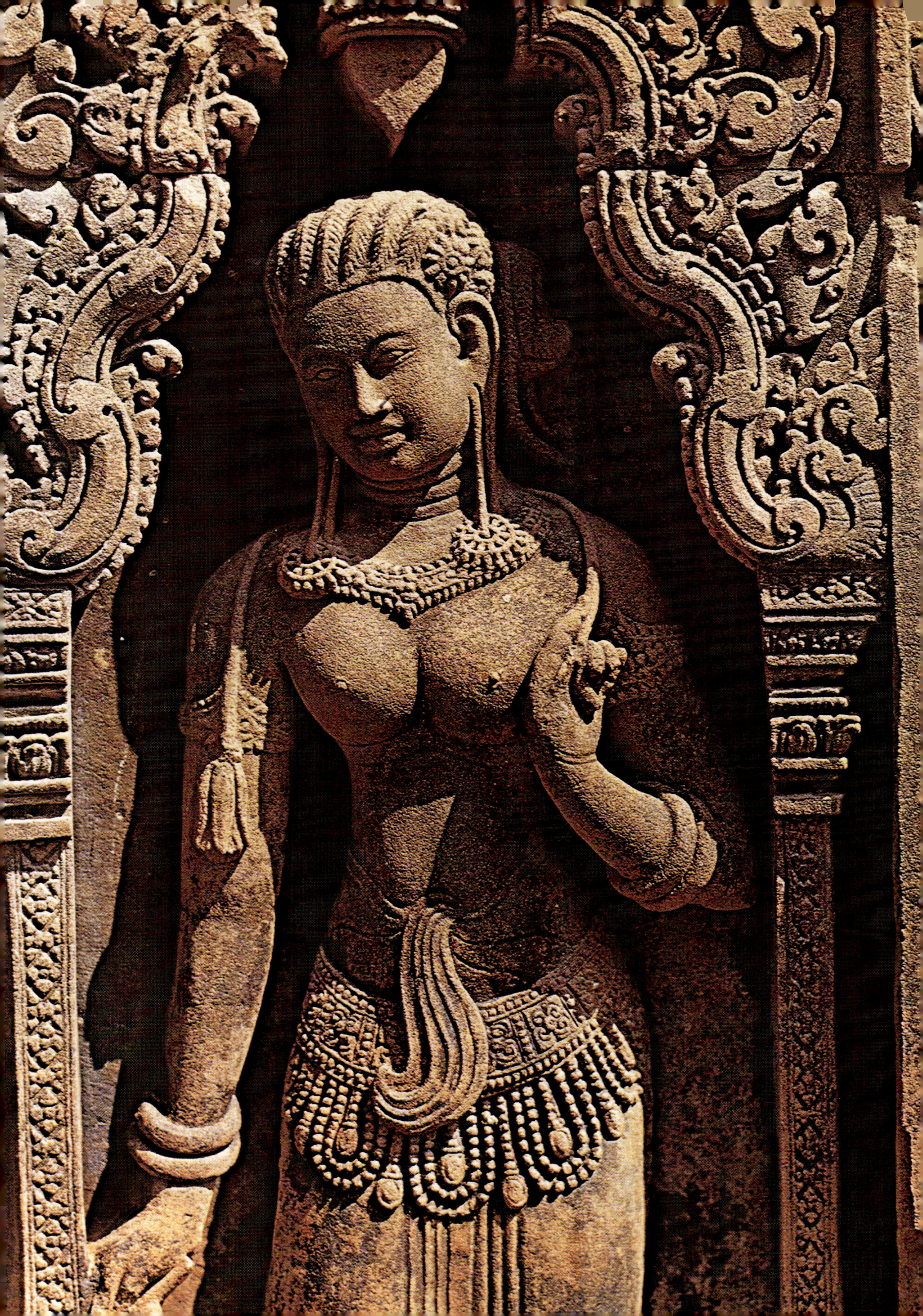

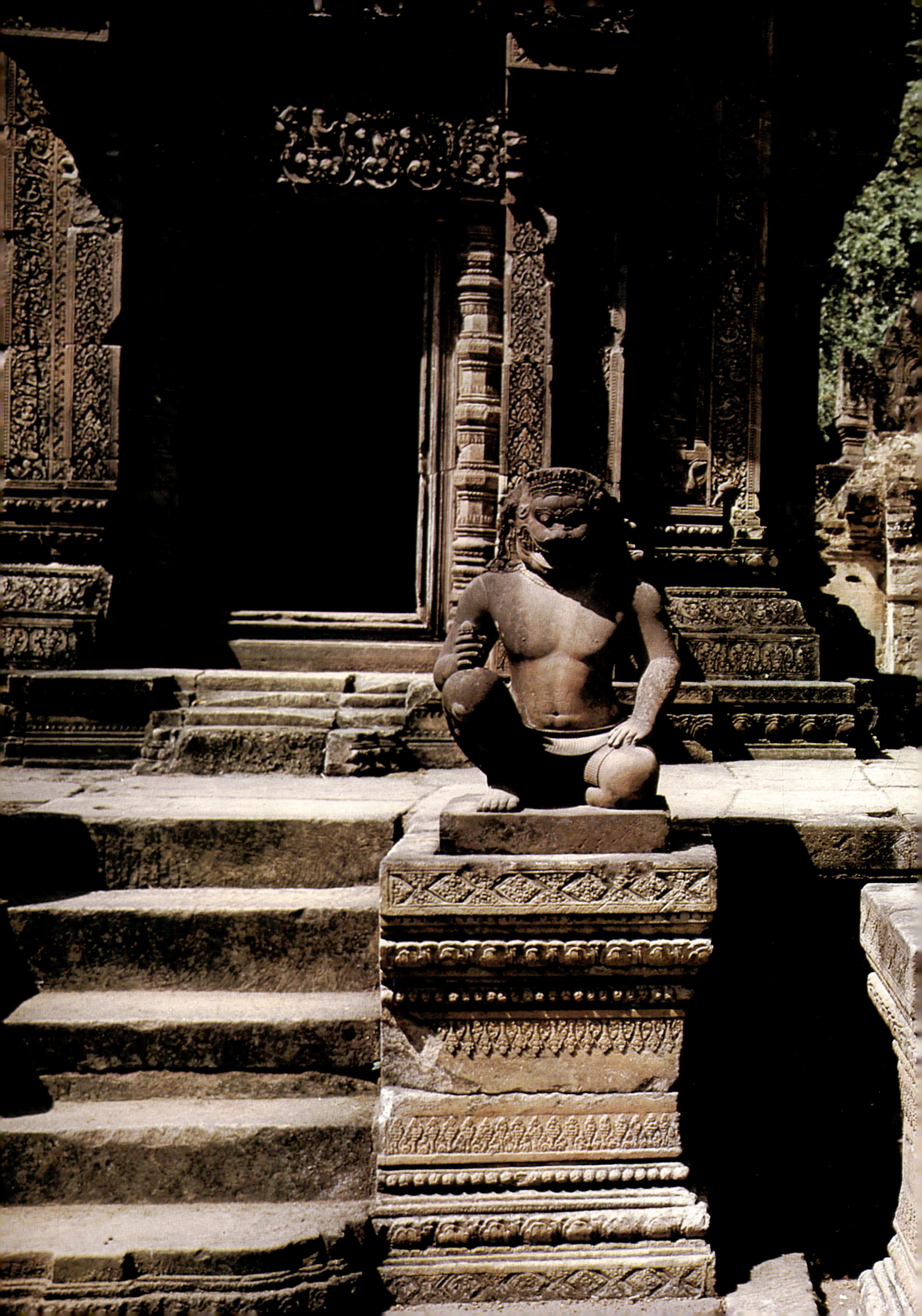

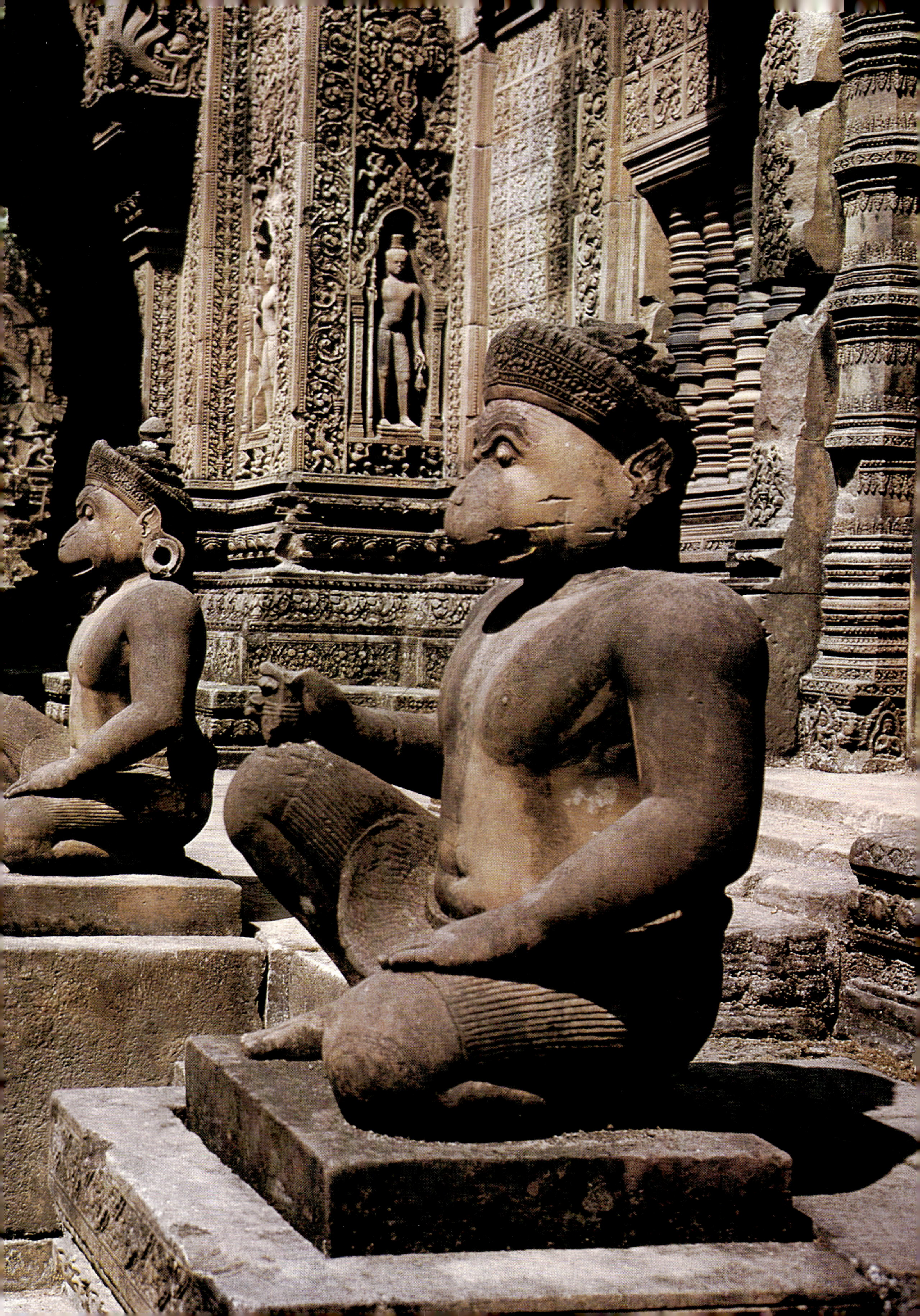

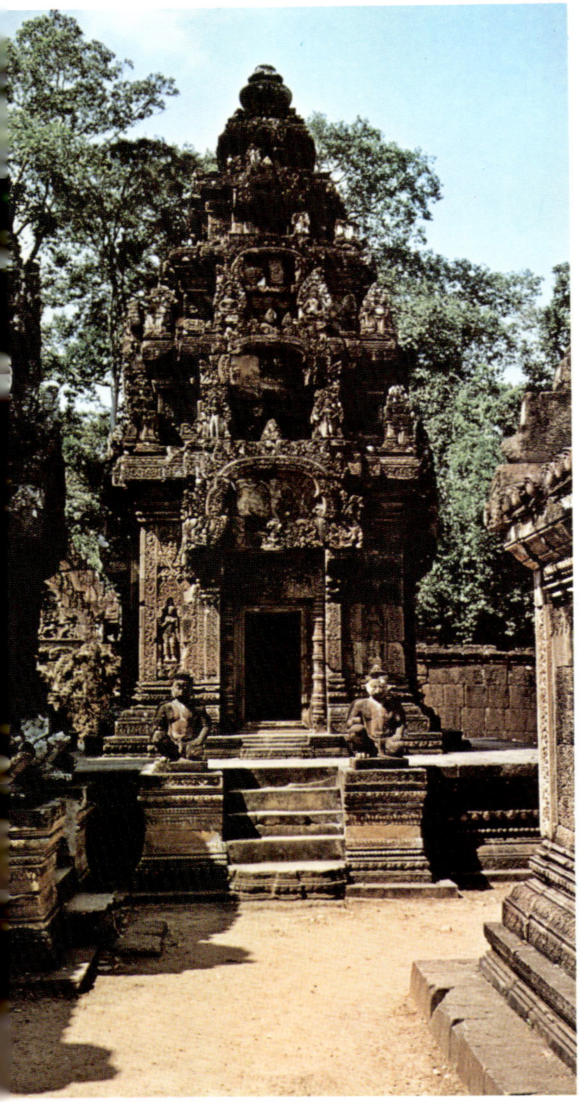

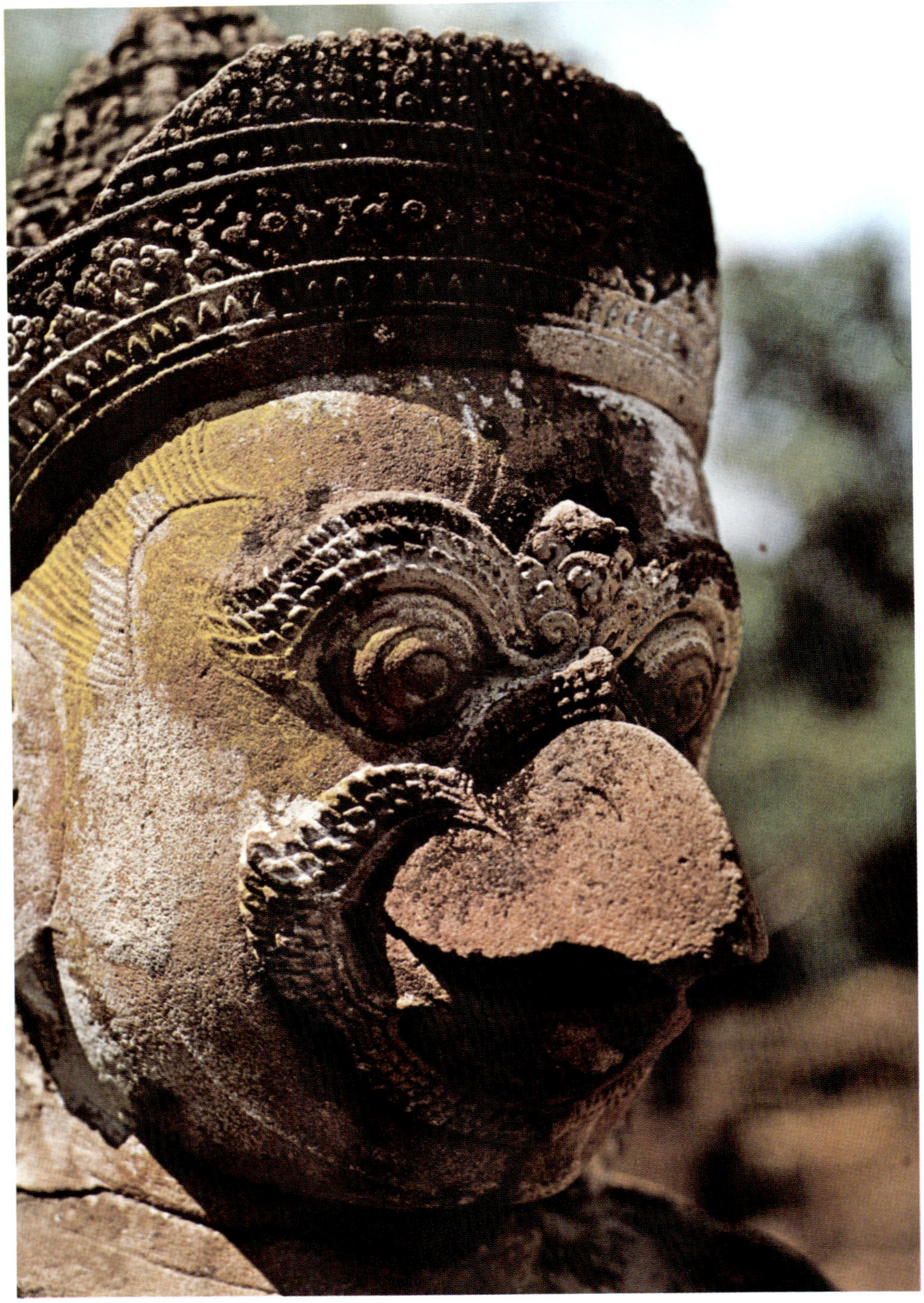

Vorhergehende Doppelseite:
Der Tempel von Banteay Srei, dessen Ornamentik einem feinziselierten Meisterwerk der Goldschmiedekunst gleicht, wird von Wesen mit menschlichem Körper und mit Affen- oder Monsterkopf bewacht. Zu beiden Seiten der Zugangstreppen zum Heiligtum vervollständigen diese vollplastischen Dämonen dieses Kleinod der Flachreliefkunst.

Oben, links:
Ein Nebenprasat von Banteay Srei, der mit seinen vier sich nach oben verjüngenden Etagen den Berg Meru versinnbildlicht.

Oben, rechts:
Detail eines Wächter-Dämons vor den Prasats von Banteay Srei. Mit seinem Vogelschnabel erinnert dieses Phantasiewesen an den Adler Garuda, das Reittier Wischnus.

Übergang von der Mauer zum Dach. Vor den Prasats stehen Wächter in Freiplastik mit dem Kopf eines Affen oder des Vogels Garuda.

Diese Üppigkeit, diese wuchernde Fülle – alles so vollkommen in die Architektur integriert – machen Banteay Srei zu einem Juwel von außergewöhnlicher Schönheit. Und wenn man sich die Mühe macht, die Giebelfelder der Prasats zu studieren, entdeckt man dort unter den Fächerbogen Flachreliefs mit den prachtvollsten mythologischen Szenen, die an die Taten der großen Dichtung des Ramayana erinnern.

Was wunder, daß dieses im kambodschanischen Buschwald verschwundene und von der tropischen Vegetation überwucherte Prachtwerk vor seiner Restaurierung die Begehrlichkeit vieler auf sich zog und blindwütige Zerstörung auslöste. Wir wissen, daß es den berühmten Roman „Der Königsweg" von Malraux inspirierte, der von dem abenteuerlichen, glücklicherweise mißlungenen Versuch berichtet, einige der wertvollsten Bildhauerarbeiten von Banteay Srei zu stehlen.

Der ganz aus (in der Landschaft von Ankor seltenem) rosa Sandstein geschaffene Tempel ist in bemerkenswerter Weise durch die archäologischen Dienste zur Rettung Angkors, die früher von der Ecole française d'Extrême-Orient geleitet wurden, restauriert worden.

Die Macht des Königs und die Gesellschaft

Wir haben gesehen, daß Banteay Srei insofern ein außergewöhnlicher Fall ist, weil er das Werk eines Brahmanen darstellt, der, wenngleich aus königlichem Geschlecht, doch den Thron von Angkor nicht bestieg. Denn die großen Tempel sind Schöpfungen, durch die der Souverän seine Regierungszeit markierte und seinem Volk ein Heiligtum schenkte, das dazu bestimmt war, ihm die göttlichen Segnungen zuteil werden zu lassen. Diese Vorstellung entspringt einer Tradition, die Jayavarman II., der erste große Bauherr von Angkor, wahrscheinlich den Herrschern aus dem Hause der Sailandras in Java entlehnte, wo er gelebt hatte. Die Person des Königs galt als Vermittler zwischen Menschen und Göttern. Daraus ergab sich gewissermaßen eine Vergöttlichung des Königs.

In Verbindung mit dem Begriff des Tempelberges, der ebenfalls aus Java kam, festigt sich die Vorstellung vom Gottkönig. Der Gott wohnt im Prasat auf der Spitze der Pyramide unter dem Erscheinungsbild seiner Statue. Also ist es der König, der zum Gott hinaufsteigt, um die Kulthandlungen vorzunehmen, die ihm die Möglichkeit geben sollen, mit der Gottheit in Verbindung zu treten, und die ihm auf diese Weise einen gewissen Einfluß auf die Gottheit verleihen. Diese aber muß als Dank das Wohlergehen des Königreichs sichern.

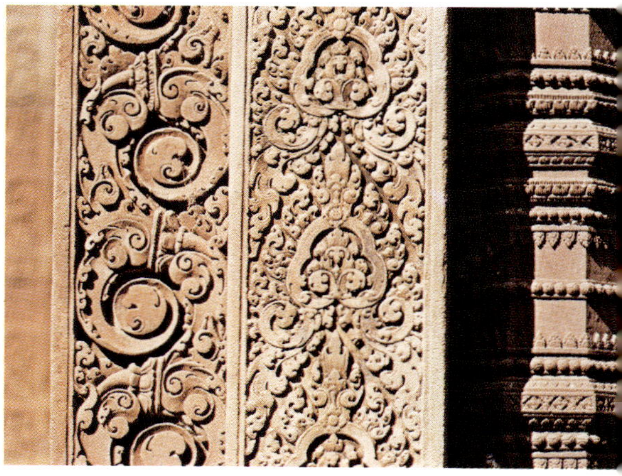

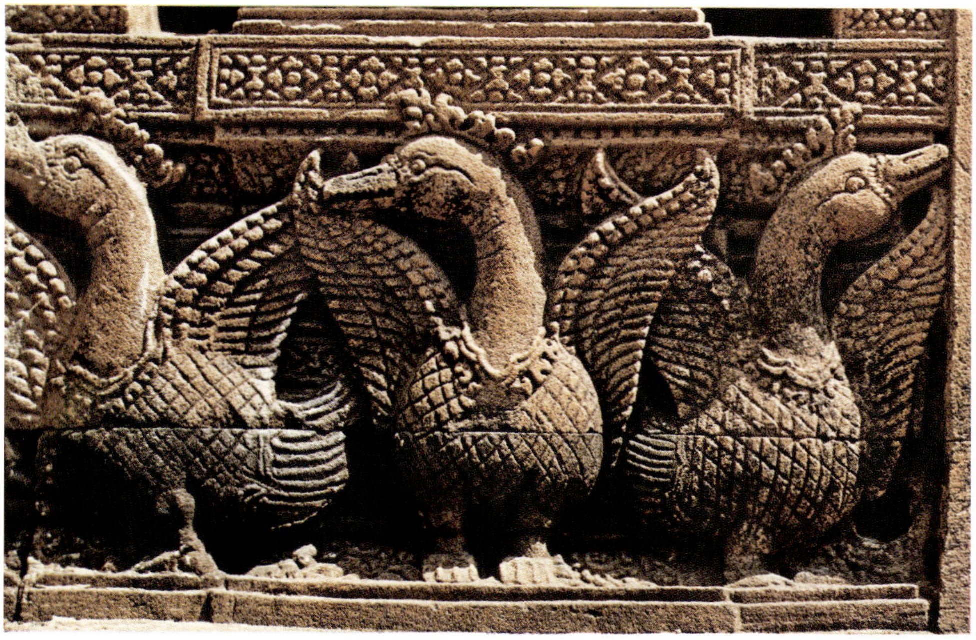

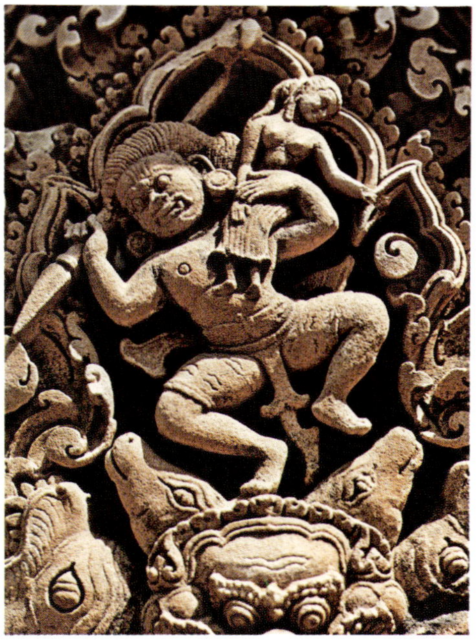

Es ist der König, der sich bei den Göttern für die regelmäßige Rückkehr des Monsuns durch eine Reihe von ursprünglich agrarischen Kulten einsetzt, deren Tradition noch jüngst in Kambodscha lebendig war. Infolgedessen ist der Herrscher verantwortlich für die materielle Ordnung des Universums. Er ist es, der die Wohltaten verteilt, von denen das Leben der Untertanen abhängt. Er ist der Stellvertreter des Gottes auf Erden. Er ist der Gesalbte des Gottes; denn sobald er den Thron besteigt, wird er von dem Priester geweiht. Er vereinigt also in seiner Person die höchste Autorität. Er ist der Belebende, der Führer, der über den Bau von Tempeln entscheidet, aber auch, wie wir noch sehen werden, über die Bewässerungsanlagen, die untrennbar damit verbunden sind und von denen der Wohlstand der Stadt abhängt. Der König verbindet also die technischen Mittel mit den magisch-religiösen Kräften, um sein Reich zu mehren, indem er gleichzeitig die Macht der Götter erhöht, in deren Paradies er nach seinem Tode eingehen wird. Darum wird in dem Tempel, den er errichtet, sein Kult nach seinem Tode – der ihn zu den Göttern gesellt – fortbestehen.

In dieser Erbmonarchie, die das Königreich Kambodscha ist, hat der König nicht nur die absolute Gewalt über seine Untertanen. Er spricht

Ganz oben:
Detail von einem Torpfeiler in Banteay Srei: Eine gewisse Weitschweifigkeit der Motive, die immer der Architektur untergeordnet ist.

Oben, links:
Drei Gänse vom Sockel einer Apsara in Banteay Srei.

Oben, rechts:
In der Mitte eines Türsturzes von Banteay Srei eine Szene aus dem Ramayana: Der Riese Ravana entführt Sita, die Gattin des Rama.

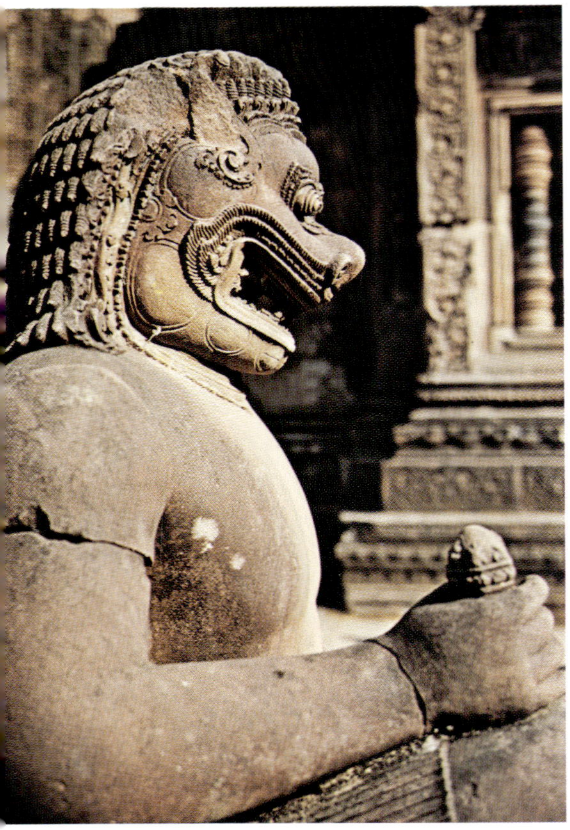

auch selbst Recht. Der chinesische Reisende Chou Ta-kouan, der sich im 13. Jh. am Hof von Angkor aufhielt, schreibt: „Streitigkeiten in der Bevölkerung, selbst unbedeutende, gelangen immer vor den Herrscher". Im übrigen ist der König nicht völlig von den Volksmassen abgesondert: „Der Herrscher hält zweimal täglich Audienz in Angelegenheiten der Verwaltung. Die Beamten oder die Untertanen, die ihn zu sehen wünschen, setzen sich auf den Boden, um ihn zu erwarten."

In der Umgebung des Herrschers genießen Priester und Hof im Vergleich zur großen Masse der Bauern, Fischer und Kaufleute einen Sonderstatus, nicht zu vergessen die Künstler und die Körperschaft der Baumeister. Während die Rangordnung sehr streng ist, während es z. B. eine sehr starke Wasserpolizei, eine Armee und eine Beamtenschaft gibt, die für Ordnung in der Welt von Angkor sorgen, haben die Khmer andererseits nie eine Gliederung der Gesellschaft in Kasten nach indischem Muster gekannt. Und gerade das ist einer der Gründe für die Leistungsfähigkeit des Gesellschaftssystems im alten Kambodscha. Die Verwaltungsämter sind nicht erblich. Es konnte sich keine Feudalklasse bilden. Die Gesellschaft ist offen: jeder kann zu höchsten Ämtern gelangen. Diese Freizügigkeit bewirkt, daß es einem Bauern freisteht, Krieger oder Techniker zu werden. Aber der hohe Beamte kann auch wieder in die Volksmasse zurückfallen. Nichts ist jemals endgültig erworben – wie die Seelenwanderung lehrt. Die Gesellschaft kennt – wie die Religion – den Zyklus der ewigen Wiederkehr.

Einer der schreckerregenden Dämonen, die vor den Prasats von Banteay Srei Wache halten.

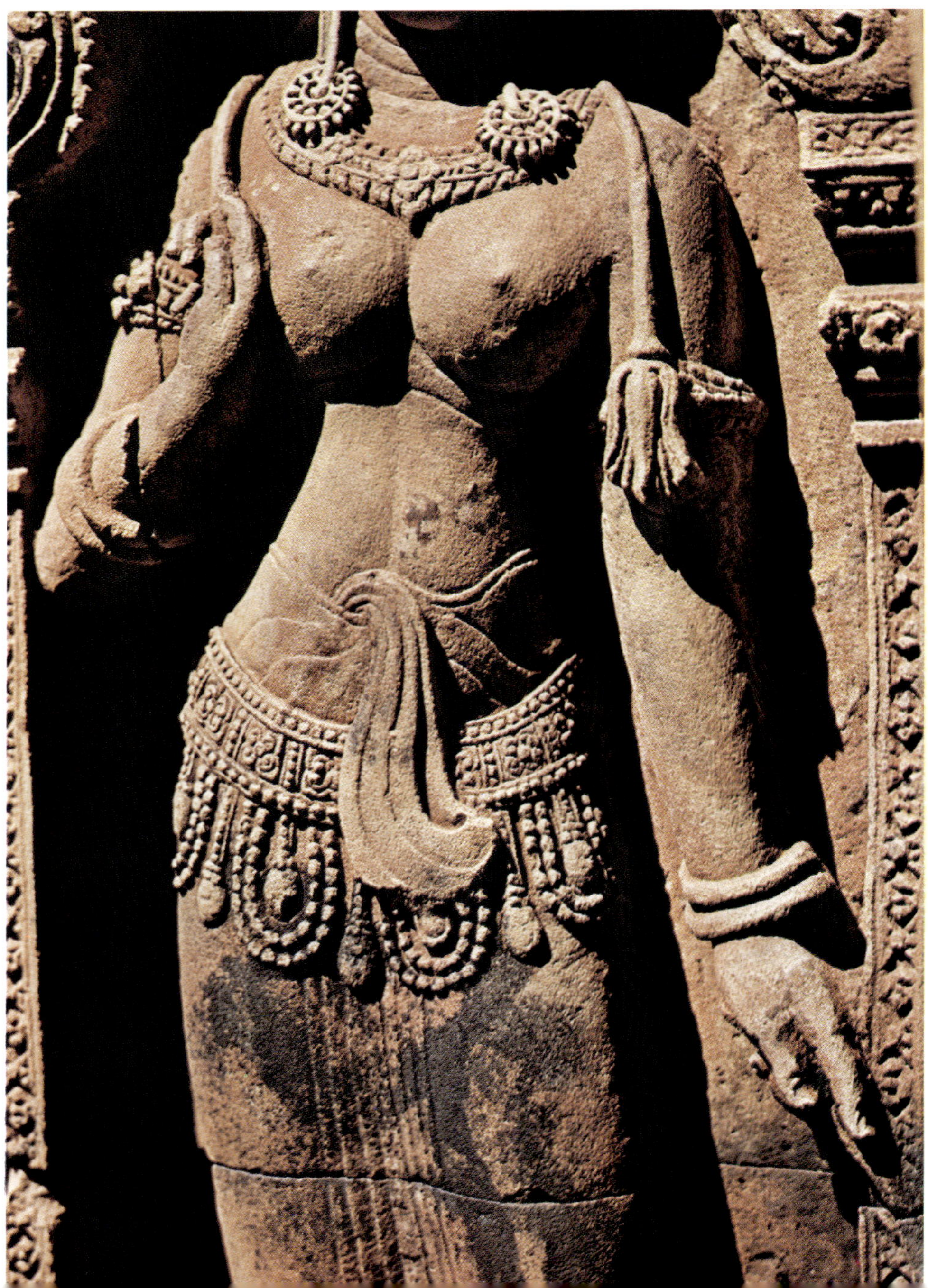

Torso einer der schönsten Apsaras von Banteay Srei: Geschmückt mit kostbaren Juwelen aus schwerer Goldschmiedearbeit und bekleidet mit einem leichten Lendenschurz, über dem ein breiter, verzierter Metallgürtel die Lenden umgibt, läßt die Nymphe graziös eine Seerose über ihre Schultern herabhängen.

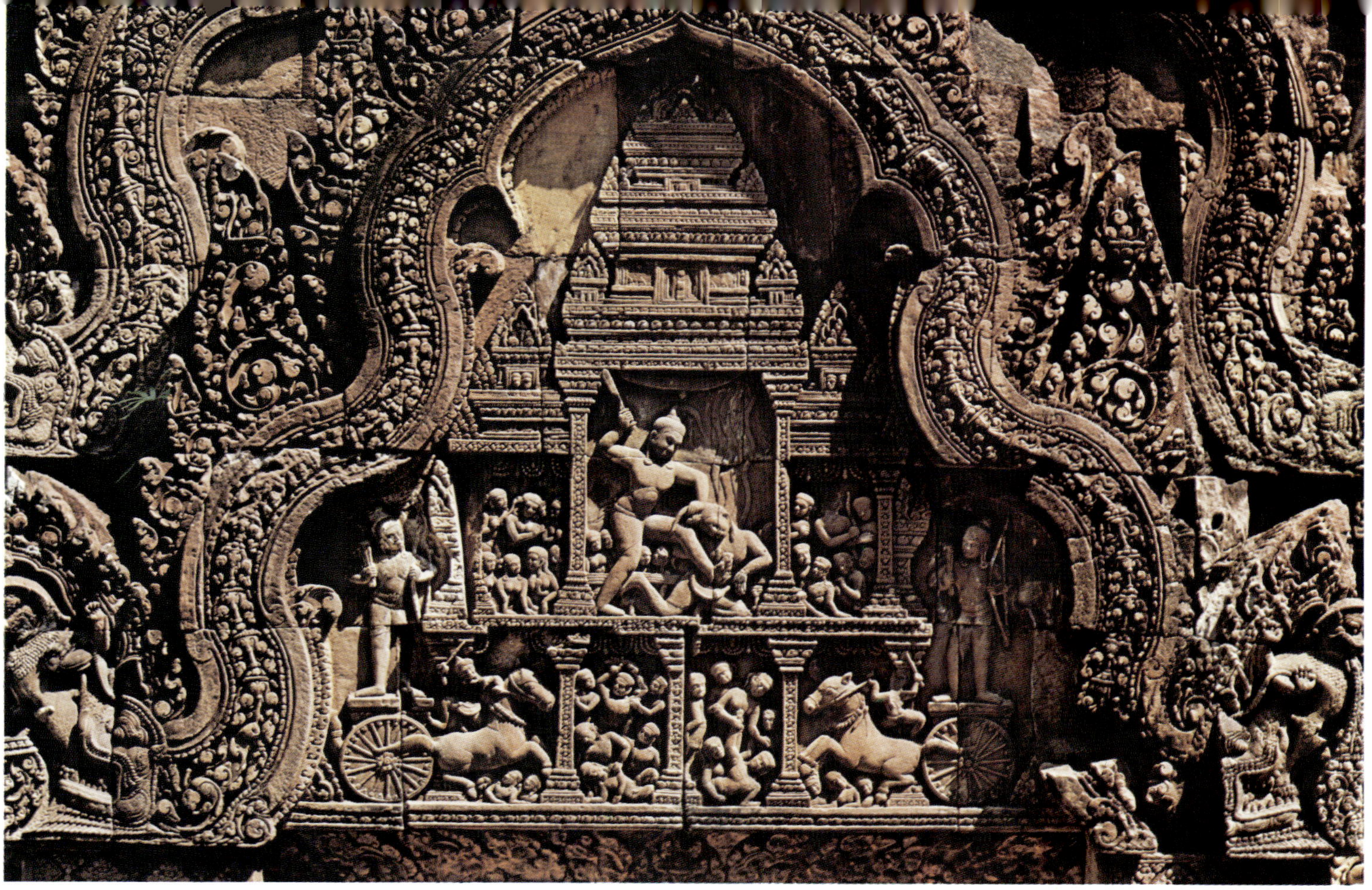

Alles dieses ist nur möglich, weil der Grundzug dieser Kultur kollektivistisch ist. Die Khmer kennen kein Eigentum an Produktionsmitteln, auch nicht an Grund und Boden. Das Land gehört dem, der es kultiviert. Hat ein Bauer ein Reisfeld fünf Jahre hintereinander bearbeitet, so hat er ein Recht auf diesen Boden. Der König, so besagen es auch die Inschriften, ist der hohe Eigentümer allen Landes. Es scheint, daß der kollektive Charakter noch unterstrichen wird durch eine Neuverteilung der Reisfelder in regelmäßigen Abständen, damit kein Bauer benachteiligt werde.

Der Bau der ersten Umwanderungs-Galerien

Wie wir seit den ersten religiösen Bauwerken von Angkor gesehen haben, drängen sich um die Pyramide oder den ebenerdigen Tempel verschiedene Nebengebäude mit langgestreckten Sälen – Sakristeien und Bibliotheken –, die schließlich den ganzen Tempelbezirk rings umgeben. Besonders eindrucksvolle Beispiele bieten die Bauwerke des 10. Jh., beginnend mit Koh Ker, dann der Tempel des östlichen Mebon und schließlich Pre Rup und Banteay Srei. Trotz einiger Unterbrechungen an den Anschlußstellen zu den axialen Gopurams oder an den Ecktürmen bilden diese langgestreckten Säle eine fast ununterbrochene Einfassung der Heiligtümer.

Mit dem Tempelberg des Phimeanakas, erbaut zwischen 978 und dem Anfang des 11. Jh., vollzieht sich im Mittelpunkt der von Jayavarman im Umkreis von Angkor geplanten Stadt eine wirkliche Revolution der Architektur. Nahe dem Königspalast gelegen, bildet der Phimeanakas, d.h. „Himmlischer Palast", eine dreistufige Pyramide aus Laterit. Statt quadratisch, ist ihr Grundriß rechteckig mit 35 mal 28 m Seitenlänge. Die oberste Terrasse ist 12 m hoch und liegt über einer steilen Böschung, die an jeder Seite eine steile Treppe mit schwindelerregenden Stufen erklimmt. Auf diesem rechteckigen, von den ersten drei Stufen der Pyramide gebildeten Unterbau ließ König Suryavarman I. (1002 – 1050) einen zentralen Turm mit quadratischem Grundriß errichten. Dem Prasat selbst ist in kreuzförmiger Bauweise an jeder Seite eine Vorhalle vorgesetzt, zu der die Treppe

Ganz oben:
Krischna trifft Vorbereitungen, seinen Onkel Kamsa in seinem kostbaren Palast zu töten. Dieses Flachrelief, das das Giebelfeld einer Bibliothek von Banteay Srei schmückt, vermittelt eine gute Vorstellung der königlichen, in vergänglichem Baumaterial errichteten Wohnungen in Angkor.

Oben:
Detail der in rosa Sandstein gemeißelten Voluten von Bantey Srei, die einen der Pfeiler des Prasat schmücken.

hinführt. Um den Prasat herum, am Rande der oberen Plattform, befahl der Herrscher anstatt und an Stelle der herkömmlichen langen Säle die Errichtung einer wirklichen, rings umlaufenden Galerie ganz aus Sandstein und mit Kraggewölbe.

Diese Galerie ist mit Balusterfenstern versehen, deren steinerne Pfeiler das Licht dämpfen und die sich sowohl zur Außenseite wie zur Innenseite der Plattform öffnen. Dieser Bauplan bringt eine tiefgehende Veränderung der Nutzung der Gebäude rings um das Heiligtum mit sich. Während sie früher als Sakristeien, Bibliotheken und Aufbewahrungsräume für Kult- und Opfergegenstände dienten, ist die umlaufende Galerie seither nur noch eine Passage. Handelt es sich um eine Neugestaltung des sakralen Bauwerks, die mit einer Entwicklung des Kultes zusammenhängt? Oder sieht man sich dem Einfluß buddhistischer Bauwerke gegenüber, deren umlaufende Bauwerke dem Prozessionsritus dienten? Man wird sich jedenfalls erinnern, daß im Kailas-Tempel von Ellora in Indien zum ersten Male umlaufende Galerien in Erscheinung treten. Als Tradition setzen sie sich fort in Tanjore (11. Jh.), in Somnathpur (13. Jh.) und bis hin zu den großen Tempelanlagen von Madurai (16. Jh.) . . . Es scheint, daß wir es hier mit einer Art gegenseitiger Durchdringung der buddhistischen und hinduistischen Rituale zu tun haben. Und wir werden noch sehen, daß diese Glaubensverschmelzung in Angkor zu Bauformen führt, die beim Fehlen von Dekoration oder Skulpturen eine zuverlässige Aussage, welchem Kult ein Tempel geweiht ist, unmöglich machen.

Wie dem auch sei: Die Galerie des Phimeanakas bedeutet einen Markstein in der Entwicklung der Khmer-Architektur. Gewiß, ihrer Errichtung war einige Jahre zuvor die Galerie der Pyramide des Ta Kêo vorausgegangen. Diese Galerie aber, deren Mauer sich lediglich zur Innenseite öffnet, während sie nach außen nur Balusterfenster aufweist, war nur mit einem Holzdach überdeckt und nicht mit Scheingewölben, die schließlich die Bauwerke der klassischen Blütezeit kennzeichnen.

Mit dem Tempelberg des Ta Kêo scheint die Khmer-Architektur wieder an den großen Elan anzuknüpfen, der seit den Erschütterungen, die auf die Errichtung von Koh Ker folgten, unterbrochen war. Nach einer Reihe von Bauten, die alle durch die massive Verwendung von Laterit gekennzeichnet sind – Baksei Chamkrong, östlicher Mebon, Pre Rup, Phimeanakas – kehren die Baumeister von Angkor zum

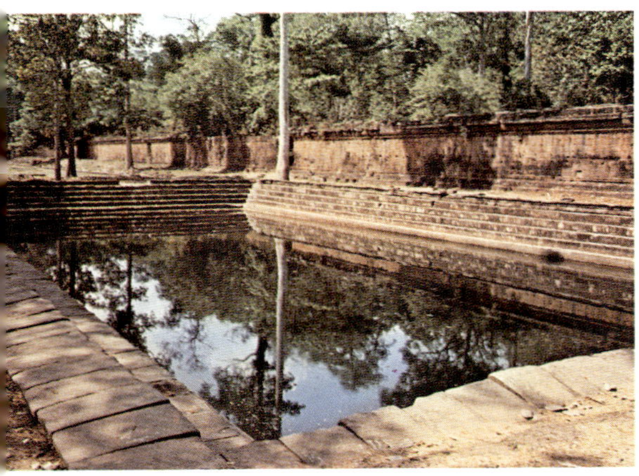

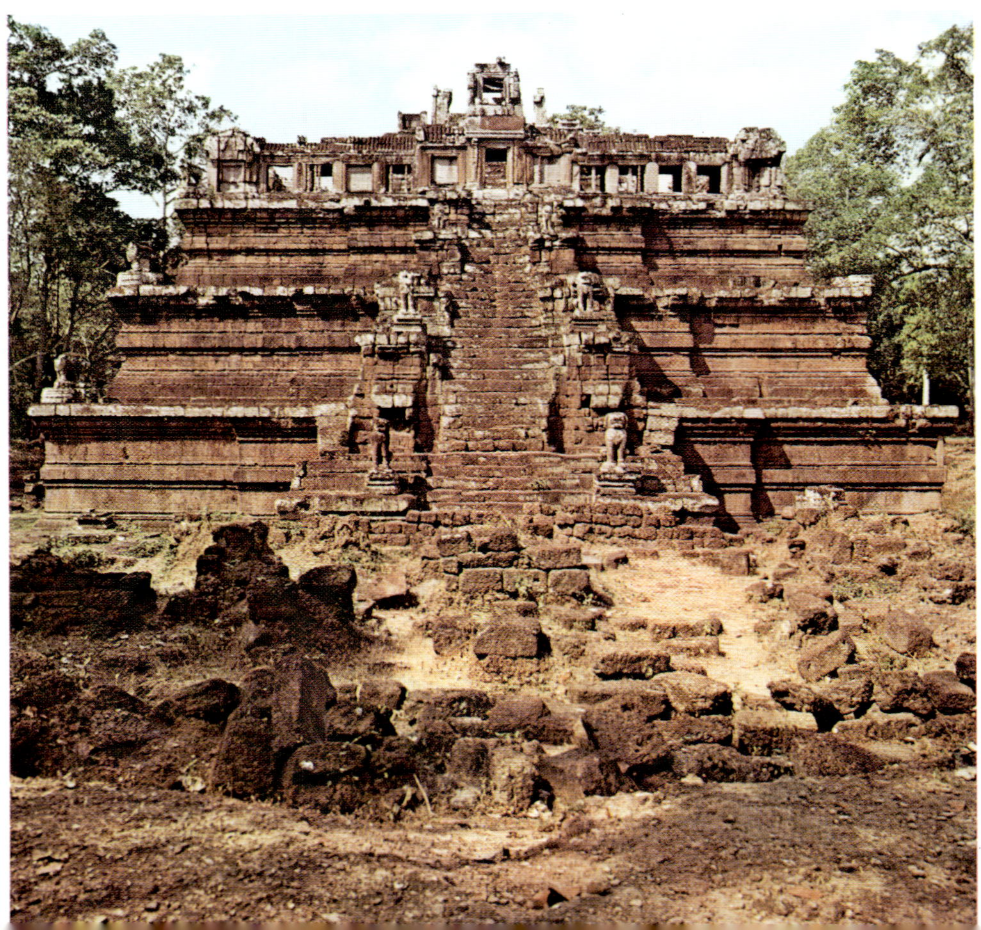

Oben:
Eines der mit Sandstein verblendeten Wasserbecken in Angkor Thom, das vom Ende des 10. Jh. datiert.

Rechts:
Seitenansicht des Tempelbergs Phimeanakas, erbaut seit 978 in Angkor. Die drei Stockwerke, in Laterit ausgeführt, sind gekrönt von einer umlaufenden Galerie in Sandstein, die wahrscheinlich während der ersten Jahre des 11. Jh. entstanden ist.

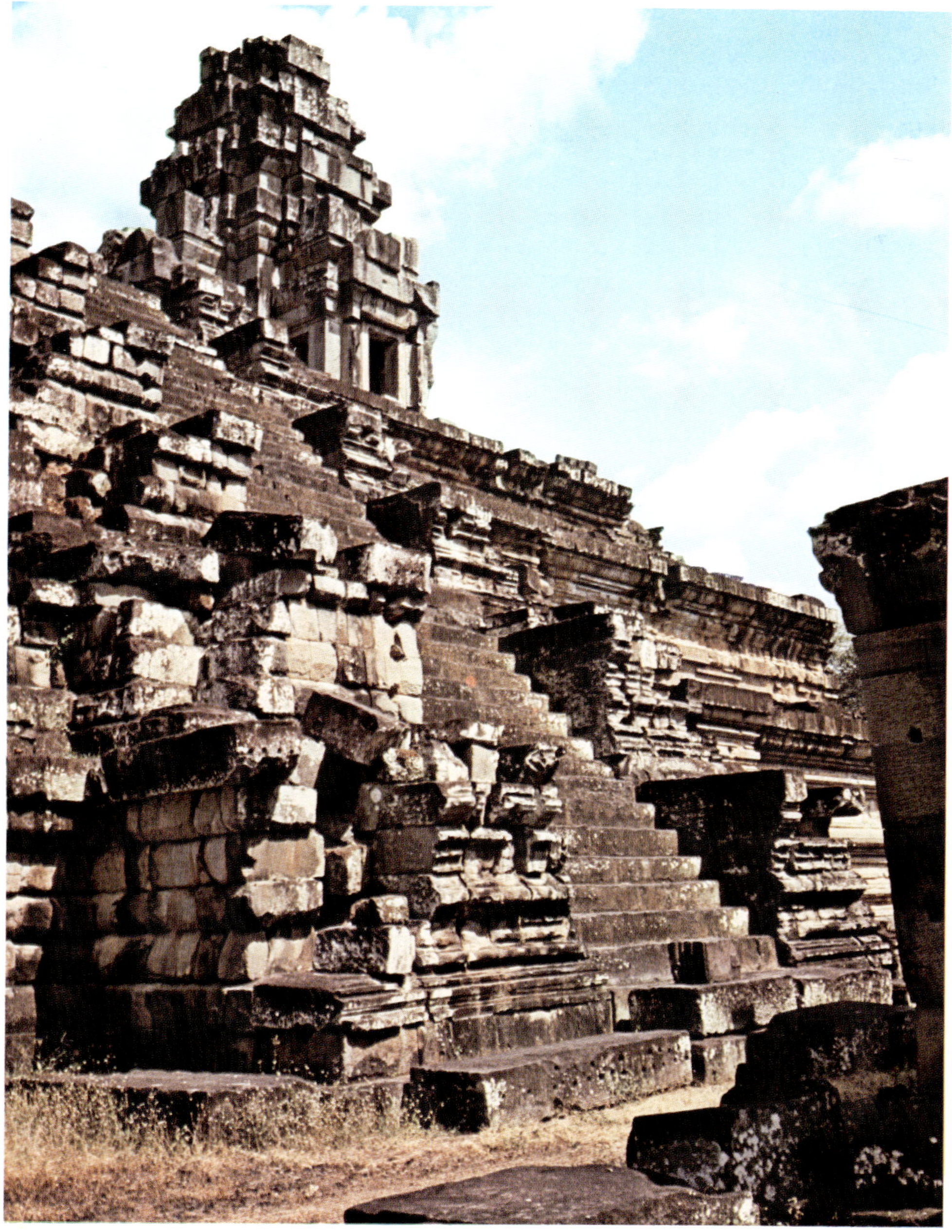

Eine Treppe führt mit einem einzigen Lauf auf das oberste Massiv der Pyramide des Ta Kêo, eines zwischen 980 und 1013 erbauten Tempelbergs, der unvollendet blieb, wie die Dekoration der Prasats beweist.

traditionellen Material, dem Sandstein, zurück, der nur für den kleinen Tempel von Banteay Srei vor dem 11. Jh. wieder verwendet worden war.

Wenn auch die Datierung nicht gesichert ist, der Tempel könnte zwischen 980 und 1013 erbaut worden sein. Anscheinend wurden die Bauarbeiten unter Jayavarman begonnen, wie die unteren Stufen beweisen könnten, die noch – wie beim Phimeanakas – in Laterit aufgeführt sind. Er müßte dann unter Suryavarman I. beendet worden sein, der die Stockwerke aus Sandstein und die Galerien erbaut hätte. Die Bauarbeiten, die während einer unruhigen Periode innerer Kämpfe ausgeführt werden, sind unvollendet geblieben. Der Schmuck – mit Ausnahme nur weniger dekorierter Partien – beschränkt sich dort auf nur roh behauene Steine, die dem Gebäude ein rohes, kubistisches Aussehen geben.

Ohne die Heiligtümer erreichen die fünf Stufen eine Höhe von 22 m. Der Quincunx der fünf oberen Heiligtümer wird aus quadratischen Prasats gebildet. Der in der Mitte ist mit vier Vorhallen ausgestattet, die dem kreuzförmigen Plan entsprechen. Der Hauptturm ist 45 m hoch.

Parallel zu diesem Aufstieg zu klassischer Meisterschaft, die man seit dem Bau des Ta Kêo in Tempeln wie dem gewaltigen Baphuon oder dem Banteay Samre konstatiert, wird auch die steigende Qualität der Skulpturen sichtbar. Die Bronzekunst, die über die begrenzten Proportionen der Skulpturen von Banteay Srei hinausgeht, schafft großartige Werke. Das gilt insbesondere für den berühmten liegenden Wischnu im Tempel des westlichen Mebon, der aus der zweiten Hälfte des 11. Jh. datiert. Chou Ta-kouan glaubte in diesem Werk einen ruhenden Buddha zu erkennen. Doch ist ein solcher Irrtum noch überraschend in einer Kultur, in der unsere strengen Unterscheidungen zwischen verschiedenen Religionen wenig gelten? Ein noch besserer Beweis: im Tempel Banteay Samre, zum brahmanischen Kult gehörig und Wischnu geweiht, findet sich mehr als ein Tympanon mit Flachreliefdarstellungen buddhistischer Szenen.

Und selbst wenn Bauwerke, wie das des Baphuon, eines fünfstufigen Tempelbergs aus Sandstein von 100 mal 120 m an der Basis, dessen einziges, von zwei umlaufenden Galerien umgebendes Heiligtum bis zur Höhe von 50 m gereicht haben muß, von allzu großem Wagemut im Vergleich zu den technischen Möglichkeiten dieser Zeit zeugt, die Khmer-Architektur verfügt von nun an über diese Mittel. Gewiß hat der von Udayadityavarman II., der 1050 den Thron bestieg, erbaute Tempel unter dem Ehrgeiz seines Erbauers gelitten: er brach völlig auseinander. Die Sandsteinmauern barsten unter dem Druck des Dschungels und der strömende Monsunregen. Ein gewaltiges Wiederaufbauwerk wollte die Mannschaft von Bernard-Philippe Grossier in dem Augenblick beginnen, als die dramatischen Ereignisse, die

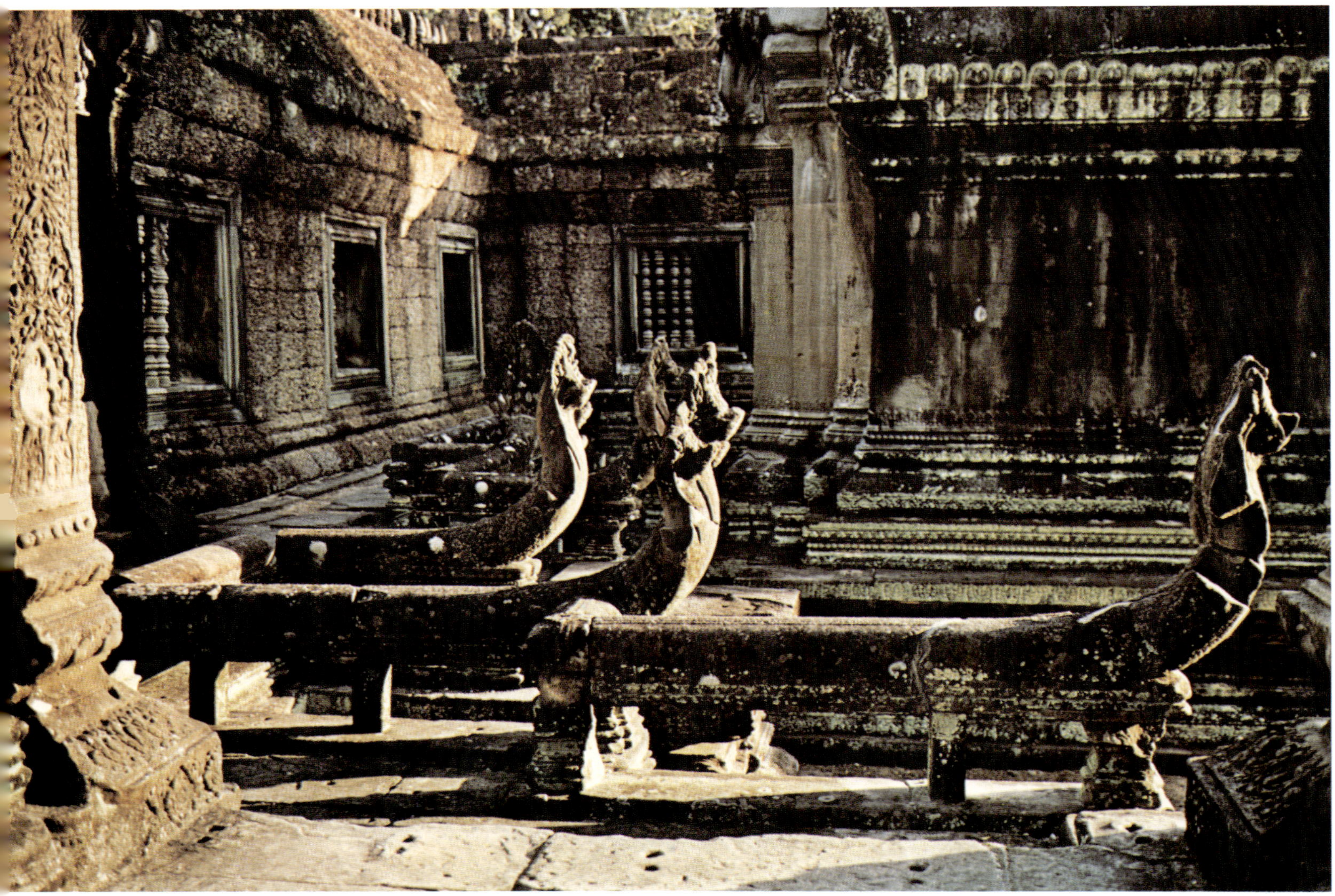

Die Naga-Balustraden im Herzen des ebenerdigen Tempels Banteay Samre in Angkor. Er ist dem Wischnu geweiht und wurde um die Mitte des 12. Jh. erbaut.

Kambodscha in ein Blutbad tauchten, diese Rettungsarbeiten auch schon beendeten.

Von nun an ist in der großartigen Hauptstadt Angkor, die ihre höchste Reife erwartet, alles bereit für die Geburt der Meisterwerke, mit denen die Khmer-Klassik ihren Gipfel erreichen wird: für den grandiosen Tempel Angkor Vat, dem das Land mehr als den etwa fünfzig übrigen Heiligtümern seine Weltberühmtheit verdankt.

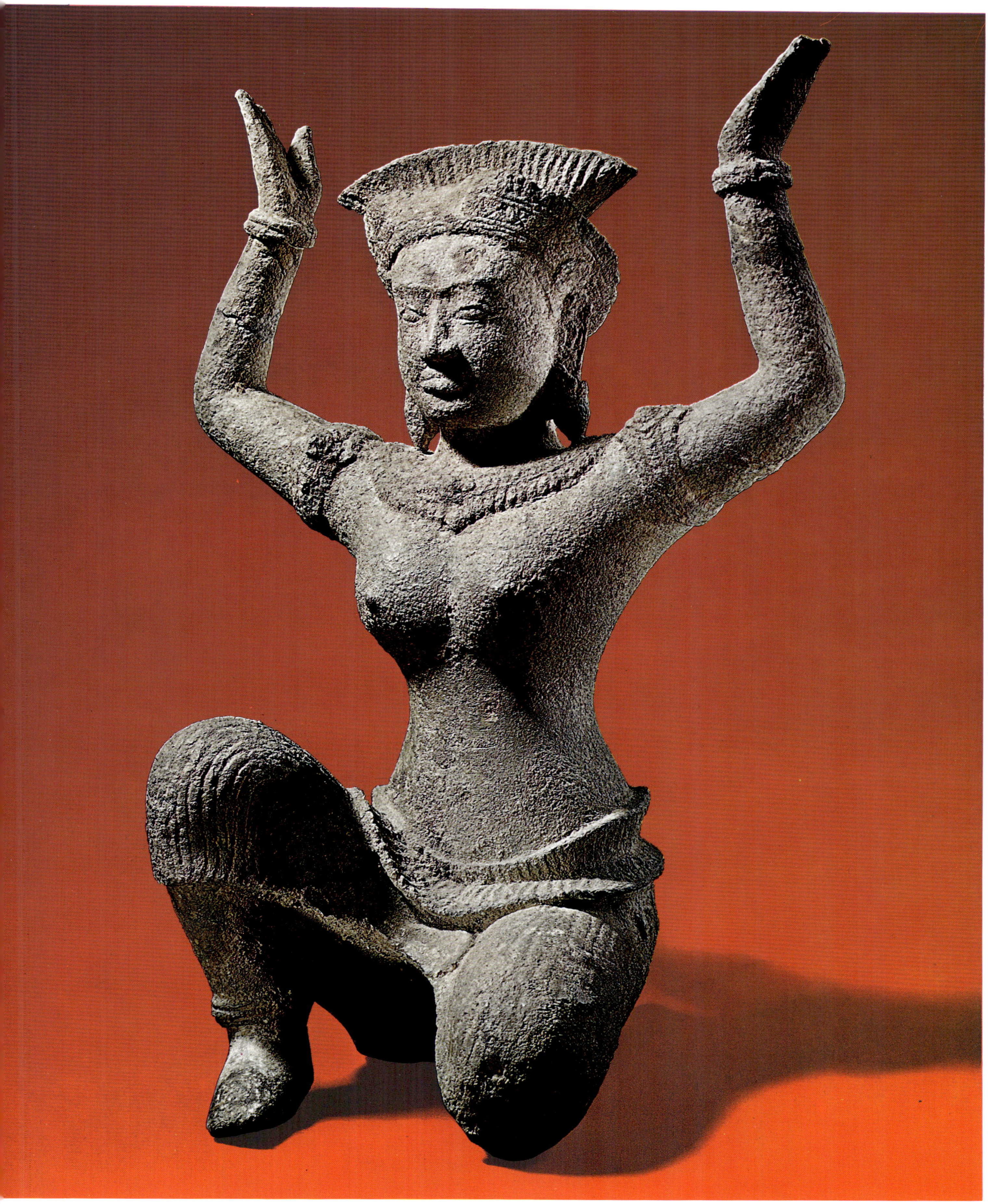

Diese Bronze des 12. Jh. aus der Region von Angkor stellt wahrscheinlich einen Spiegelhalter dar. Die junge Frau in Hockstellung hält mit ihren graziös erhobenen Händen und mit dem Kopf die verschwundene Bronzeplatte. Höhe 30 cm.

Kapitel IV:

Der Höhepunkt von Angkor Vat und die „Reisfabrik"

Den ersten Anblick von Angkor Vat bewahrt der Besucher, der die immense Tempelanlage vor der Landung in Siem Reap überfliegt, für immer im Gedächtnis. Von diesem Blickpunkt aus – dem Blickpunkt der Götter, denen das Heiligtum gewidmet ist – erscheint Angkor Vat wie eine gigantische Zeichnung aus Quadraten, Achsen und Umfassungsmauern, die nach Art ineinanderschiebbarer Kästen ineinandergesetzt sind. In der von einem breiten Wassergraben umschlossenen Anlage kommt eine strenge, fast despotische, streng rechtwinklige Ordnung zum Ausdruck. In der Mitte einer Reihe von Galerien, die das Heiligtum umgeben, steigt das riesige Massiv der fünf Türme in Quincunx-Anordnung wie eine Kathedrale aus dem Dschungel. Und in der Tat: dieses gewaltige Bauwerk entstand gleichzeitig mit den gotischen Kirchenschiffen von Chartres, Sens, Notre Dame de Paris.

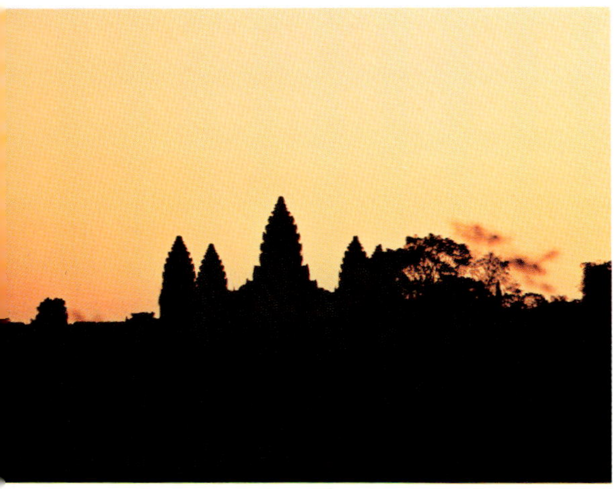

Die charakteristische Silhouette des Tempels von Angkor Vat, eines Werks Suryavarmans II., gegen den Morgenhimmel bei Sonnenaufgang. Die fünf Türme in Tiara-Form stehen zwischen den großen Waldbäumen.

Selbst nach der Aufgabe von Angkor im Gefolge des Machtverlustes der Khmer-Herrscher wurde Angkor Vat immer instandgehalten. Obwohl ein Wischnu-Tempel, beherbergte er seit dem 14. Jh. eine Bonzenschaft, was übrigens sein jetziger Name noch bezeugt: denn Angkor Vat bedeutet in kambodschanisch „die Hauptstadt, die ein buddhistisches Kloster (geworden) ist". Umgeben von der Frömmigkeit der Gläubigen, wurden die Tempelgebäude also immer in Ehren gehalten. Und als der erste Europäer, ein portugiesischer Missionar, gegen 1580 – 1590 bis Angkor Vat vordrang, wurden gerade Instandsetzungsarbeiten ausgeführt. In der Folgezeit besuchten im 17. und 18. Jh. portugiesische, spanische und französische Reisende die alte Hauptstadt. Da war sogar ein Japaner, der sich auf Pilgerfahrt nach Indochina begab und bei seiner Ankunft in Angkor Vat glaubte, er habe die heiligen Stätten des Buddhismus in Indien erreicht. Er fertigte als erster einen Plan von Angkor Vat. In der Folgezeit gebührt François Henri Mouhot Dank, daß er die Aufmerksamkeit auf die Khmer-Monumente gerichtet und 1860 Angkor Vat beschrieben hat. Dann ermöglichten die Reisen von Douart de Lagrée an den Mekong und die Forschungen Louis Delaportes die Herausgabe der ersten wissenschaftlichen Abhandlung über die kambodschanischen Kunstwerke. Die Stiche, die Delaporte während der Expedition Lagrées angefertigt hatte, wurden 1866 publiziert und gehören zu den wichtigsten Quellen für das Interesse, das die Entdeckung der Khmer-Kultur erregte.

Zwei Vorläufer: Preah Vihear und Vat Phu

Unter den großen Baudenkmälern, die um ein weniges dem Kolossalwerk von Angkor Vat in der klassischen Epoche vorausgingen, müssen – außerhalb des eigentlichen Gebietes von Angkor – die beiden großartigen Tempel mit axialem Bauplan, nämlich Preah Vihear und Vat Phu genannt werden. Diese Schöpfungen sind Früchte des Wohlstands, welchen Kambodscha seit dem 11. Jh. genießt. Das Land ist auf dem Gipfel seiner Leistungsfähigkeit, auch wenn es sich oft veranlaßt sieht, Aufstände niederzuzwingen und eine repressive Politik zu betreiben. Insbesondere liegt es oft im Streit mit den Cham, seinen östlichen Nachbarn, die in mehreren Schlachten Sieger bleiben.

Der riesige Tempel von Preah Vihear, der einen Ausläufer der Dangrek-Kette krönt, erstreckt sich von Norden nach Süden über mehr als 800 m und gipfelt in einem Heiligtum am Rande eines steil abfallenden, 80 m hohen Felsens. Während die ersten Bauten dieser

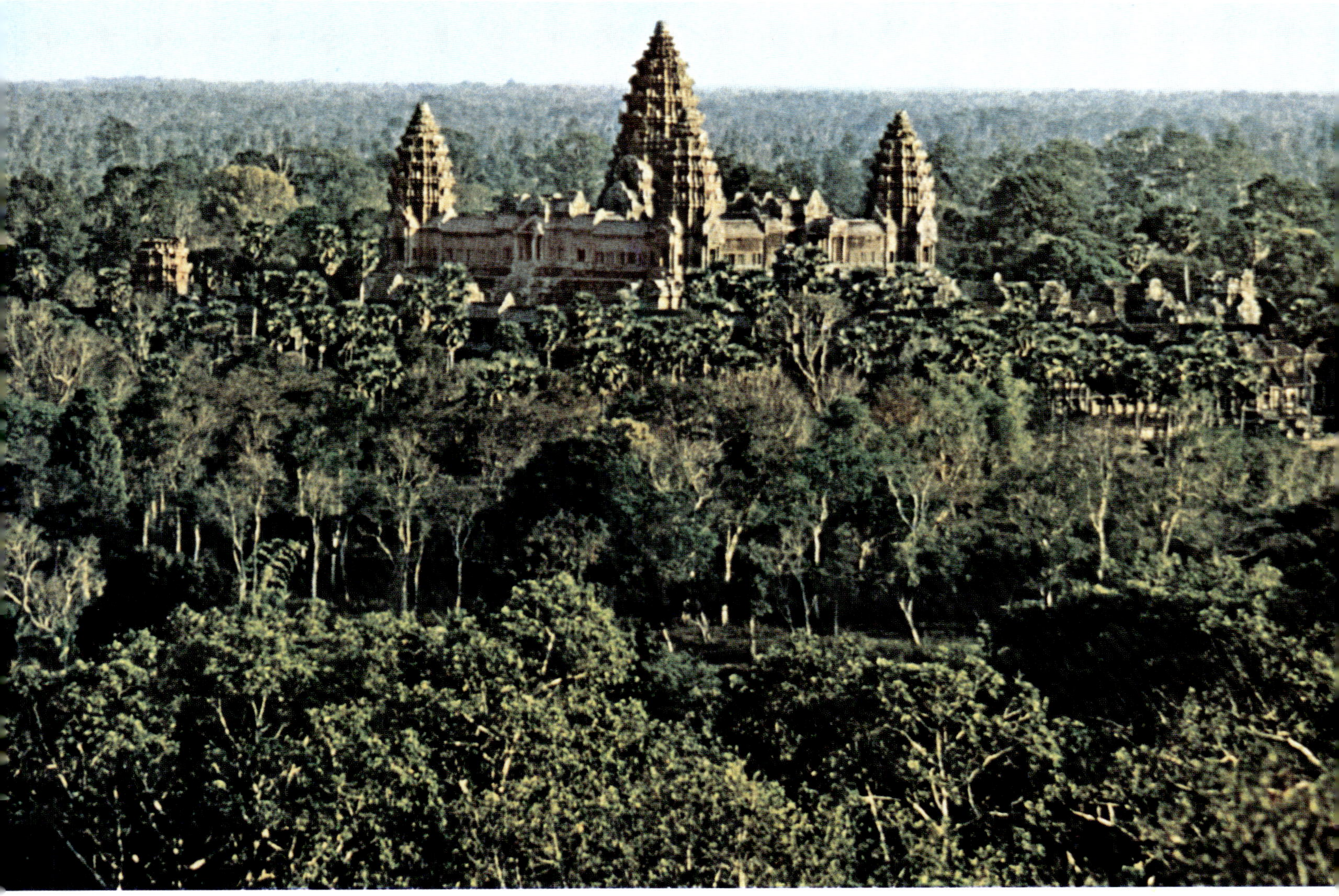

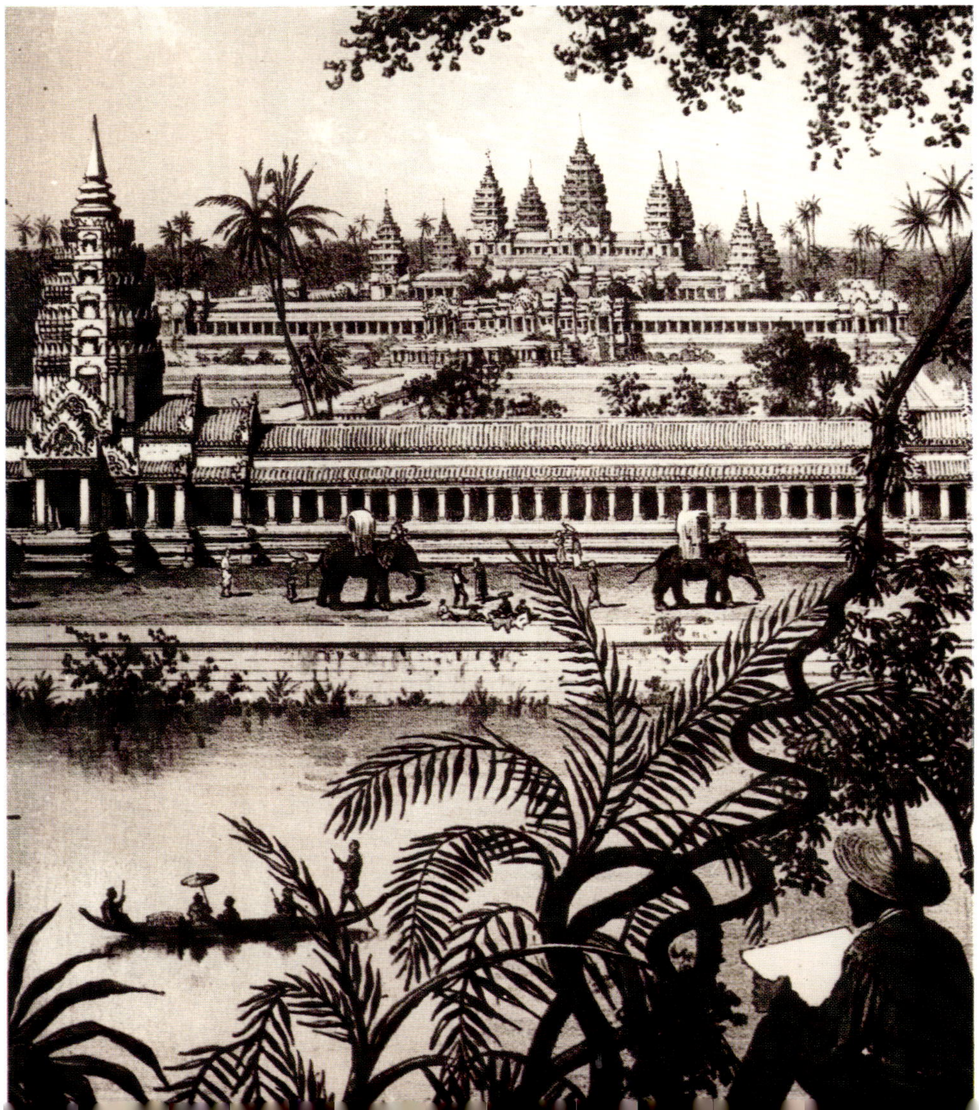

Oben:
Blick vom Gipfel des Phnom Bakheng: Die Tempelanlage von Angkor Vat, erbaut zwischen 1113 und 1150, taucht aus dem dichten sie umschließenden Urwald auf.

Links:
Detail eines Kupferstichs von Louis Delaporte, entstanden anläßlich einer Expedition von Lagrée und 1868 veröffentlicht: Die Zentralpartie des Tempels von Angkor Vat, nach Art eines Luftbildes, das, wenngleich der Vorstellung entsprungen, dennoch der Wirklichkeit nahekommt.

komplexen Anlage auf die Regierungszeit Yasovarmans zurückgehen, der zu diesem „Tempel Schiwas auf dem Gipfel" um 900 den Grundstein legte, datiert die Mehrzahl der Gebäude aus den Regierungszeiten Suryavarmans I. (vor 1050) und Suryavarmans II. (1113–1150), des Erbauers von Angkor Vat.

Die Formensprache der Khmer-Architektur entfaltet sich hier zu ihrem vollen Umfang. So kündigt der dritte Gopuram mit seinen über mehr als 100 m Breite sich erstreckenden Galerien die prächtigen Propyläen von Angkor Vat an. Und die beiden kreuzförmigen Klosterhöfe, die das Heiligtum im Osten und Westen flankieren, lassen ebenfalls, obwohl sie keine organische Verbindung zur Gesamtanlage haben, die Lösung von Angkor Vat vorausahnen.

Gleichwohl besteht der Hauptunterschied zwischen Preah Vihear und Angkor Vat darin, daß dieser Tempel durchweg Galerien mit festem Gewölbe aufweist, während jener im allgemeinen nur auf Holzdächer mit Ziegeln zurückgreift.

Vat Phu, das Werk Jayavarmans VI. (1080 – 1107), das also nur kurze Zeit vor dem Meisterwerk Angkor Vat entstand, wird im äußersten Nordosten des Landes, am Mekong-Ufer, errichtet. Im Gegensatz zu Preah Vihear, das eine Bergkuppe krönt, lehnt sich Vat Phu an eine Höhe an, die das Bauwerk beherrscht. Ost-westlich orientiert, stellt die 1400 m lange Anlage einen durch mehrere Terrassen gegliederten Prozessionsweg dar, der auf eine immense Treppe führt. Diese steigt über sieben künstliche Stufen hinweg bis zu einer 25 m höher gelegenen Schwelle und führt zu einem großen Heiligtum mit vorgebautem Mandapa. Eine Galerie in U-Form beschließt die Perspektive dieser gewaltigen Anlage.

Die Proypläen von Angkor Vat, gesehen vom Zugang über den Damm mit den beidseitigen Balustraden, der den 200 m breiten Wassergraben überquert.

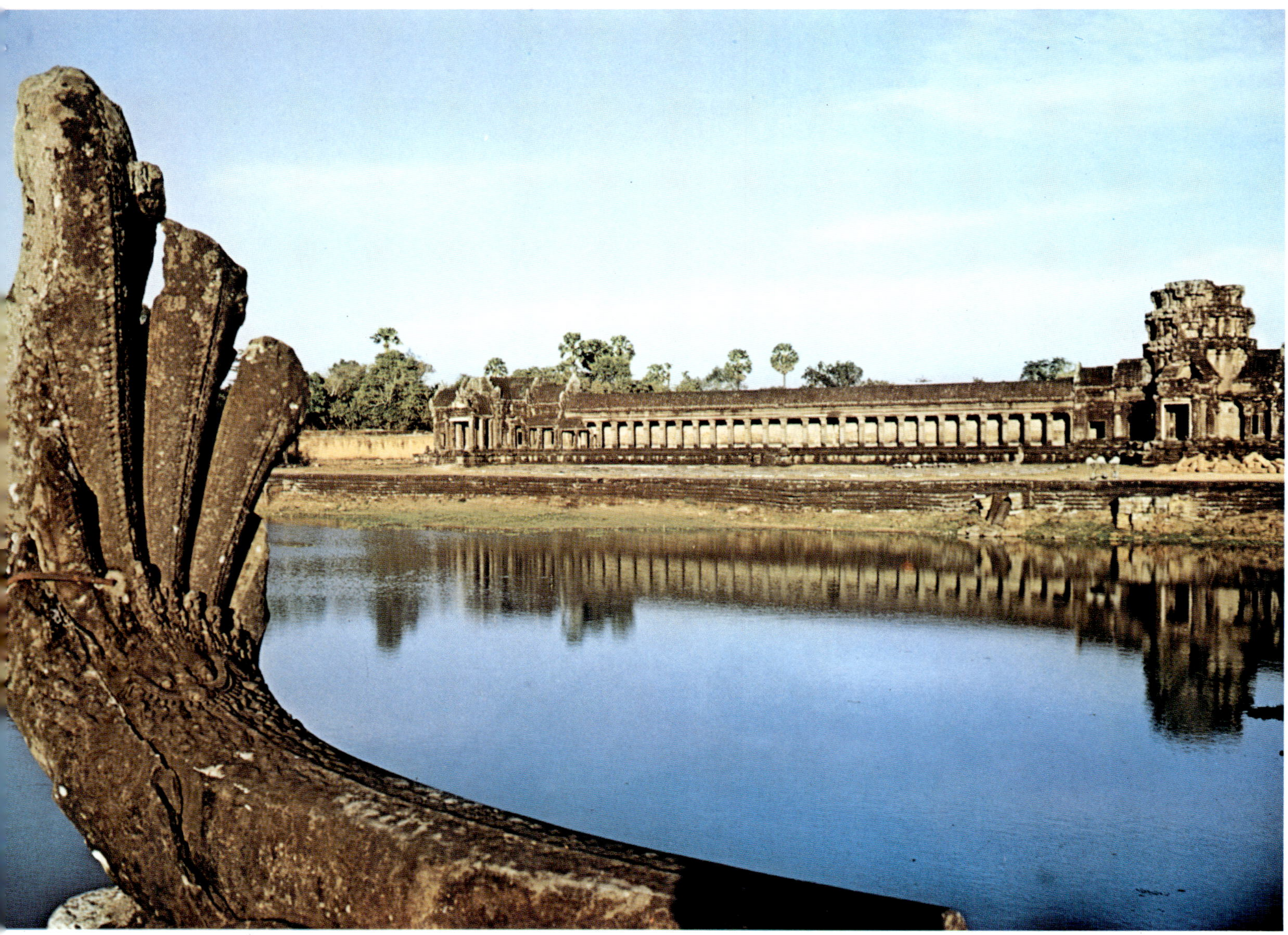

Doch so schön sie auch sind, die großen axialen Tempelanlagen des alten Kambodscha erreichen nie die Überfülle und die Heiterkeit der Formensprache des Tempelbergs mit zentralorientiertem Grundriß, wie sie in Angkor Vat zum Ausdruck kommt. Dieses Heiligtum, dem die Erfahrungen der vorher errichteten großen Werke zugutekamen, führt dann die Khmer-Architektur zu ihrem klassischen Höhepunkt.

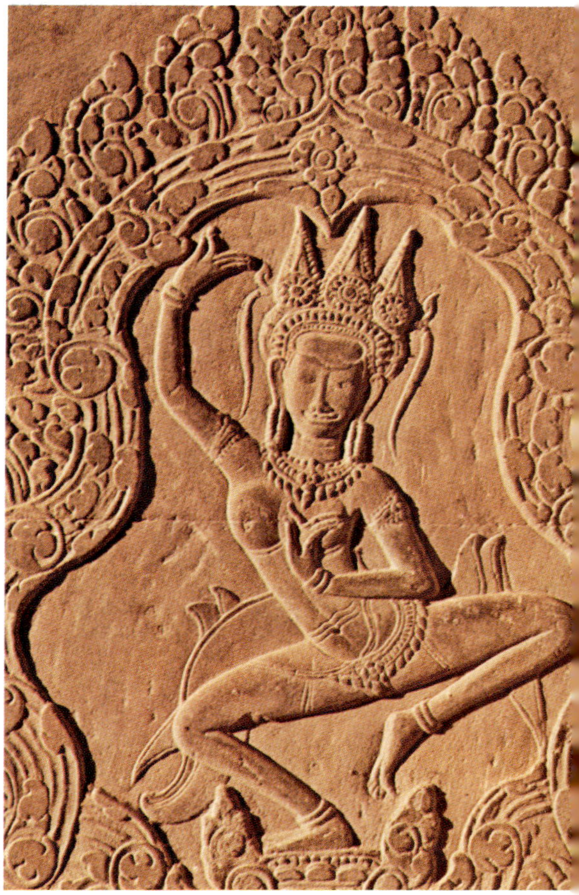

Angkor Vat: eine Stadt in der Stadt

Von Suryavarman II. (1113 – 1150), dem berühmtesten und glänzendsten unter den Khmer-Herrschern erbaut, stellt Angkor Vat in der Tat das großartigste und schönste unter allen Bauwerken der Halbinsel Indochina dar. Die Vollkommenheit der Formensprache und der Raumbeherrschung ebenso wie die Qualität der Ausführung, die Gesamtkomposition ebenso wie die Planung der einzelnen Baukörper dieser grandiosen Anlage machen das Bauwerk zu einer Leistung, die das Ergebnis des Suchens nach besten ästhetischen und städtebaulichen Lösungen im klassischen Zeitalter darstellt.

Angkor Vat erhebt sich im südöstlichen Viertel der alten Stadt Yasodharapura, die am Ende des 9. Jh. erbaut und von ausgedehnten Wassergräben von 16 km Länge im Umkreis umgeben war (wie wir bei der Behandlung des Khmer-Städtebaus noch sehen werden). In diesem Teil des Stadtplans, der völlig umgestaltet werden mußte, um dem gigantischen Bauwerk Suryavarmans II. Platz zu bieten, nimmt Angkor Vat praktisch das gesamte verfügbare Areal ein. Der zugehörige 200 m breite Wassergraben bildet ein Rechteck von 1500 mal 1300 m Seiten-

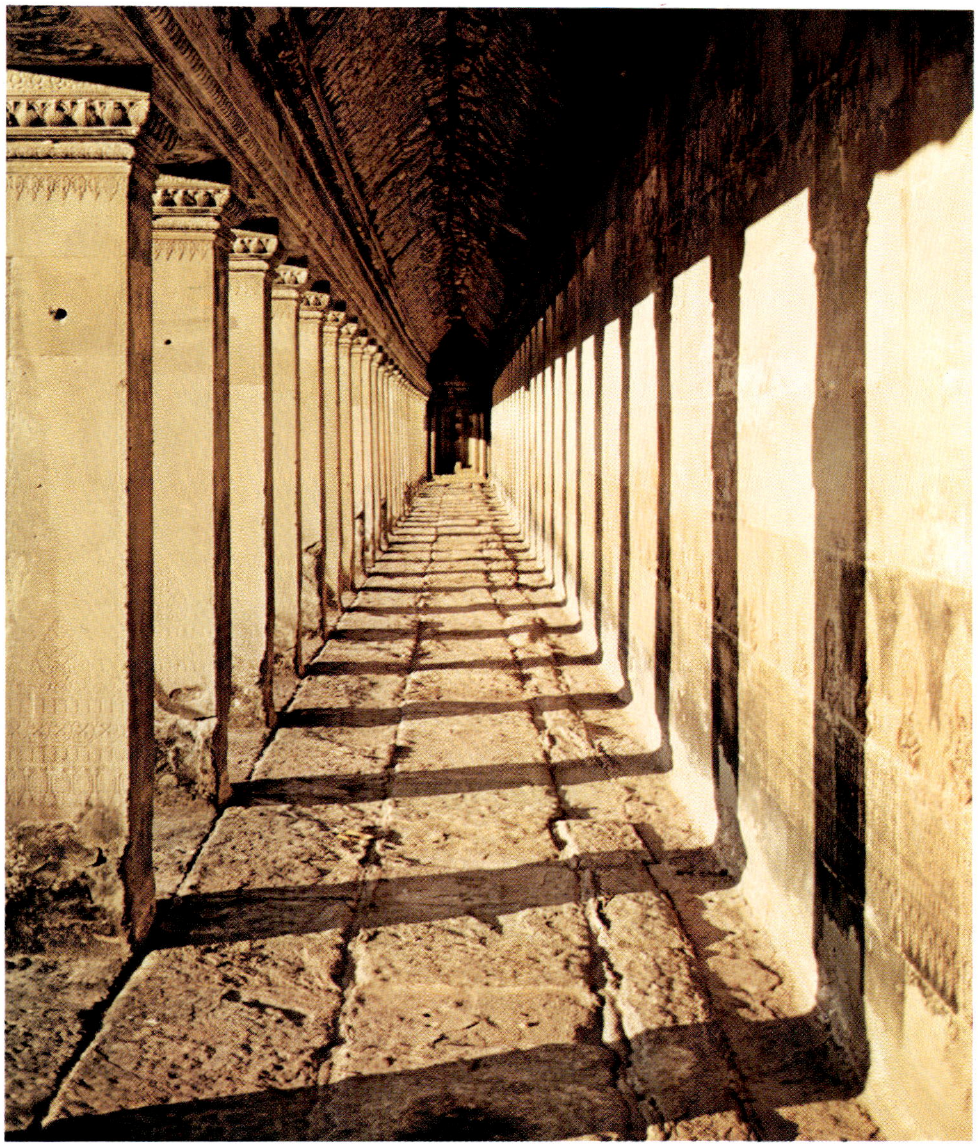

Oben:
Eine graziöse Apsara-Tänzerin; Flachrelief von einem Pfeiler der Propyläengalerie vor dem Tempel von Angkor Vat.

Links:
Perspektive der nördlichen Säulenhalle der Propyläen von Angkor Vat bei Sonnenuntergang.

Unten:
Apsaras in Flachrelief schmücken die Wände auf der Rückseite der Propyläen von Angkor Vat. Die Nymphen sind mit weiten Brokatröcken bekleidet und tragen hohe Kronen in Goldschmiedearbeit auf dem Kopf.
Ganz unten:
Grundrißschema von Angkor Vat mit den drei konzentrischen Einfassungsmauern, mit dem kreuzförmigen Klosterhof und dem Massiv des Prasat-Quincunx in der Mitte.

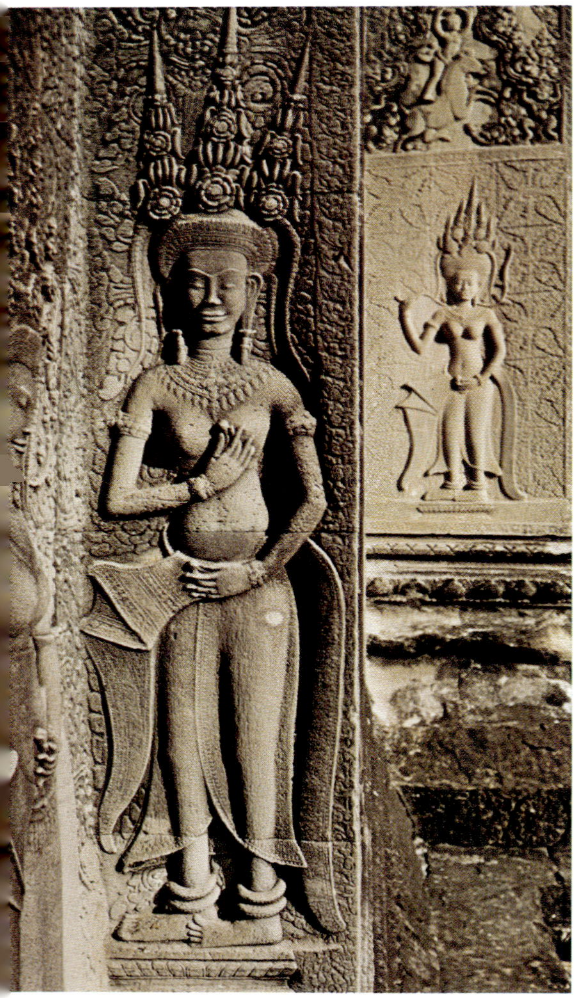

länge, das eine Fläche von fast 2 qkm bedeckt. Der Raum im Innern des Wassergrabens mit dem eigentlichen Tempel in der Mitte enthält eine Million Quadratmeter. Von dieser Zahl sind die 100000 qm für die Gebäude, die Wasserbecken und die axialen Straßen abzuziehen, die die gesamte, von Wassergräben eingeschlossene Fläche in vier gleiche Felder unterteilen. Was sagen uns diese beträchtlichen Ausmaße? Sie beweisen, daß die großen Tempel Mittelpunkt städtischer Anlagen sind, von denen heute nur noch die in dauerhaftem Material errichteten Gebäude vorhanden sind. Denn auf dem gesamten Areal innerhalb der Umfassungsmauer, die den Wassergraben säumte, müssen früher Wohnhäuser aus vergänglichem Material gestanden haben, die hohen Würdenträgern und Palastbeamten, Priestern und Tempeldienern vorbehalten waren. Man versteht jetzt den späteren Namen der Anlage: „Die königliche Stadt, die ein buddhistisches Kloster (geworden) ist". Denn nach dem Zusammenbruch der Khmer vor den anstürmenden Cham gegen Ende des 12. Jh. setzte in Kambodscha eine buddhistische Renaissance ein, und der Wischnu geweihte Tempel wurde zu einem Bonzenkloster. Nichtsdestoweniger blieb die Erinnerung, daß das bewohnte Areal die königliche Stadt, die Hauptstadt der Könige gebildet hatte. Und Angkor Vat, weit davon entfernt, sich auf einen Tempel von gigantischen Ausmaßen zu beschränken, blieb weiterhin ein städtisches Zentrum, in dem die zivile und religiöse Macht konzentriert waren.

Wenn aber Angkor Vat eine Stadt in der Stadt Yasodharapura darstellt, deren südöstliches Viertel sie einnimmt, dann erklärt diese Feststellung auch die Orientierung des Tempels, der nach Westen schaut und dessen Durchgangsachse von Westen nach Osten ausgerichtet ist, im Gegensatz zur Mehrheit der Heiligtümer in Kambodscha. Es wäre auch wohl absurd gewesen, den Tempeleingang an die Peripherie der alten Stadt Yasodharapura zu legen, wie es die traditionelle Ost-West-Orientierung erfordert hätte. Es ging im übrigen auch um die Respektierung einer überlieferten Vorschrift der Sthapatis, der Priester-Architekten, die verlangt, daß ein Heiligtum der Stadt, in der es liegt, nicht den Rücken zukehrt.

Der Zugang zur heiligen Stadt

Aufgrund dieser Raumordnung, einer Eigentümlichkeit der Khmer-Tempel, ist es nicht gleichgültig, ob man die Tempelanlage in der einen oder der anderen Achsenrichtung durchschreitet. Man muß sich in der Tat der Bewegungsrichtung wie zur Zeit des Rituals anpassen, um die räumliche Wirkung so nachzuerleben, wie sie dem Schöpfer vorschwebte. Darum also muß ein Besuch Angkor Vats von Westen nach Osten verlaufen, so wie es die ganze Anordnung nahelegt.

Bei der Annäherung an das Bauwerk erblickt man zuerst einen sehr breiten Wassergraben, an dessen Ufer sich eine kreuzförmige Plattform erhebt. Von dieser Plattform aus überquert eine breite, 250 m lange Straße den Graben. Sie ist von prächtigen Naga-Balustraden eingefaßt und von Säulen getragen, die die Stützmauer flankieren. Sie erinnern an die Stege auf Pfählen der Khmer-Holzbautechnik früherer Zeiten. Die Beziehung der Nagas zum Wasser wird durch die großen Schlangendrachen als Einfassung des Wassergrabens unterstrichen.

Der Wassergraben, dessen geradlinige Ufer mit Steinstufen ausgekleidet sind, mißt 5,5 km im äußeren Umfang. An der Mündung der großen Zugangsstraße säumt eine ausgedehnte Säulenhalle von 235 m Länge den Graben und bildet die großartigen Propyläen des Tempels. Gegenüber dem Zugangsdamm öffnet sich in der Mitte der Galerie ein dreifacher Gopuram, während sich auf den beiden äußeren Enden dieser Propyläen Türme erheben. Dieser monumentale Eingang bildet – wie in einer vorgeschobenen Projektion – eine verkleinerte Wiederholung der Tempelfassade, die man dann selbst erblickt, wenn man das

Tor durchschritten hat. Denn die Galerie entlang dem Wassergraben öffnet sich zur Außenseite durch Säulenhallen auf quadratischen Pfeilern, während sie zum Tempel hin mit geschlossenen Mauern, wie mit Sichtblenden, zugebaut ist, die das Zentralheiligtum von Angkor Vat den Blicken entziehen. Diese Galerien sind nach klassischer Khmer-Tradition ganz in Sandstein erbaut und mit Kraggewölben überdeckt.

Die Beherrschung der räumlichen Komposition, die der Architekt von Angkor Vat beweist, zeigt sich in vollem Maße in dem außergewöhnlichen Überraschungseffekt, den er dem Besucher zu bieten versteht, sobald dieser die Schwelle der Propyläen überschreitet und

Unten:
Fassade des Tempels von Angkor Vat, gesehen aus der großen axialen, von Naga-Balustraden gesäumten Allee: eine Dschungel-Kathedrale.

Ganz unten:
Apsara-Paar von Angkor Vat. Der Tempel zählt nicht weniger als 1500 dieser himmlischen, in die Sandsteinmauern gemeißelten Nymphen.

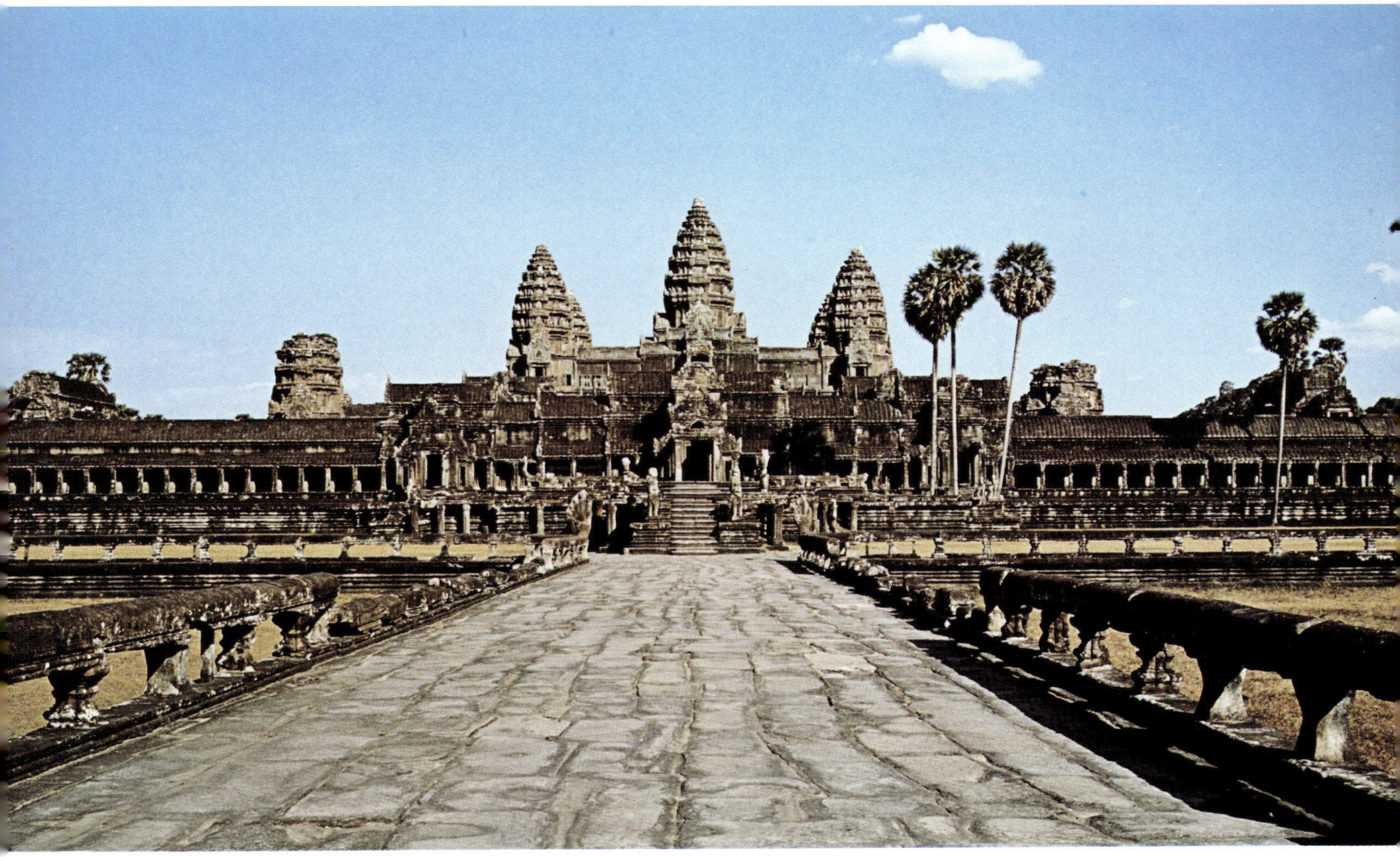

plötzlich vor seinen Augen die phantastische Perspektive sich öffnen sieht, die von der Hauptfassade des Tempelbergs beherrscht wird, den die Türme der zentralen Fünfergruppe in Form einer Tiara krönen. Das Erstaunen und die Begeisterung über diesen Anblick sind unbeschreiblich: Sowohl durch die Wirkung der aufgewendeten Mittel als auch durch das Raffinement der Lösungen, die einer wahrhaft dynamischen Raumauffassung entspringen, erreicht die Kunst hier einen ihrer Höhepunkte.

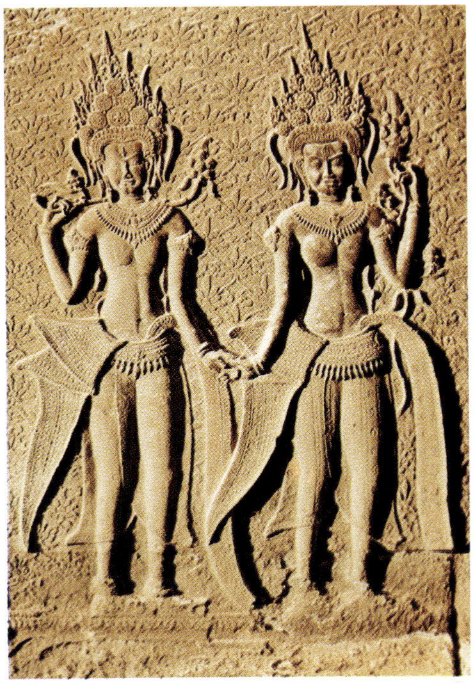

Mit der geradlinigen Perspektive einer breiten, mit Platten belegten Straße führt die erhöhte und von Naga-Balustraden gesäumte Zugangsstraße über 350 m aufwärts bis zum Fuß des Tempels. Auf halbem Wege zwischen den Propyläen und dem zentralen Gebäude stehen beiderseits der axialen Straße schöne Bibliotheken. Sie sind 40 m lang und haben dank den jeder Fassade vorgebauten Vorhallen, zu denen Treppen führen, einen kreuzförmigen Grundriß. Ebenfalls beiderseits der plattenbelegten Straße erblickt man dann zwei rechteckige Wasserbecken, 65 mal 50 m groß, in denen sich der massive Gipfel der heiligen Stadt Angkor Vat spiegelt.

Der Tempel selbst steht auf einer Plattform von 340 mal 215 m. Vor ihm liegt, in der Straßenachse, eine kreuzförmige Terrasse, auch sie ge-

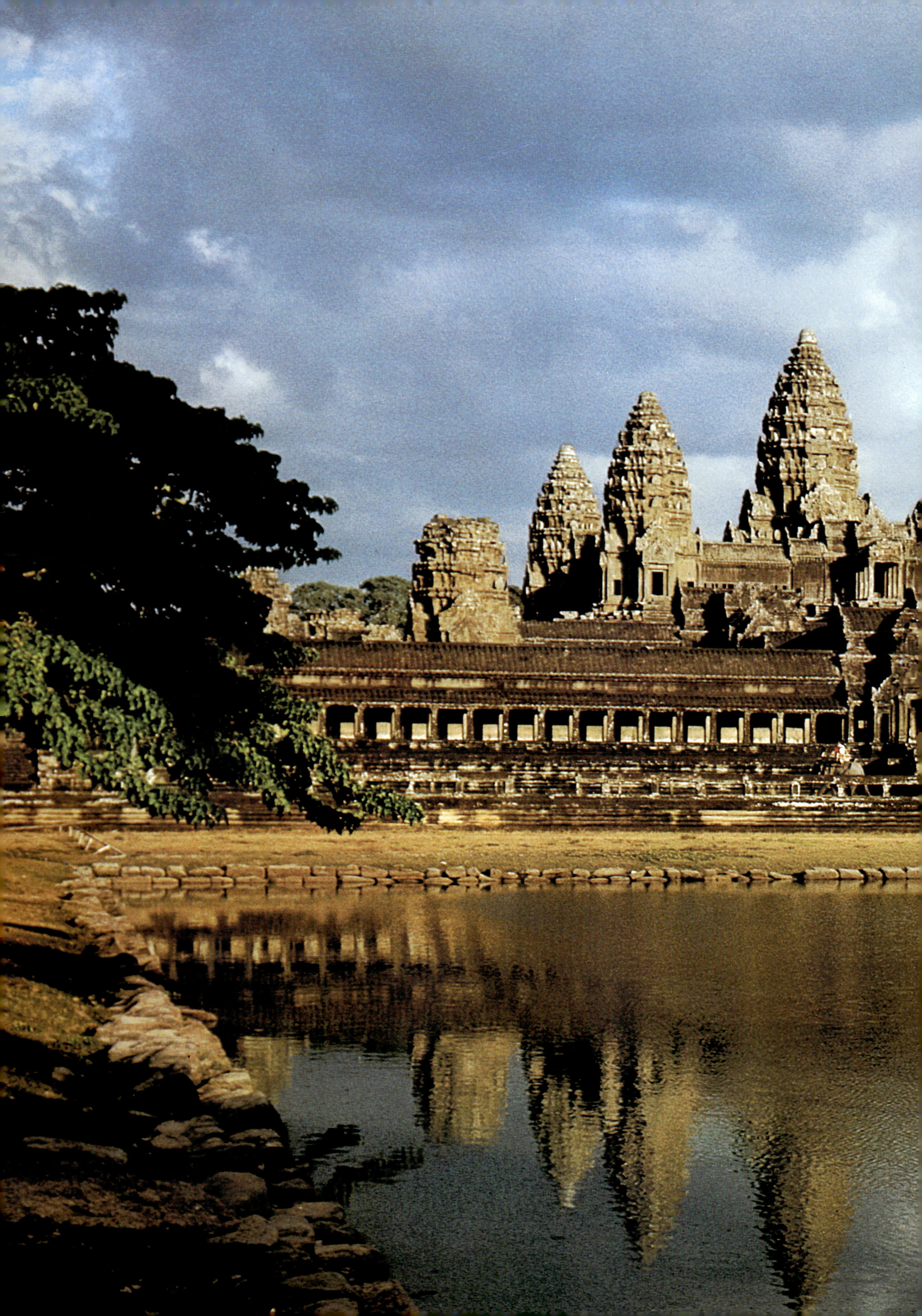

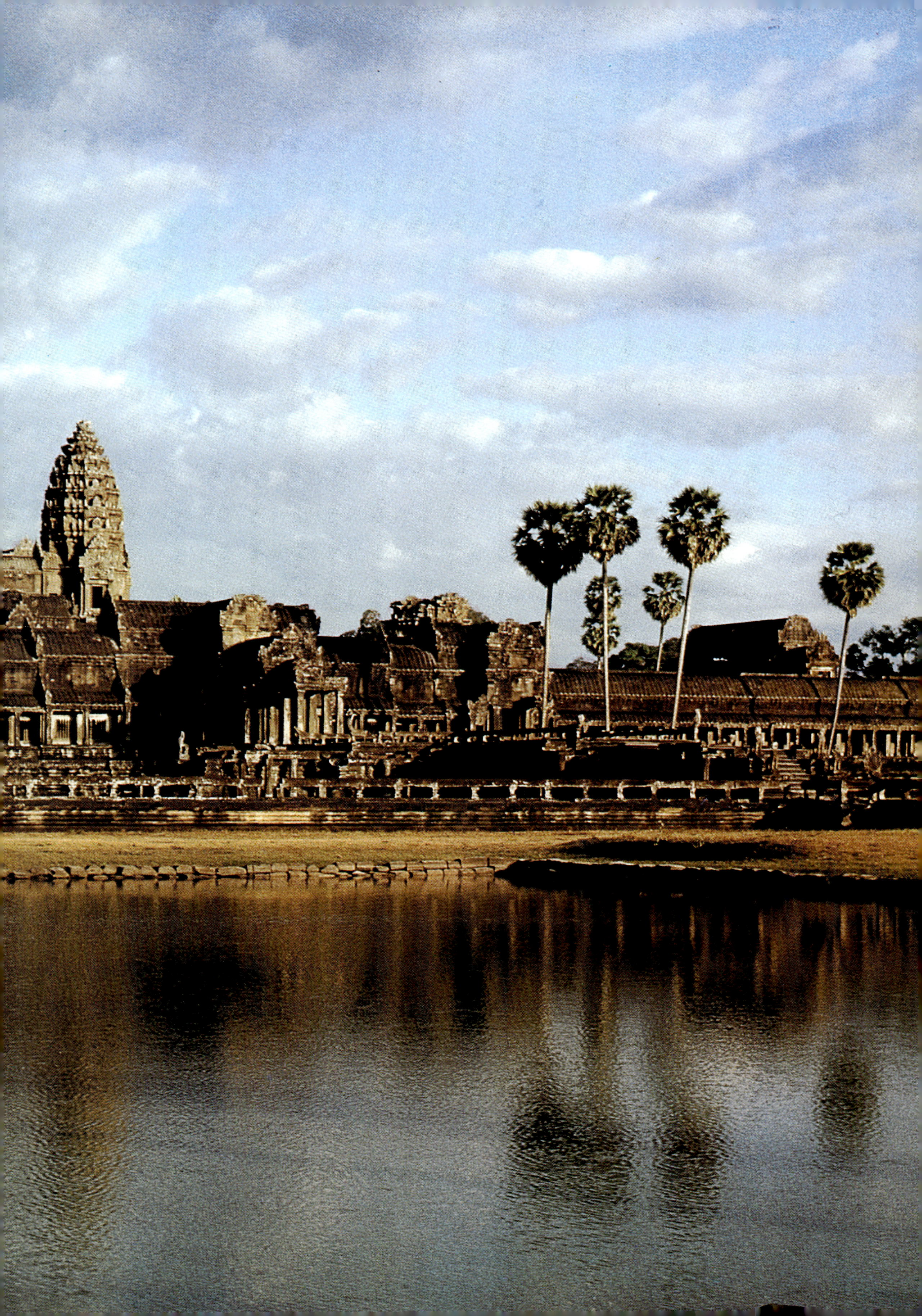

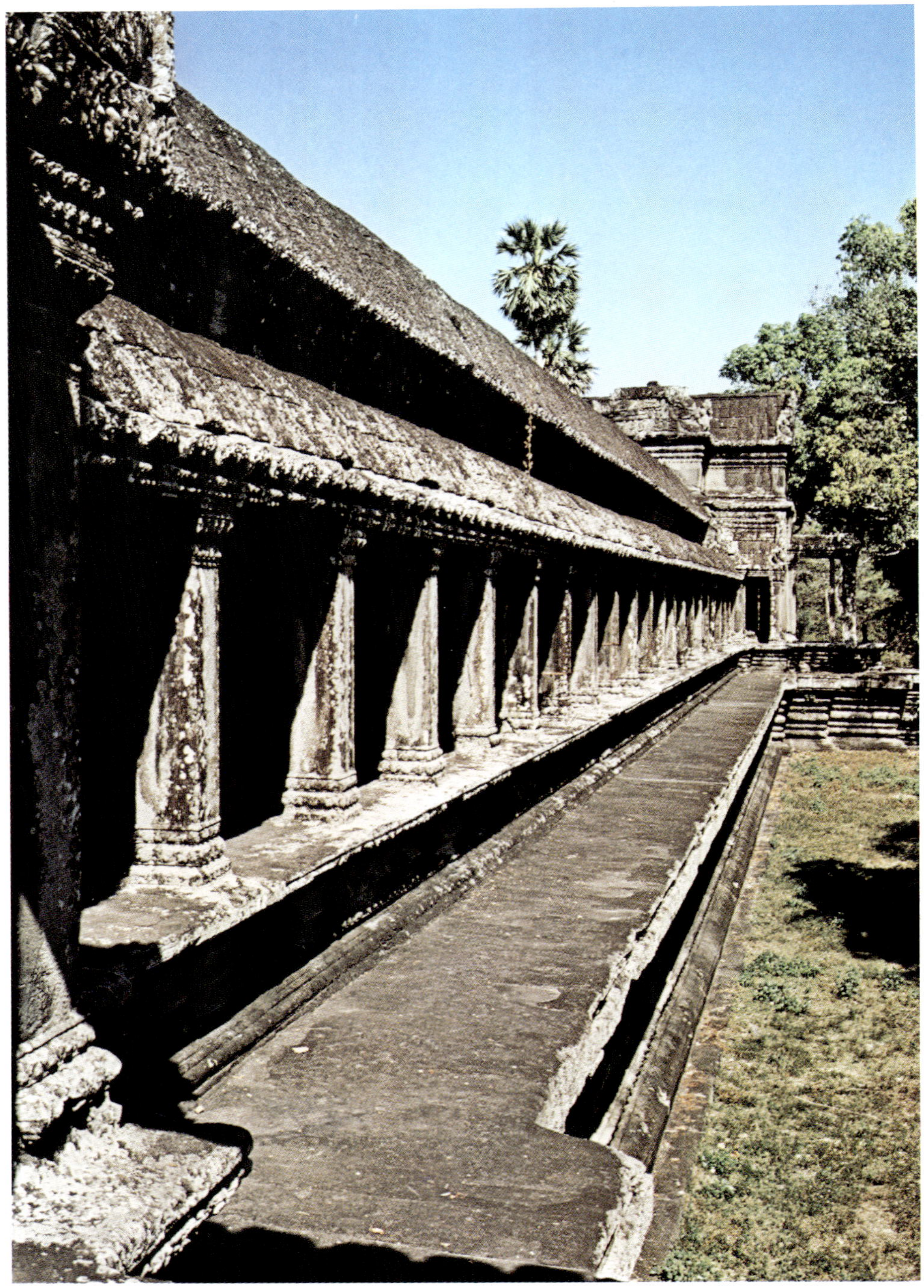

Perspektive der Fassade der südlichen äußeren Galerie von Angkor Vat. Die quadratischen Pfeiler des Seitenschiffs stützen die Hauptgalerie mit Hilfe des Sandsteindachs, das die Ziegel leichter Dachabdeckungen imitiert.

tragen von Säulen, die ein in Stein übersetztes Überbleibsel der Pfahlbau-Architektur sind. Auf dieser zweistufigen Terrasse sollten auch außerhalb der Tempelumfriedung große Volksfeste abgehalten werden, die den Herrscher in den Kult des Gottes einbezogen, und insbesondere die ritualen Tänze des berühmten Balletts aus jungen Mädchen in den Kostümen von Apsaras und Devatas.

Der großartige Tempel von Angkor Vat

Das Gebäude erhebt sich auf einem hohen, mit reichem Simswerk verzierten Sockel und weist zu beiden Seiten des Haupteingangs Nebeneingänge auf, denen hohe, von skulptierten Giebelfeldern bekrönte Vorhallen vorgesetzt sind. Symmetrisch dazu entfalten sich dann die Flügel der riesigen umlaufenden Galerien, die sich durch Säulenhallen auf quadratischen Pfeilern zur Außenseite öffnen. Die Fassade, an deren Enden Ecktürme sich erheben, erstreckt sich so über 187 m Breite (die andere Seite des Rechtecks mißt 215 m).

Die mit Sandsteingewölben überdeckte Galerie ruht zur Innenseite des Tempelbezirks hin auf einer blinden Mauer, während sie zur

Vorhergehende Doppelseite:
Gesamtansicht des Tempels von Angor Vat, der sich in dem großen nordwestlichen Wasserbecken spiegelt. Bei Sonnenuntergang sind die Türme in goldenes Licht getaucht, das all seinen Glanz über den Begräbnistempel des großen Königs von Angkor, Suryavarmans II., ausgießt, dessen Herrschaft die erste Hälfte de 12. Jh. ausfüllt.

Außenseite durch ein Nebenschiff mit Halbgewölbe gestützt wird, das die Funktion eines Strebebogens hat. Auf der Innenmauer dieser großartigen Galerie, die sich über 800 m um das Gebäude herumzieht, ist ein prachtvolles Flachreliefband eingemeißelt. Dieser umfangreiche erzählende Fries wird nur unterbrochen durch den Eingangsgopuram und die Ecktürme. Hier erscheint vor unseren Augen in den großen Szenen aus dem Mahabharata und dem Ramayana eine Art Chronik des Königtums, die zugleich eine hinduistische Mythologie ist. Diese umfangreichen, in einen sehr feinen Sandstein eingeschnittenen „Fresken" verraten einen außergewöhnlichen Sinn für monumentale Komposition. Das niedrige Volk von Kambodscha, das bis hierher Zutritt hatte, konnte hier im Laufe eines ausgedehnten Rundgangs eine wirkliche „Bibel der Armen" in der mittelalterlichen Bedeutung des Wortes lesen. Das „Lesen" dieser Flachreliefs geht so vor sich, daß der Tempel zur Linken bleibt – so, wie es das Ritual für die Bestattungszeremonie vorschreibt. Daraus geht klar hervor, daß das Gebäude für den Gedächtnis-Kult des verstorbenen König-Gottes bestimmt war.

In fast 1200 qm umfassenden Flachreliefs erblickt man den Urteilsspruch über die Toten und die den Gerechten versprochene Belohnung, dazu die ihnen reservierten himmlischen Paläste, in denen sie ewige Glückseligkeit an der Seite der charmanten Apsaras genießen werden. Man findet hier aber auch die Übeltäter und die schrecklichen Qualen, die ihnen von fürchterlichen Dämonen bereitet werden. An anderer Stelle sieht man die berühmte wischnuistische Szene vom „Buttern des Milchmeeres", in der der König durch Quirlen des Ozeans des Glücks des Ambrosia gewinnt, um seinem Volk Glück und Glückseligkeit zu schenken. Es finden sich aber auch weltliche Szenen: Suryavarman II. nimmt einen großen Vorbeimarsch seiner Truppen ab, mit Infanteristen, Pferden und Wagen, den siamesischen Verbündeten und einer zahllosen malerischen, in verschiedene Gruppen geordneten Menge von Abzeichen- und Sonnenschirmträgern.

In diesem Flachrelief haben die Khmer-Bildhauer einen Beweis ihres bemerkenswerten Kompositionstalents erbracht. Sie haben es verstanden, weiträumige Flächen, die bei nur 2 m Höhe bis zu 100 m lang sind, mit einer fortlaufenden Bildfolge auszufüllen, die durch fast unbemerkbare Vorsprünge und kaum wahrnehmbare Zäsuren unterteilt ist. So bilden die großen Szenen miteinander verbundene Tableaus, deren Aufeinanderfolge keine Unterbrechung erfährt.

Ohne die erste Plattform des Tempels zu verlassen – er hat deren drei –, gelangt man, wenn man beim Fortschreiten seinen Weg entlang der Hauptachse wieder aufnimmt, zu einer Anlage, die vielleicht das

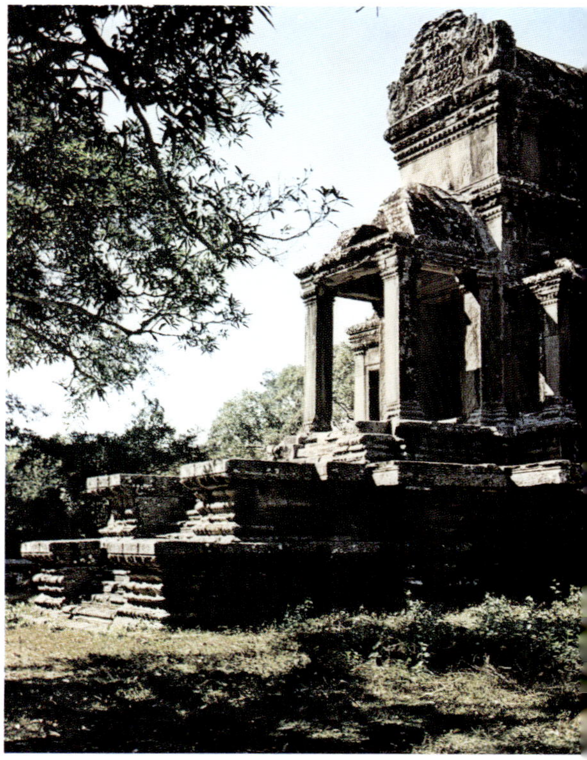

Oben:
Eckpavillon der äußeren Galerie von Angkor Vat. Mit den vorgeschobenen Torhallen fügen sie sich zu einer kreuzförmigen Anordnung, die einst ein Turm krönte.

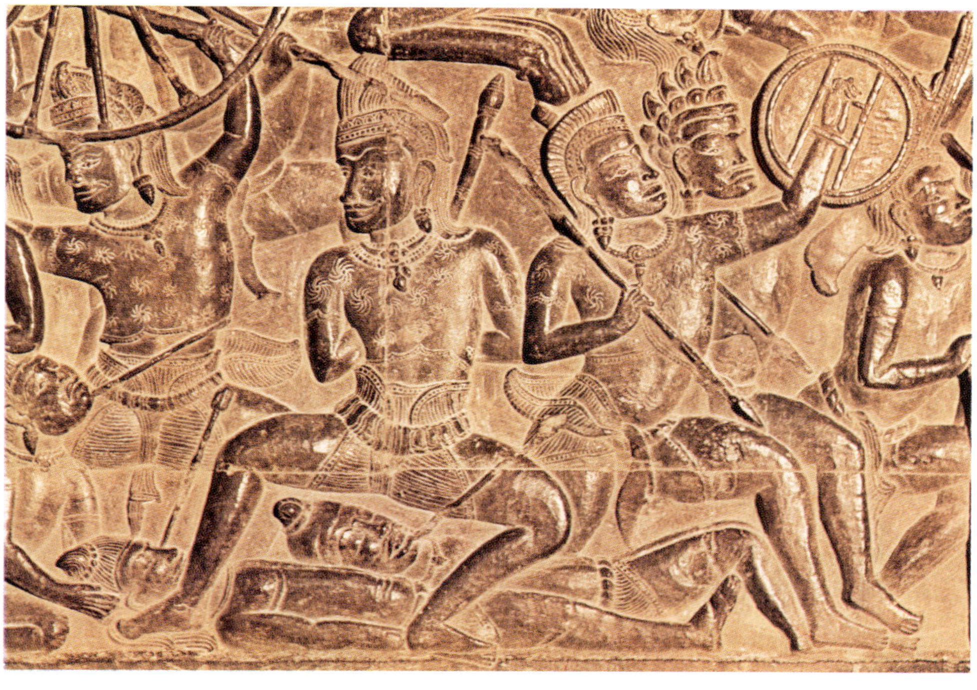

Links:
Ausschnitt aus den Flachreliefs der äußeren Galerie von Angkor Vat an der Westseite des Tempels. Die ganze Innenwand der südlichen Partie dieser Säulenhalle, die sich über 40 m erstreckt, stellt in einer Illustrierung des Mahabharata die Schlacht von Kuruksetra mit dem Getümmel von Kriegern und Kampfwagen dar.

Herzstück der gesamten Khmer-Architektur darstellt: dem kreuzförmigen Klosterhof. Dieser ist ein Quadrat, innerhalb dessen sich zwei Säulenhallen mit Vierkant-Pfeilern rechtwinklig kreuzen; er verbindet die Galerie der Flachreliefs mit der inneren Umfassungsmauer des Tempels. Durch diese Anordnung entstehen vier kleine Höfe, die vielleicht einmal mit Wasser gefüllt waren und nach einem typischen hinduistischen Ritus religiösen Waschungen dienten. Um diesen kreuzförmigen Bauteil, der auf einer vierfachen Säulenreihe ruht, die ein durch Seitenschiffe gestütztes Schiff tragen, laufen Galerien, die mit einer wundervollen Girlande von Apsaras geschmückt sind. Diese zur Ergötzung der Götter und der Seligen bestimmten Nymphen führen ein ganzes Ballett auf. Ihre Brüste sind nackt, sie tragen Brokatröcke und als Kopfschmuck goldgeschmiedete Diademe. Diese lächelnden, zur Lust einladenden Figuren strahlen raffinierte Sinnlichkeit aus.

Allein die Priester, die sich von der Welt zurückziehen, um sich der Meditation zu widmen, haben Zutritt zur zweiten Terrasse. Darum ist die Galerie um diese Plattform zur Außenseite durch eine fensterlose Mauer umschlossen. In diesem strengen Kreuzgang vermag der Mensch die vollkommene Besinnung auf sich selbst zu erreichen, ohne die es keine wahre Weisheit gibt. Er verschließt sich vor der Welt und ihren Versuchungen. Die Architektur ist deshalb völlig schmucklos:

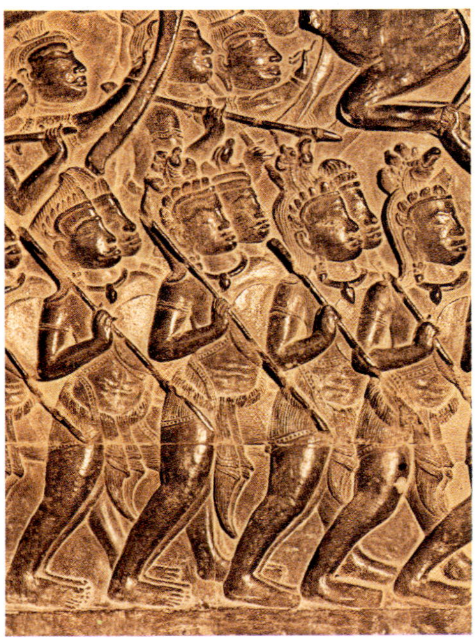

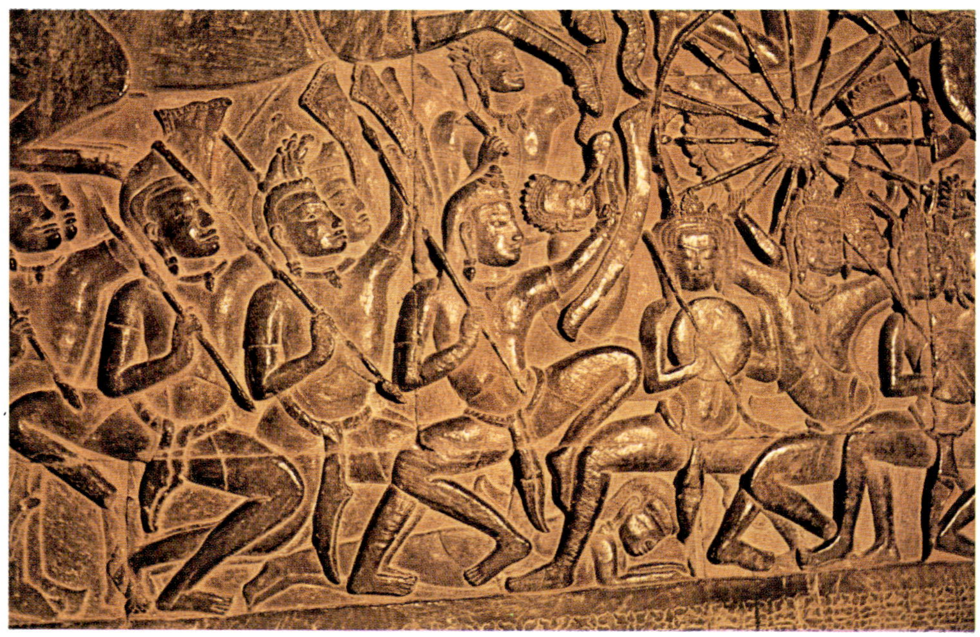

Oben, links:
Vorbeimarsch der Krieger auf dem Weg in die Schlacht von Kuruksetra; Flachrelief aus dem Südteil der Westgalerie von Angkor Vat.

Oben, rechts:
Die Soldaten feiern den Sieg nach der Schlacht von Kuruksetra.

keine Apsaras oder Devatas in dieser einschiffigen Galerie, die sich zur Innenseite in Balusterfenstern mit eingestellten, förmlich „gedrechselten" Steinsäulen öffnet. Diese zweite Galerie mißt 100 mal 115 m und umschließt den gewaltigen Unterbau, auf dem sich die Fünfergruppe der Türme erhebt. Der umlaufende Hof ist auf einen schmalen Schlauch reduziert, den die beherrschende Masse des dritten Stockwerks der Pyramide erdrückt. Schwindelerregende Treppen überwinden mit einem einzigen Lauf den Höhenunterschied von 13 m, den dieses quadratische Massiv von 60 m Seitenlänge aufweist.

Die Turmgruppe

Nur dem König und dem Hohenpriester ist die dritte Plattform zugänglich, die das Heiligtum und die vier Türme trägt, die ihn einrahmen und mit ihm den Quincunx bilden. Denn hier wohnt der Gott in der Gestalt seiner Statue, und hier findet das Ritual statt, durch das der Herrscher sich mit der Gottheit identifiziert.

Die dritte Ebene, die zur Außen- wie zur Innenseite geöffnet ist, enthält die höchste Galerie, deren Balusterfenster das Licht dämpfen

Gegenüber:
Der hohe künstlerische Wert des Flachreliefs von Angkor Vat, aus dem diese Szene der Schlacht von Kuruksetra aus der ersten Hälfte des 12. Jh. stammt, liegt in der kraftvollen Bewegung der Dargestellten. Dank einem sehr feinkörnigen Stein vermochten die Khmer-Künstler die feinsten Details der Kleidung und Bewaffnung der Krieger, die sich in der Aufeinanderfolge der Szenen des indischen Epos gegenüberstehen, wiederzugeben.

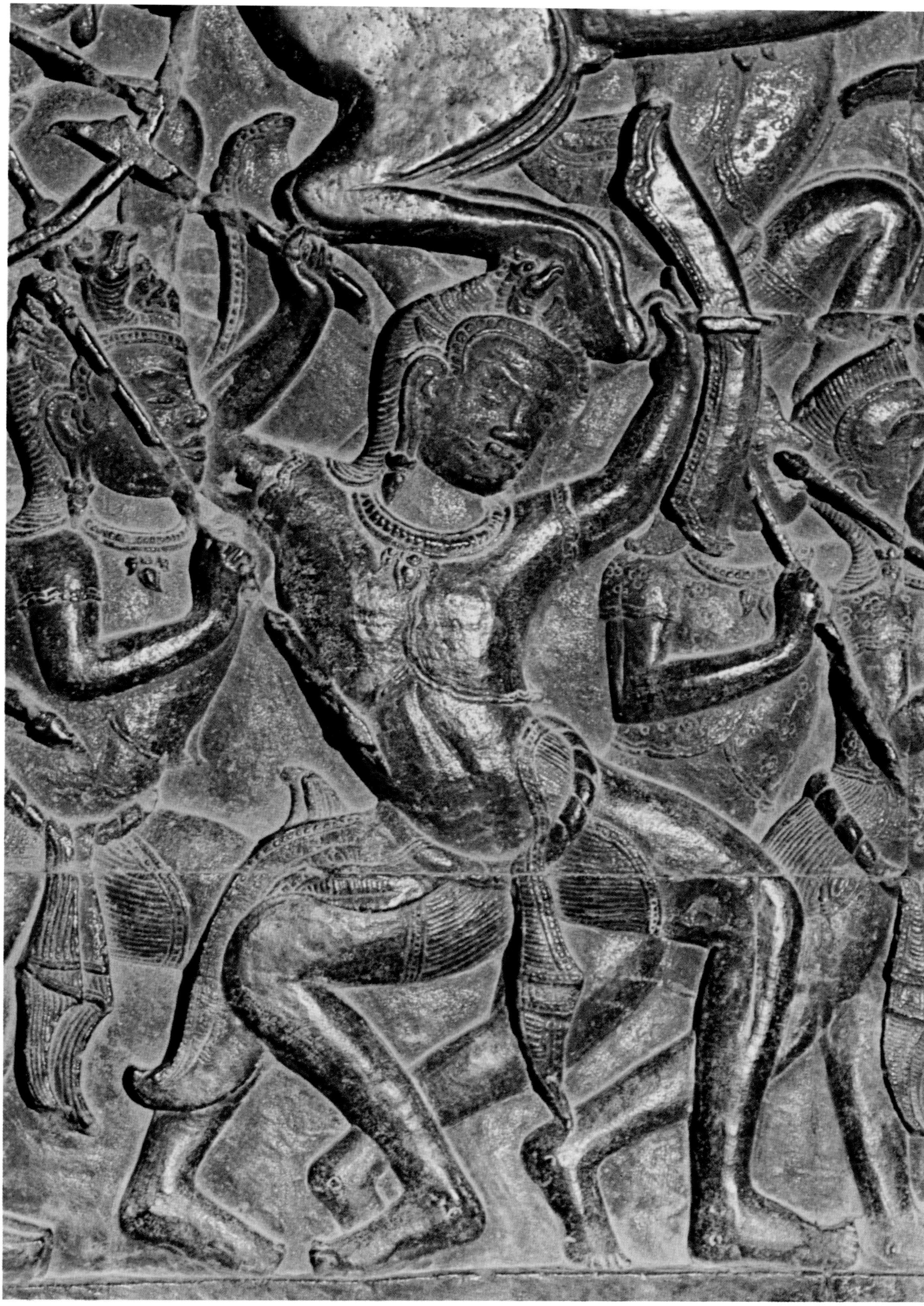

und dem schweifenden Blick ein zweites Bild der Welt ringsum darbieten. Denn diejenigen, die hierher gelangen, sind frei von allen Anfechtungen. In der Mitte jeder Fassade dieser umlaufenden Galerie öffnet sich rechtwinklig zum zentralen Heiligtum eine über eine vierfache Säulenreihe gewölbte Passage, die durch eine Raumordnung ähnlich der des kreuzförmigen Klosterhofes bestimmt wird. Der Hauptunterschied besteht im Vorhandensein der hohen Türme in Tiaraform, welche die Prasats bilden, und vor allem in dem Hauptheiligtum, das seinen Turm hoch in den Himmel reckt.

Diese gesamte obere Terrasse scheint trotz des mächtigen Sokkels, über den 12 Treppen, an jeder Seite drei, den Zutritt nach hier sichern, im freien Raum zu schweben – wie von den „Raketen" ihrer fünf Türme emporgezogen. Diese Plattform mit ihren Galerien voller Durchsichtigkeit und Leichtigkeit ist zugleich die poesievollste und die originellste aller Architekturschöpfungen Angkors. Die im Vergleich zur vorklassischen Architektur umgestalteten Prasats verleihen der Anlage einen machtvollen Schwung. Und das nach vier Seiten geöffnete Zentralheiligtum, das sich auf die zweifach vorgebauten Vorhallen stützt, überragt mit seiner Spitze die letzte Plattform um 42 m und beherrscht mit einer Gesamthöhe von 65 m die Ebene von Angkor.

Dieses gleichsam in den Himmel springende Bauwerk veranlaßt uns, einmal das Blickfeld der Menschen zu verlassen, um (mit Hilfe eines Hubschraubers) diesen Komplex aus der Sicht der Götter, hoch aus den Lüften, anzuschauen. Gerade von hier aus muß der Khmer-Tempelberg betrachtet werden; denn „für die dort oben" ist er ja erbaut

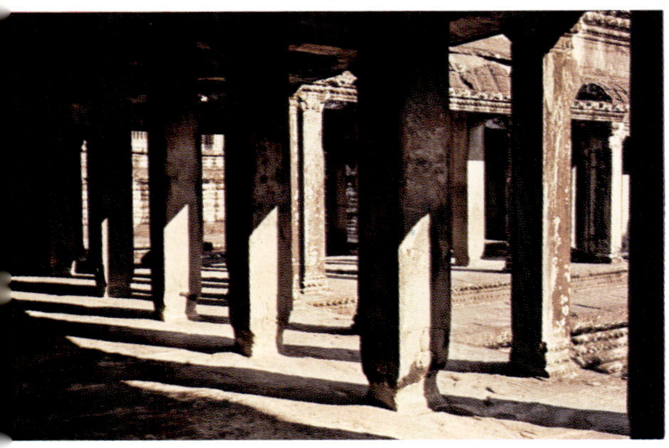

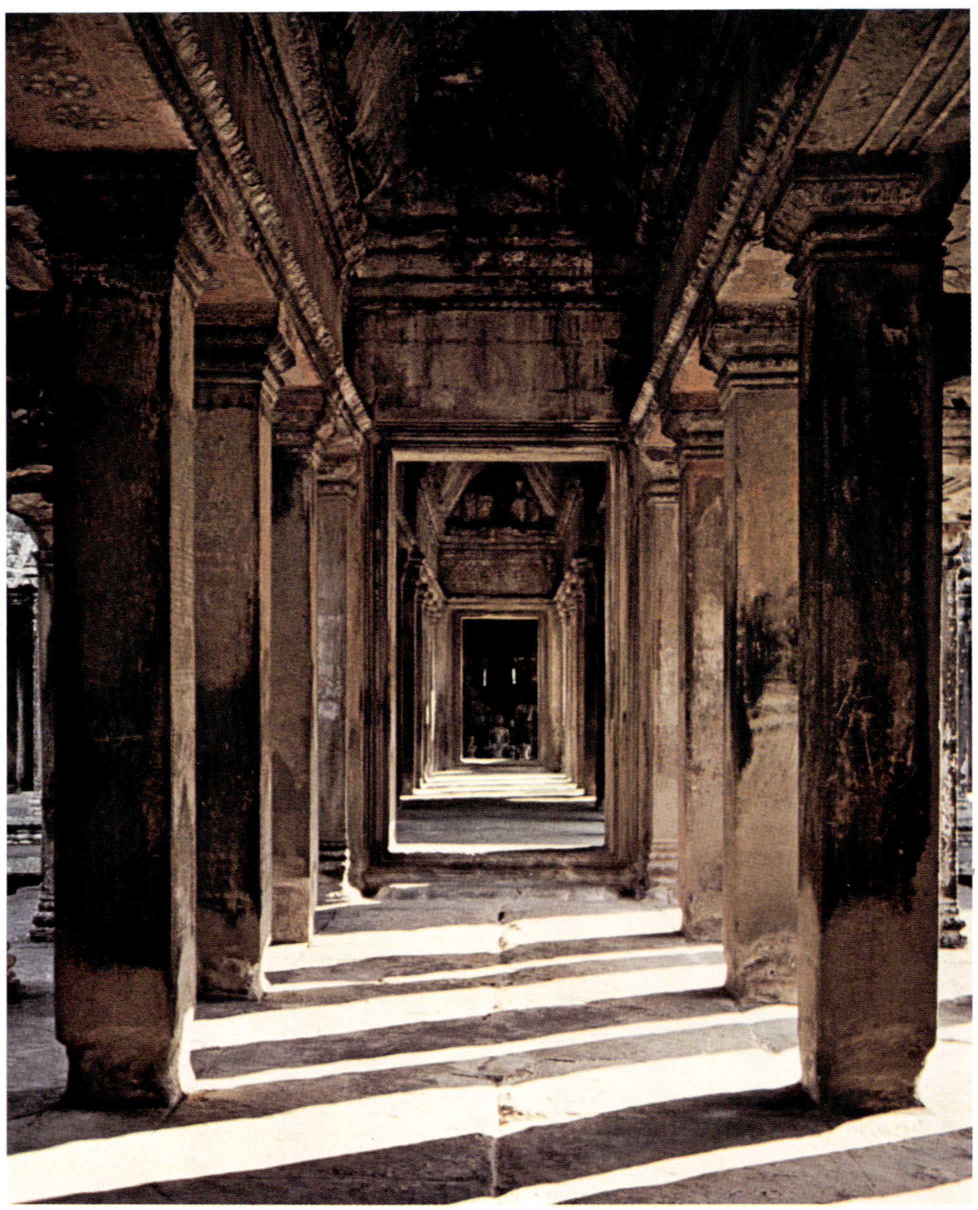

Oben:
Partie des kreuzförmigen Klosterhofs von Angkor Vat mit seiner Doppelreihe von Pfeilern.

Rechts:
Die zentrale Galerie des „Kreuzgangs" von Angkor Vat: Pfeiler tragen das Scheingewölbe, das von Seitenschiffen gestützt wird. Die leichte Bauweise ist durch Bauten in vergänglichem Material inspiriert.

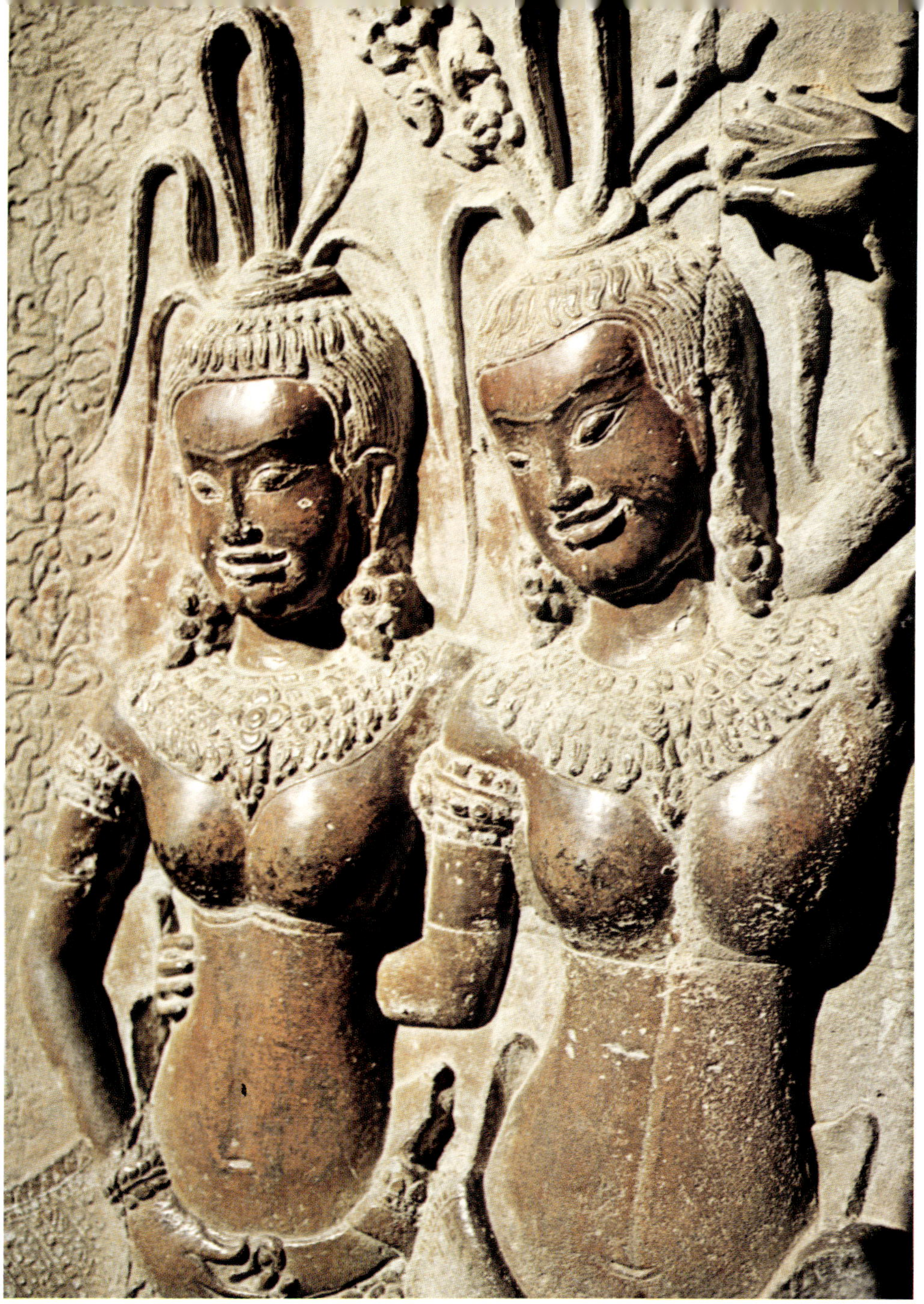

Links:
Detail der Apsaras, deren Reliefdarstellungen den Klosterhof von Angkor Vat umgeben.

Unten:
Eine Gruppe tanzender Apsaras unter den Galerien des „Kreuzgangs" von Angkor Vat. Geschützt vor den Unbilden der Witterung, gestalten diese lebensvollen Skulpturen ein wahres Nymphenballett, dessen Aufgabe es ist, die Götter zu ergötzen.

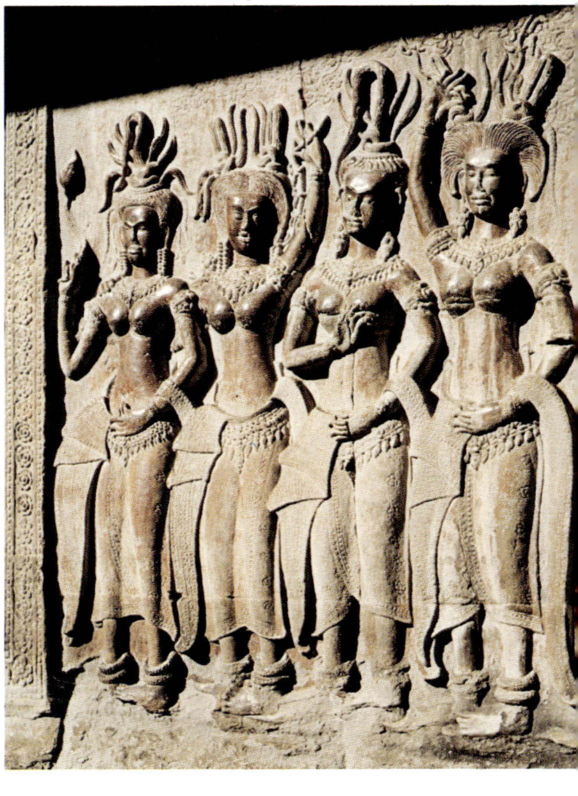

worden. Und allein aus dieser Sicht kann man mit voller Klarheit das gigantische Mandala erfassen, das dieser Baukomplex auf den Erdboden zeichnet – ein Spiegelbild des himmlichen Palastes, in dem die Götter auf dem Berg Meru wohnen. Denn Angkor Vat ist gleichzeitig ein Bild des Makrokosmos wie des Mikrokosmos. Es vereint die Unermeßlichkeit der Gesamtanlage mit der Winzigkeit der Details. Es ist das Symbol der vollkommenen Schönheit des Werkes, das der Mensch den Göttern widmen will.

Der Reichtum der Khmer-Könige

Angesicht eines solchen Bauwerks stellt sich aber auch eine profane materielle Frage: Wo lag die Quelle des Reichtums der Khmer-Könige, der ihnen erlaubte, ein so riesiges Bauwerk zu errichten? Denn auch ein Volk in einer absoluten, im Schoße einer Theokratie völlig auf die Götter ausgerichteten Monarchie mußte solche Gebäude „bezahlen". Mit seinen 350000 Kubikmeter Baumaterial enthält der Tempel von Angkor Vat fast eine Million Tonnen Steine, die aus fernen Sandsteinbrüchen der Region Kulên, 40 km nördlich von Angkor, herangebracht werden mußten. Die vorher roh behauenen Steinblöcke konnten in der Hochwasserperiode auf Flößen, die die zum Großen See strömenden Flüsse, dann die Kanäle des Stadtgebiets und schließlich die Wassergräben des großen Tempels benutzten, herantransportiert werden und gelangten so bis unmittelbar an die Baustelle.

Aber noch einmal: wie war es möglich, die Zehntausende von Arbeitern zu unterhalten, die für diese Riesenbaustelle benötigt wurden? Steinbrucharbeiter, Floß- und Wagenführer, Steinschneider, Maurer, Bildhauer usw.? Wie wurden die Rohstoffe für die Bronzestatuen beschafft, die heute fast alle verschwunden sind, die silber- oder goldverzierten Tore, die Brokate und die Schleier, die die Opferaltäre schmückten? Wie hat man die Künstler und Handwerker bezahlt, die jahrzehntelang an der Realisierung dieses zauberhaften Tempels gearbeitet haben?

Alle diese Fragen führen uns dazu, uns die Quellen des Reichtums der Khmer ins Gedächtnis zu rufen. Um das „Wunder von Angkor" ganz zu erfassen, muß man auf die historischen Ursprünge zurückgehen.

Vom Reisfeld zur Berieselung

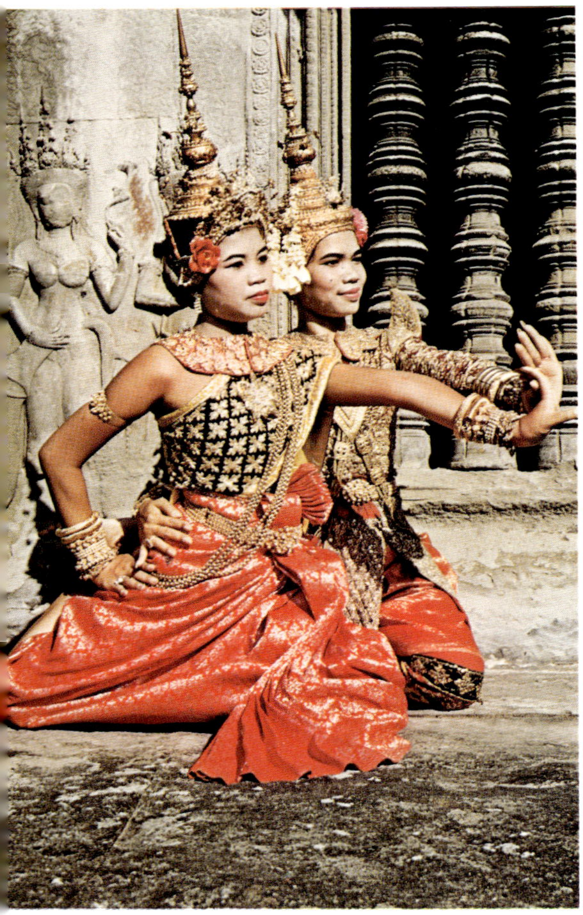

Indischen Kaufleuten, die sich an der Südküste Indochinas niederließen, kommt das Verdienst zu, in Südostasien entwickelte Ackerkulturtechniken eingeführt zu haben. Ihnen ist es zu danken, daß zu Beginn unserer Zeitrechnung die Halbinsel die ersten Reisfelder kannte, auf denen durch sorgfältigste Auswahl entwickelte Reissorten wuchsen, von denen man weiß, daß sie schon um die Mitte des 3. Jahrtausends in Indien kultiviert wurden. Dieser Reis kommt nur zur Reife, wenn er sorgsam gepflegt und regelmäßig bewässert wird.

Das Mekong-Delta in dem Land, das die Chinesen Funan nannten, war der Mittelpunkt dieses Reisanbausystems im Zeichen der Technik der überfluteten Reisfelder. Diese dauernd verbesserte Technik ist es, die dem Land der Khmer in der Angkor-Epoche den Wohlstand bescherte. Denn Reis benötigt eine große Menge Wasser. Ihn mit stehendem Wasser zu versorgen, genügt jedoch nicht, denn der Bedarf der Reispflanze an Sauerstoff ist so groß, daß nur stetig erneuertes Wasser dem gerecht wird. Man muß also auf komplizierte Bewässerungstechniken zurückgreifen, um die ununterbrochene Zirkulation des Wassers, das die Pflanze benötigt, zu bewerkstelligen.

In den Gebieten am Bassak und am Golf von Siam sind schon von der Mitte des 3. Jahrhunderts unserer Zeitrechnung an riesige Reisfelder vorhanden, die künstlich bewässert werden mit Hilfe von Kanälen, die das Wasser aus dem Mekong oder Menam heranführen und die schachbrettartig angelegten, durch kleine Dämme umgrenzten Kulturen berieseln. Diese Erderhöhungen trennen die Felder voneinander, die unter Wasser stehen, das dann von selbst in das nächsttiefere Feld abfließt und so fort, bis das bewegte Wasser einen Kanal erreicht, der den Überfluß aufnimmt und zum Fluß zurückleitet. Dieses System,

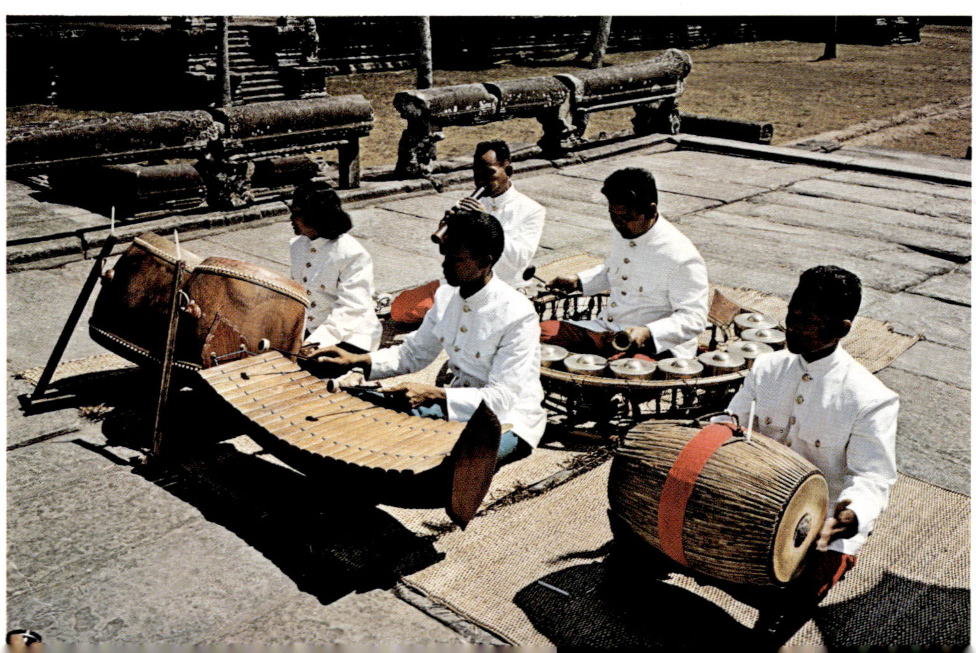

Oben:
Zwei Tänzerinnen vom Königlich-Kambodschanischen Ballett, angetan mit den für das Ritual bestimmten Ornaten, tanzen vor den Galerien von Angkor Vat.

Rechts:
Beim Klang eines traditionellen Orchesters vollführen die Tänzerinnen des geweihten Balletts rituelle Tänze. Außer einer Flöte sind alle Instrumente Schlaginstrumente.

das die Kultivierung relativ armer Böden ermöglicht, ohne sie zu erschöpfen, da das Wasser sie immer von neuem wieder fruchtbar macht, hat zu erstaunlichen landwirtschaftlichen Leistungen geführt. Denn wenn ein Hektar Getreide im Mittelalter jährlich etwa 5 Zentner Korn brachte, so vermag ein Hektar bewässertes Reisfeld in zwei bis drei Ernten jährlich 20 Zentner Reis zu liefern. Und wenn man die Hektarerträge je nachdem ob es sich um Viehweide, um Getreide- oder Reisland handelt, miteinander vergleicht, stellt man fest, daß die Anzahl der durch Schlachtvieh gelieferten Kalorien ca. 340000 pro Hektar beträgt, bei Getreide 1500000 und bei Reis 7300000. Der Nährwert von Reisfeldern ist also zwanzigmal so hoch wie jener von Weideland.

Diese enormen Zahlen wurden jedoch noch nicht in der Funan-Epoche erreicht. Die Bewässerung hing auch noch von den Wassermengen der Monsunregen ab. Die Regenperiode ist nämlich relativ kurz. Ihr folgt eine Trockenperiode von 6 – 8 Monaten, während der der Wasserstand der Flüsse die Bewässerung der Reisfelder nicht erlaubt. Allgemein gab man sich in der vorangkorischen Zeit mit einer einzigen Jahresernte zufrieden, auf die ein Gemüseanbau folgte.

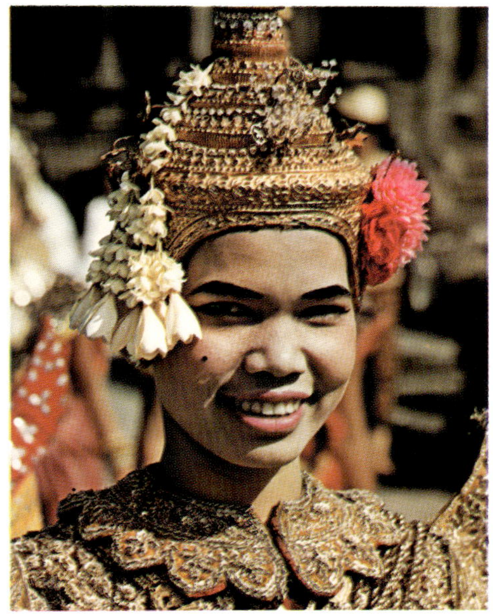

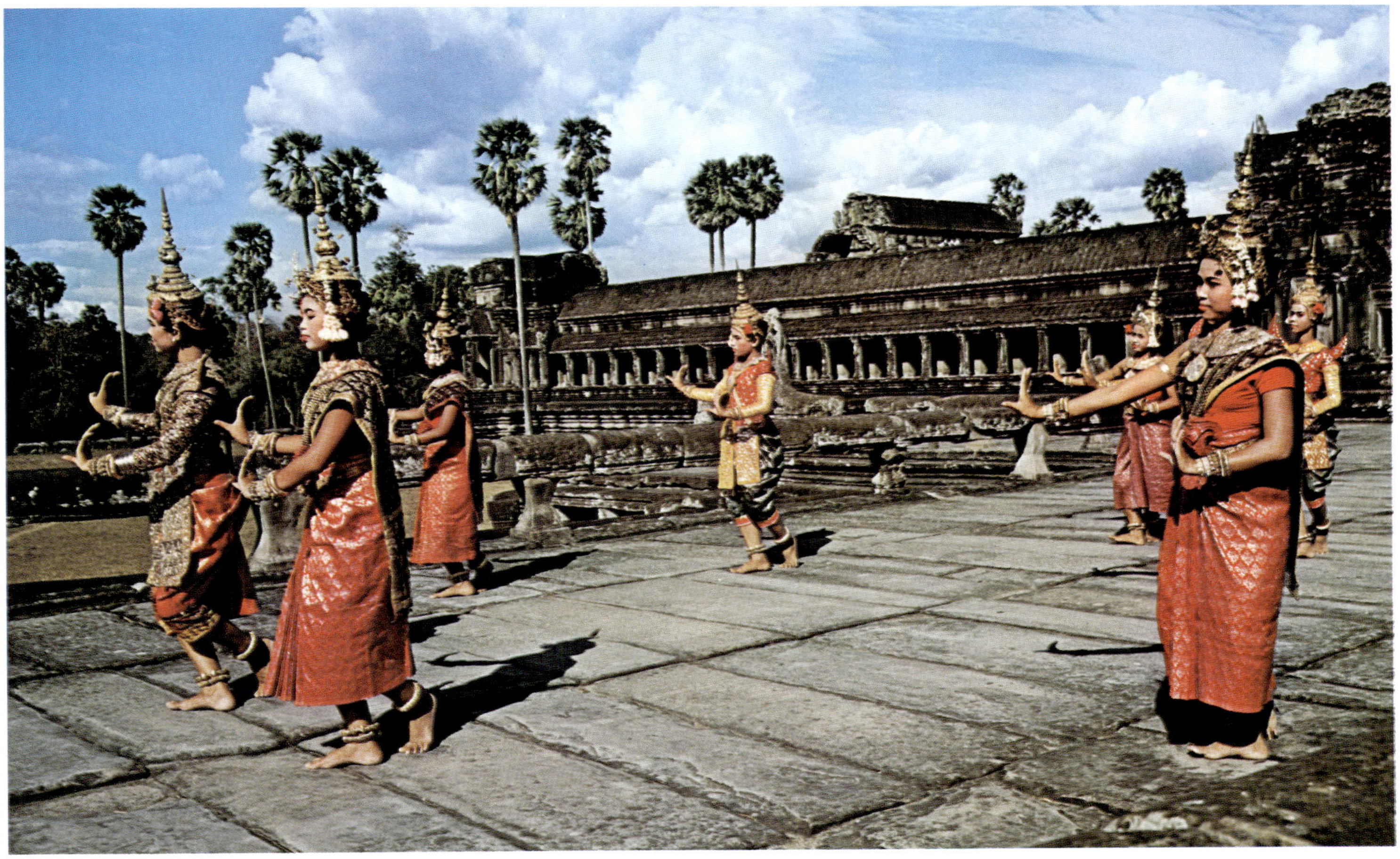

Der Khmer-Mensch bestätigt sich später in einer vollendeten technischen Revolution, die sich auf im 9. Jh. eingeführte künstliche Bewässerungsmethoden stützt. Denn nun hat Jayavarman die Idee, sich in der Ebene von Angkor anzusiedeln, und er erkennt die Vorteile dieser Lage. Nördlich des Großen Sees gelegen, erscheint die angeschwemmte Ebene von Angkor flach, ist aber tatsächlich leicht von Nordnordost nach Südsüdwest geneigt und von drei ständig wasserführenden Flüssen vom Kulên-Massiv herab durchströmt.

Ganz oben:
Eine Khmer-Tänzerin im rituellen Kopfschmuck.

Oben:
Das Königlich-Kambodschanische Ballett in Tanzaufstellung auf einer Eingangsterrasse des Tempels von Angkor Vat.

Die Anlage der künstlichen Seen oder Barays

Zwischen der einfachen Nutzung der für eine jährliche Ernte bestimmten Reisfelder und dem Bestreben, jährlich zwei oder drei Ernten einzubringen, liegt ein gewaltiger Schritt, der Wille, die Unter-

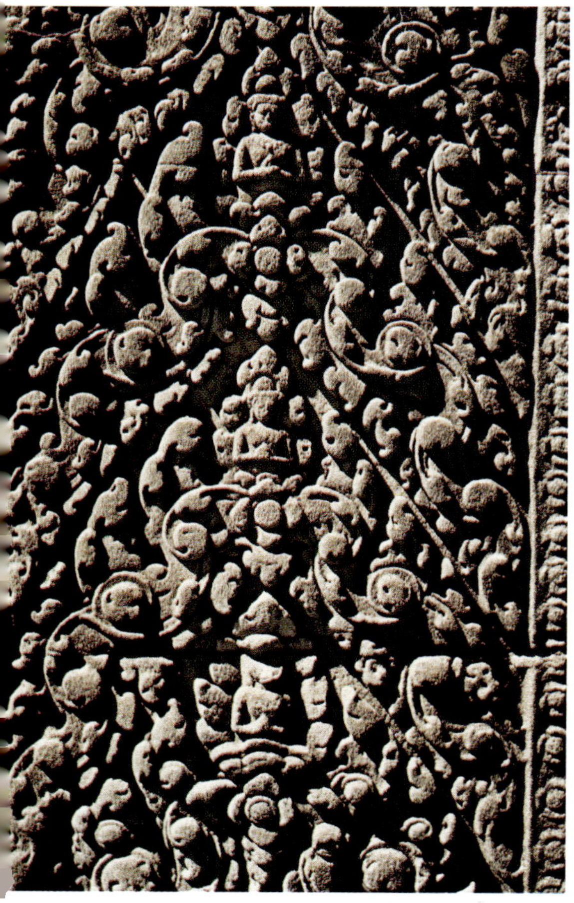

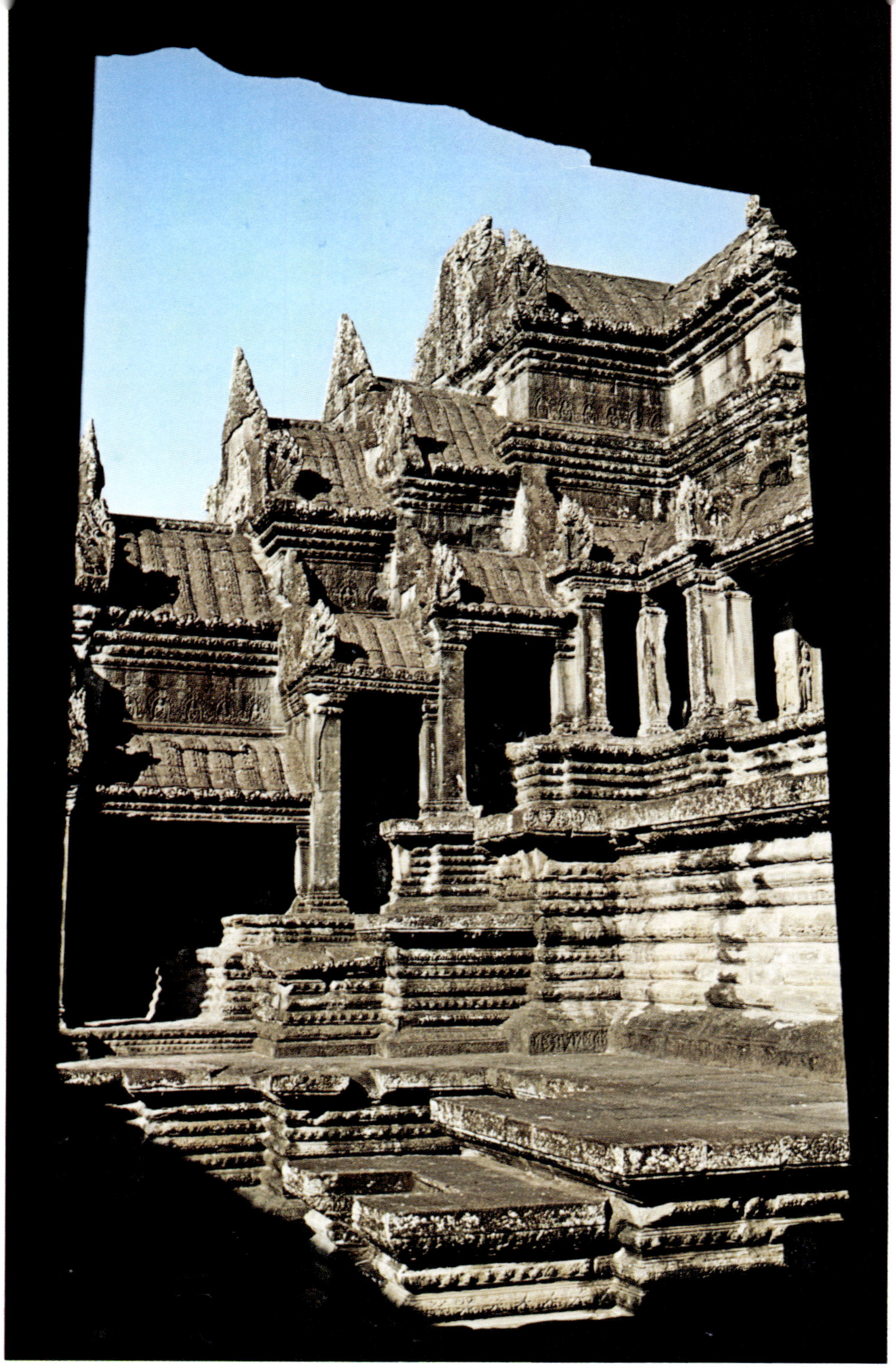

Oben, links:
Tief nachgeschnittener Dekor von einem Pfeiler in Angkor Vat. Inmitten des Rankenwerks erkennt man kleine menschliche Köpfe.

Oben, rechts:
Den Nordflügel des kreuzförmigen Klosterhofs von Angkor Vat bildet eine ansteigende Galerie, die die Verbindung zwischen der unteren und der zweiten Galerie herstellt. Die Treppen sind mit Dächern versehen, die genau übereinandergestaffelt sind und an jedem Treppenabsatz ein Giebelfeld bilden. Der Unterbau ist mit kräftigem horizontalem Simswerk versehen, das sich rings um die kleinen dachlosen Innenhöfe zieht.

werfung der menschlichen Gemeinschaft unter den Rhythmus der Natur zu durchbrechen. Genau diesen Schritt taten die Angkor-Herrscher, indem sie die gewaltigen künstlichen Wasserreservoire der Barays schufen. Die Aufgabe dieser Wasserreservoire bestand vor allem darin, den Wasserreichtum gleichmäßig zu verteilen, der im Überfluß in einer bestimmten Jahreszeit anfiel, während anschließend monatelang großer Wassermangel herrschte.

Es existiert aber ein wesentlicher Unterschied zwischen den Barays Kambodschas und den „Tanks" neben den Tempeln Indiens. Während die Reservoire in Indien in den Boden gegraben sind und Brunnen darstellen, sind die Barays mit Hilfe von Dämmen über dem Niveau des umgebenden Erdbodens angelegt. Und darin liegt die geniale Idee der Barays, denn sie stellen eine Reserve dar, die ohne Pump- und Wasserhebewerke oder Archimedische Wasserschrauben ihrer Verwendung zugeführt werden kann. Tatsächlich genügt es, eine Schleuse im Damm des kambodschanischen Barays zu öffnen, um das Wasser zu den Reisfeldern fließen zu lassen.

Das Wasser der Barays wird einerseits zur Zeit der großen Monsunregen (mit 160 cm/qm jährlicher Niederschlagsmenge) gespeichert, andernseits dank den Kanälen, die das Wasser der Flüsse stromaufwärts holen und deren Gefälle durch die Dämme geringer ist als das der Ebene ringsum. So kann der Kanal den Baray bis auf eine Höhe von zwei oder drei, ja sogar vier Metern über dem Ackerboden füllen und dazu beitragen, den künstlichen See aufzufüllen.

Dank den großen Wassermengen, die die Khmer in der Ebene von Angkor zu speichern vermochten, dank den Barays und ihren künstlichen Kanälen war es möglich, die Reisfelder in der Trockensaison 7 – 8 Monate lang unablässig zu bewässern. Durch Öffnen der Abflußgräben in den Dämmen lief die kostbare Flüssigkeit durch ein ausgedehntes Netz von Kanälen, Röhren, Gräben und Rinnen bis zu den fernsten Reisfeldern zu beiden Seiten der Barays.

Die „Aufbereitung" des Landes

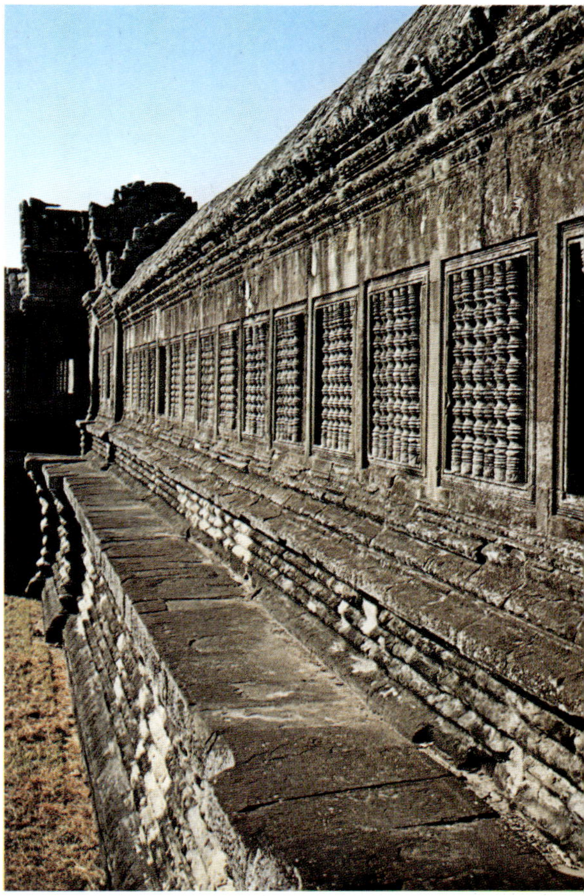

Auf einfachen Grundlagen wurde das Bewässerungssystem organisiert, das zwischen dem 9. und 13. Jh. unserer Zeitrechnung aus Angkor eine wahre „Reisfabrik" machen sollte. Den Etappen dieser großartigen Zurüstung des Landes wollen wir nun folgen.

Das erste uns bekannte große Bewässerungswerk im Gebiet von Angkor geht auf die Regierung Indravarmans zurück, des Schöpfers der Tempelanlagen von Roluos, wie Preah Kô und Bakong. Gemeint ist der Baray von Lolei, der schon beträchtliche Ausmaße hat: ein rechteckiger See von 3800 m Länge und 800 m Breite. Wenn dieses Becken auch nur eine mittlere Tiefe von 2 m hatte, erreichte sein Fassungsvermögen doch an die 6 Millionen Kubikmeter. Ein Werk solchen Ausmaßes gelingt sicher nicht beim ersten Versuch: Es muß frühere Versuche gegeben haben, zur Zeit Jayavarmans II. und III., die, wenngleich sie viel bescheidener waren, die Entwicklung eines leistungsfähigen Bewässerungssystems ermöglichten. Irgendwelche Spuren davon haben wir aber dort nicht wiedergefunden.

Wir stellen jedenfalls fest, daß der Baray auf Anhieb seine endgültige Form gefunden hat: Er ist etwa viermal so lang wie breit. Seine Anlage senkrecht zur leichten Neigung des Geländes entspricht einer scharfsinnigen Überlegung. Wäre der künstliche See quadratisch gewesen, so hätte der südliche Damm zum Ausgleich des Geländegefälles viel höher sein müssen als der nördliche. Die ausgeführte Bauweise dagegen stellt das günstigste Verhältnis zwischen dem Erdvolumen der Dämme und dem gespeicherten Wasser dar.

Der Baray von Lolei ist jedoch nur das erste Glied einer Kette von Bewässerungsanlagen, die nach denselben Prinzipien angelegt sind.

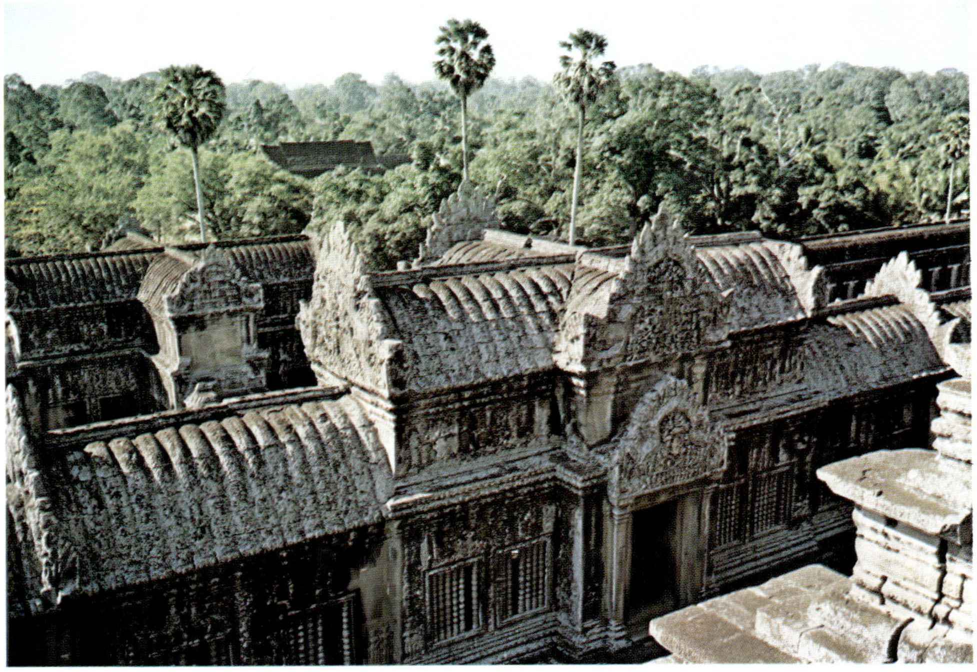

Oben:
Blick entlang den Balusterfenstern der zweiten Galerie von Angkor Vat. Der Aufbau der zweiten, gedeckten Galerie ruht auf einem profilierten Unterbau.

Links:
Zwei kreuzförmige Gopuram-Bauten, die die umlaufenden Galerien von Angkor Vat markieren, vom oberen Tempelmassiv aus gesehen. Deutlich zu erkennen das Prinzip der überkreuz gebauten Giebel.

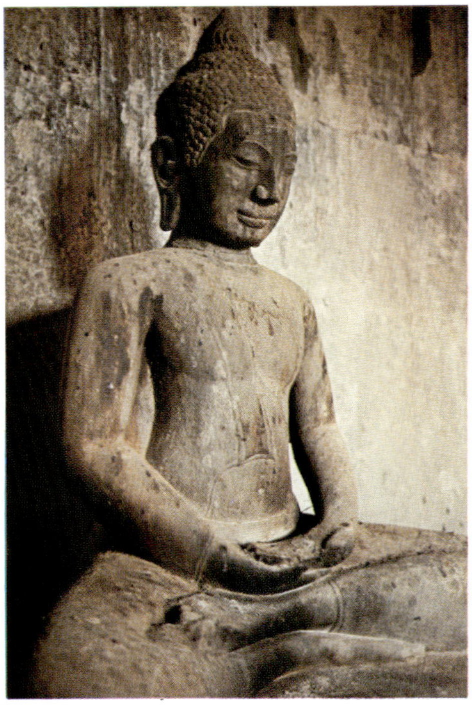

Denn in Lolei dient das gespeicherte Wasser nicht allein der Berieselung der Reisfelder, es füllt auch die Wassergräben des Tempels Preah Kô und außerdem die zweifache Wassergrabenumfriedung der Stadt Hariharalaya mit dem Tempelberg Bakong im Mittelpunkt. Nachdem, es dann durch das Heiligtum Prasat Prei Monti geflossen ist, ergießt es sich in den Großen See.

So ist das für den Reisbau unentbehrliche Wasser immer eines der wesentlichen Elemente der Architektur und des Städtebaus. Das für die Ernährung der Menschen unentbehrliche Frischwasser wird aus dem Baray durch Kanäle hergeleitet, während die Strömung die Abwässer wegführt. Das Wasser umreißt die Grenzen der Stadt durch die Wassergräben (die ausgehoben sind, nicht aufgedeicht wie die Barays) und bildet ein starkes Verteidigungselement rings um die Angkor-Städte.

Das Werk Indravarmans stellt also ein Ganzes dar, das weder der Vervollkommnung noch der Veränderung bedurfte. Die Nachfolger dieses Herrschers brauchten nur noch weitere Gebiete in gleicher Weise auszurüsten, um ihren Beitrag zur vermenschlichten Umwelt zu leisten, in der sich die Khmer-Kultur entwickelte. Auch der Nachfolger Indravarmans, der König Yasovarman, faßte den Plan, 20 km aufwärts einen Baray von noch größeren Ausmaßen anzulegen. Sein großartiger

Oben:
Zur Zeit, als der Schiwa-Tempel von Angkor Vat nach dem Zusammenbruch der Khmer der buddhistischen Religion geweiht wurde, wurden zahlreiche Buddha-Statuen in den Galerien aufgestellt.

Rechts:
An der einzigen Stelle, wo die Galerie der zweiten Terrasse von Angkor Vat über dem kreuzförmigen Klosterhof sich nach außen öffnet, empfängt sie das durch die Balusterfenster gedämpfte Licht der untergehenden Sonne.

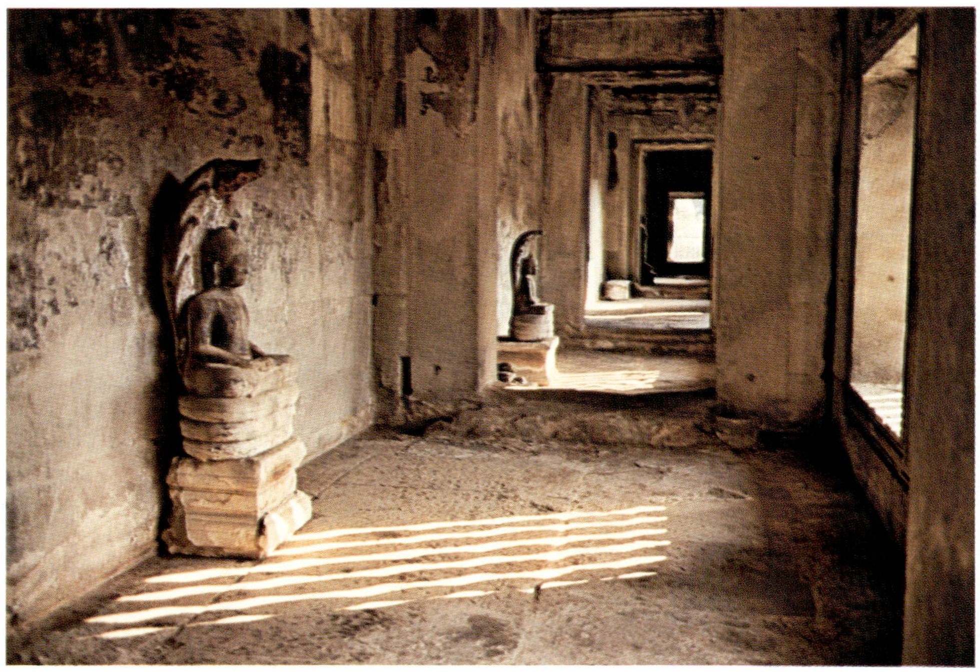

Entwurf sieht die Anlage eines künstlichen Sees von nicht weniger als 7000 m Länge und 1800 m Breite vor. So entsteht der östliche Baray von Angkor, dessen Fassungsvermögen auf rund 30 Millionen Kubikmeter geschätzt werden kann. Es ist interessant, festzustellen, daß die Längen- und Breitenmaße im Vergleich zu Lolei jeweils verdoppelt sind, während das Fassungsvermögen jedoch verfünffacht ist.

Vor 900 gründet Yasovarman, wie wir wissen, die Stadt Yasodharapura mit dem Hügel Phnom Bakheng im Mittelpunkt, auf dessen Gipfel er den Haupttempel errichtet. Diese quadratische Stadt von 4 km Seitenlänge war von Wasser umgeben: im Westen von dem kanalisierten Flußbett des Siem Reap und auf den drei anderen Seiten von einem Graben von mehr als 200 m Breite.

Dieses gewaltige Gemeinschaftswerk ermöglichte den Anbau von Reis auf einigen tausend Hektar. Ein halbes Jahrhundert später wird die Bewirtschaftung mit dem westlichen Baray fortgesetzt, einem Werk des Königs Udayadityavarman II. um 1050. Der von ihm angelegte künstliche See ist mit 8000 m Länge und 2000 m Breite sowie einem Fassungsvermögen von ca. 40 Millionen Kubikmeter noch größer als der vorhergehende.

So ist Angkor innerhalb von 250 Jahren zu einem riesigen Gebiet von Speicherbecken und Kanalanlagen geworden, das ganz vom intensiven Reisanbau beherrscht wird. Seine drei Barays speichern insgesamt 75 Millionen Kubikmeter Wasser. Dank diesen riesigen Reservoiren wurde es möglich, drei Ernten jährlich auf fast 1000 Quadratkilometern Land zu erzielen. So verfügt man hier über die ausgedehntesten Reiskulturanlagen mit höchsten Erträgen und über die größten Bevölkerungsdichte, die es zu dieser Zeit in Südostasien gab.

Der „wissenschaftliche" Ackerbau

Wie kann man drei Ernten jährlich erreichen, wenn man weiß, daß durchschnittlich fünf Monate zwischen Aussaat und Ernte liegen und daß die Ernte unbedingt vor dem Monsunregen beendet sein muß? Diese Gleichung im Jahreszyklus von 12 Monaten zu lösen, haben sich die Khmer-Agronomen zur Aufgabe gemacht.

Die überkommene Methode der Reiskultur durch Aussaat gaben sie auf und führten eine wissenschaftliche Methode, die des Umpflanzens (Pikierens), ein. Das heißt: statt auf den überfluteten Reisfeldern die notwendigen Arbeiten – den Boden vorbereiten, pflanzen, bewässern,

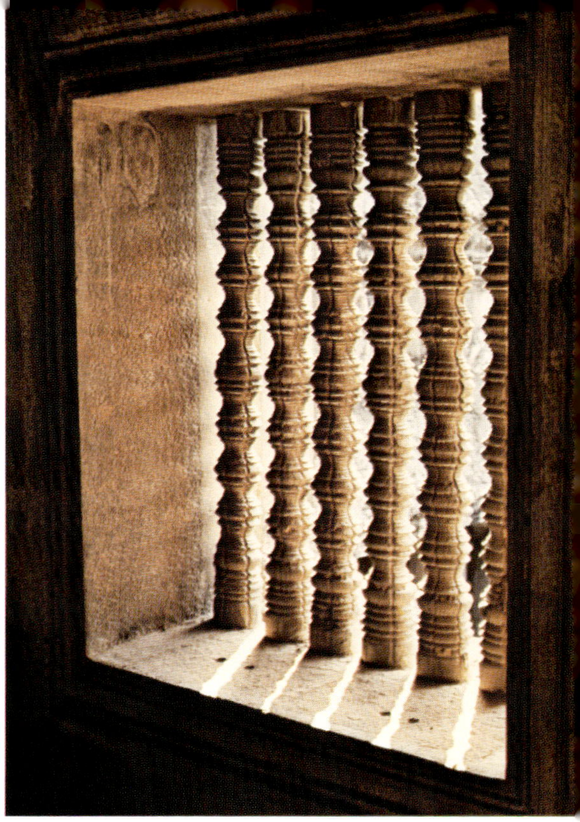

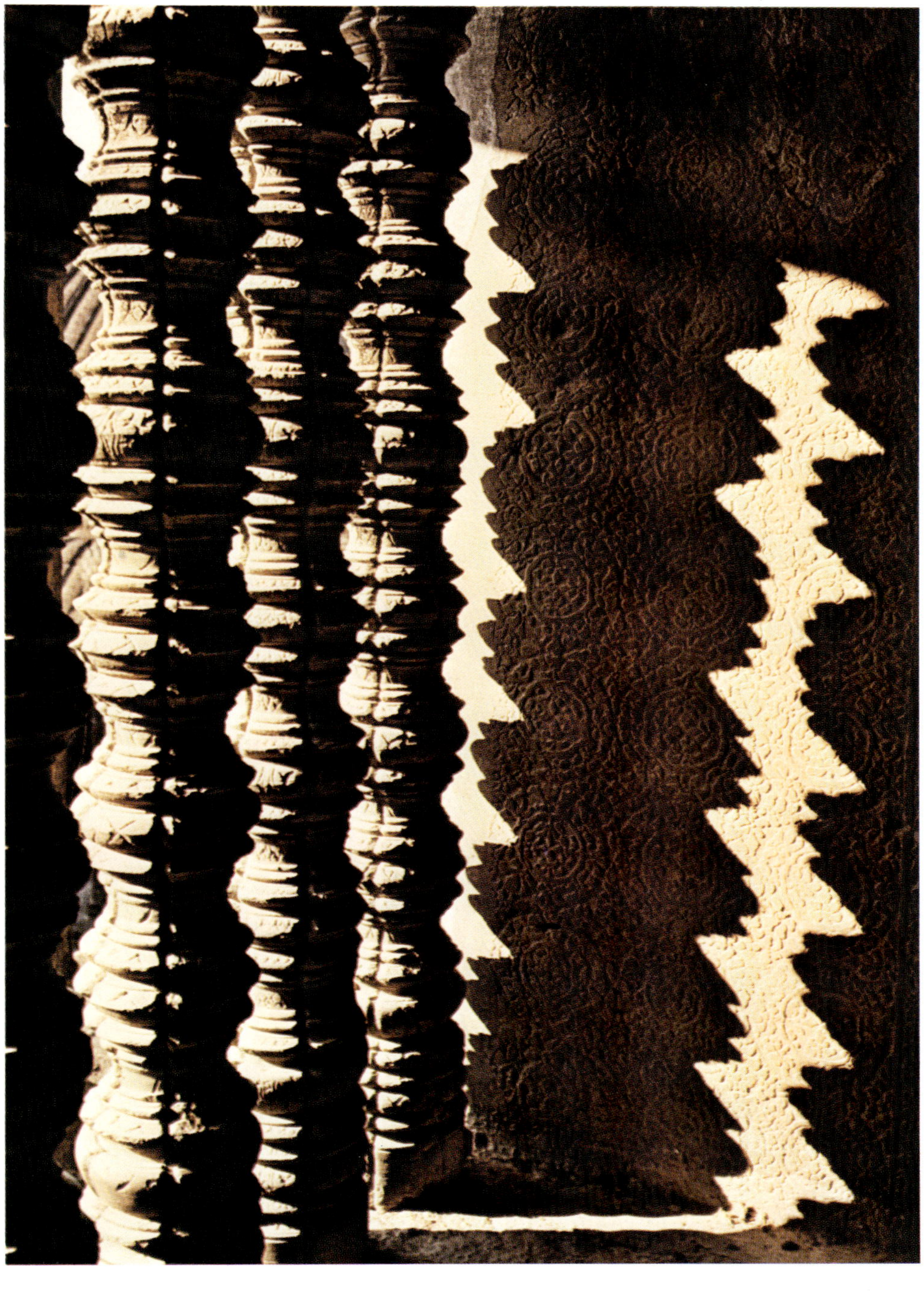

Oben:
In Stein gedrechselt, als handele es sich um Holz, erzeugen die Baluster von Angkor Vat in der zweiten Galerie eine diffuse Beleuchtung.

Links:
Detail der Baluster von Angkor Vat mit dem Spiel von Licht und Schatten auf den Leibungen der Fensteröffnungen.

mähen – wie bisher auszuführen, entdeckten die Khmer die Vorteile der Reisaussaat in Beeten, wo die Schößlinge dicht nebeneinander keimen. Haben sie eine Höhe von 20 – 25 cm erreicht, werden sie in die frisch gemähten, durchgearbeiteten und bewässerten Felder eingepflanzt. So kann das Aussaatbeet, das nur ein Zehntel der Ackerbaufläche einnimmt, zu keimen beginnen, schon bevor die vorhergehende Ernte eingebracht ist. Bei jeder neuen Umpflanzung werden also 40 – 50 Tage im Vergleich zum normalen Zyklus gewonnen. Allein diese Methode hat Angkor zu der großen Reisfabrik werden lassen, die seinen Herrschern Reichtum und Macht beschert und ihnen die Mittel zum Bau ihrer großartigen Tempel verschafft hat.

Von den 1000 Quadratkilometern kultivierten Bodens von Angkor (250 mal 40 km) war vermutlich – nach Abzug der Barays, der Kanäle, der Städte und der für andere landwirtschaftliche Produkte vorgesehenen Fläche – eine gute Hälfte dem Reisanbau vorbehalten. Man verfügte also über einige 60000 Hektar intensiv kultivierten Bodens, die in der klassischen Epoche jährlich je zwischen 2 und 2,5 Tonnen Reis lieferten, insgesamt also jährlich 130000 bis 150000 Tonnen.

Wenn wir die Bevölkerungszahl Angkors prüfen, sehen wir, daß diese Ernten die Bedürfnisse des Landes reichlich deckten und auch noch beträchtliche Überschüsse lieferten. Es war das landwirtschaftliche Produkt, das die Errichtung der grandiosen Bauwerke ermöglichte, die die Bewässerungsanlagen krönen, wie in Europa die mittelalterlichen Kapellen die Brücken. Denn es besteht ein absolut logischer wie organischer Zusammenhang, der vom Wassergraben der Reisfelder bis zu den hohen Türmen der Prasats reicht, in denen die Statue der Gottheit wacht. Er geht quer durch die strenge städtische Ordnung der nach und nach in der Ebene errichteten Städte und durch die Linien der Dämme und der schnurgeraden Zugangsstraßen, die das Land mit ihrem gewaltigen, streng rechtwinkeligen System durchziehen.

Nirgendwo erreicht der Begriff „Umgebung" so sehr seine volle Bedeutung wie in Angkor. Die Hauptstadt des Khmer-Reiches bildet in der Tat ein vollkommenes Beispiel des Entwicklungsprozesses, durch den sich eine Kultur ein großartiges Mittel zur Produktion von Nahrungsmitteln schafft, ohne welches das Aufblühen einer hochstehenden Kultur in der feindlichen Umgebung des indochinesischen Dschungels niemals möglich gewesen wäre. Angkor ist das Wunder eines Paktes zwischen der Erde, dem Wasser, den Menschen und den Göttern.

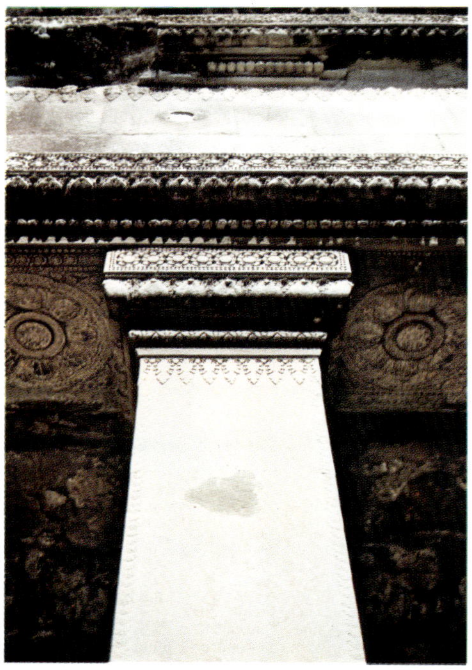

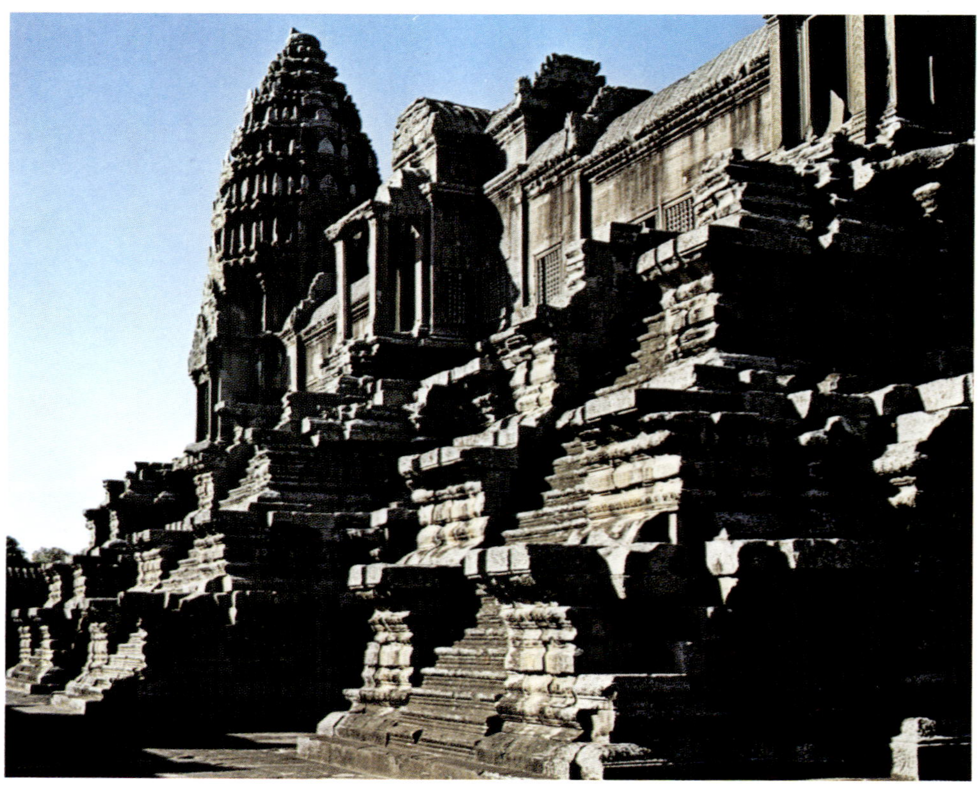

Oben:
Detail einer Säule mit Kapitell und des darüberliegenden Fenstersturzes; Tempel von Angkor Vat, auf der Terrasse des oberen Stockwerks.

Rechts:
Blick vom zweiten umlaufenden Hof in Angkor Vat auf das obere, von drei hohen Prasats gekrönte Bauwerk. Drei Treppen, die zu drei vorgebauten Torhallen führen, überwinden den steilen Höhensprung dieser letzten Stufe.

Gegenüber:
Das hoch aufragende Heiligtum von Angkor Vat. Der Prasat mit vier vorgestellten Torhallen bestimmt einen kreuzförmigen Bauplan. Die Tiara-Form ergibt sich aus der stufenweisen Zurücknahme der Stockwerke bei kleiner werdendem Turmdurchmesser.

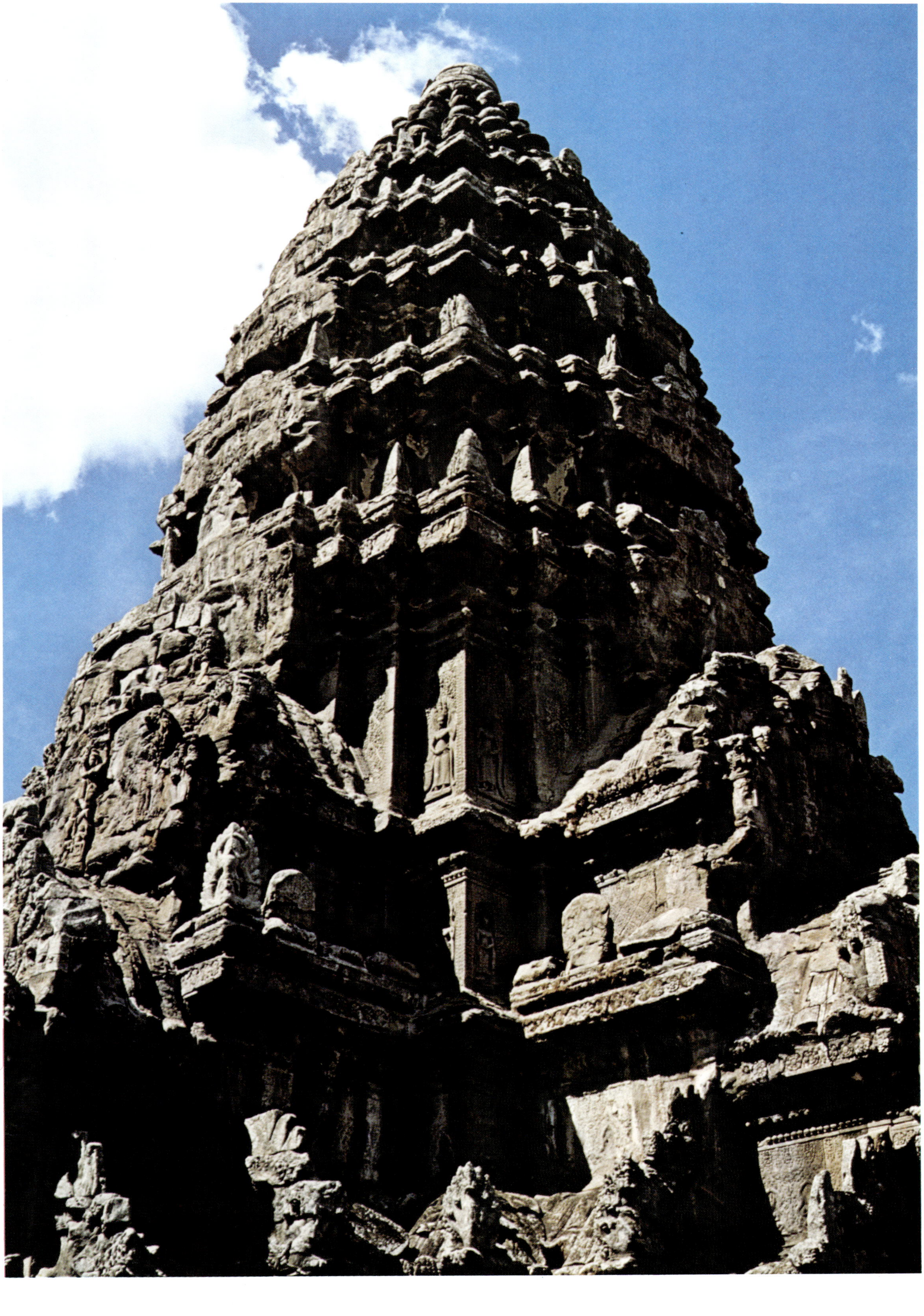

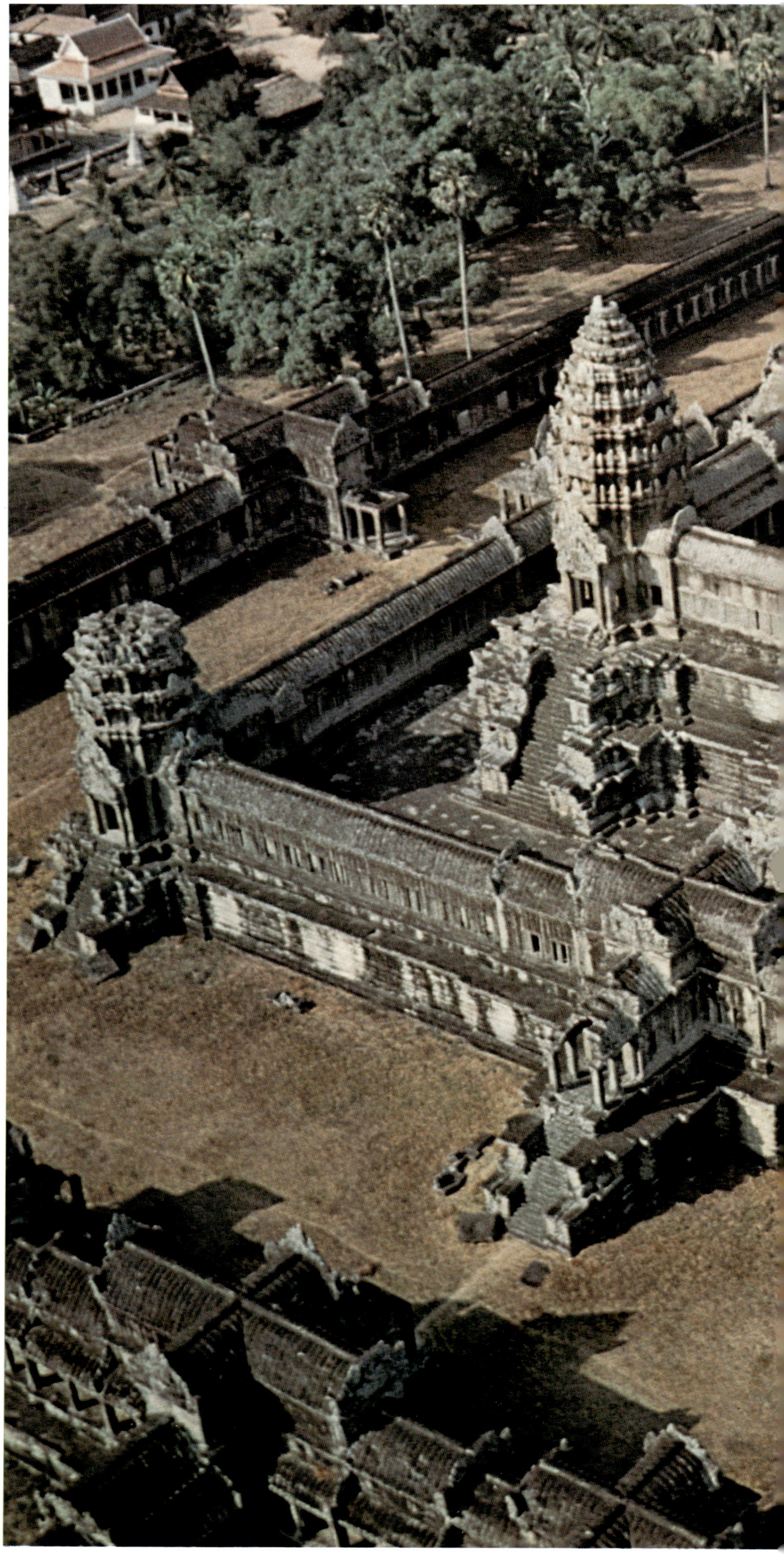

Luftbild des gesamten Tempelkomplexes von Angkor Vat. Das ist der Blickpunkt der Götter, der das Mandala hervortreten läßt, welches das Heiligtum mit seinen aufeinanderfolgenden Umfassungen in den Erdboden zeichnet. Unterhalb der Fünfergruppe der Türme, die das Zentralmassiv beherrscht, zu dem zwölf steile Treppen hinaufführen, ist der enge umlaufende Hof der zweiten Stufe von der zweiten Galerie umschlossen, die durch die Ecktürme und die axialen Gopurams markiert wird. Ein großer Hof rundum trennt diese zweite Stufe von der äußeren Galerie, von der auf diesem Bild nur ein Teil zu erkennen ist. Rechts oben der kreuzförmige Klosterhof, vor dem sich die große axiale Allee ausdehnt, die den Tempel mit dem äußeren Wassergraben verbindet.

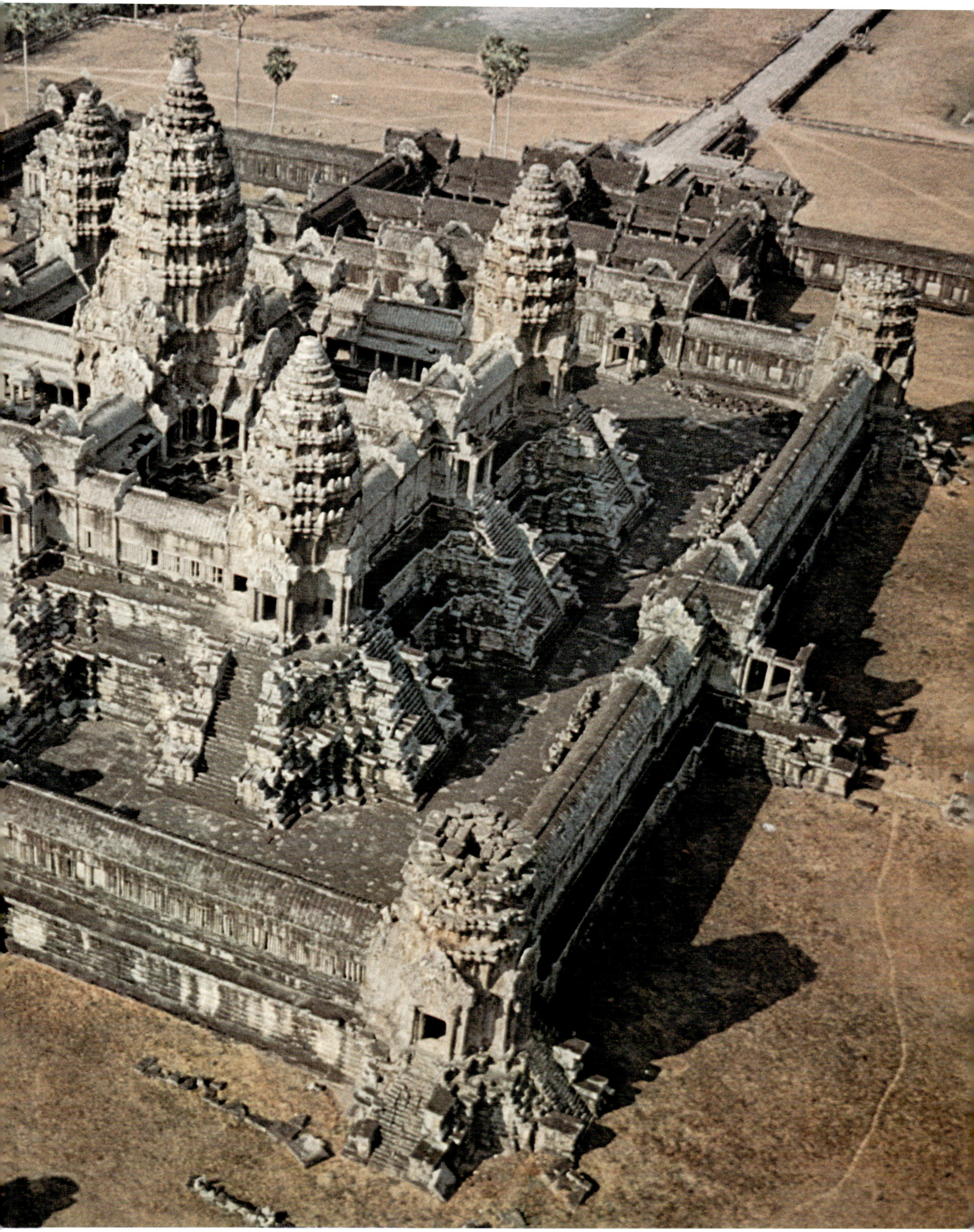

Kapitel V:

Zusammenbruch und Wiedergeburt von Angkor

Beim Tode Suryavarmans II. sieht sich das Reich der Khmer, das auf dem Gipfel seiner Macht stand, einer Reihe dynastischer Machtkämpfe ausgesetzt. Um 1150 versinkt das Land, geteilt und ausgeblutet durch die Kämpfe rivalisierender Parteien, in Anarchie. Denn der König, dem es gelang, fast ganz Indochina zu beherrschen, verstand es nicht, seine Thronfolge zu sichern. Die Vasallen nützen die Verwirrung und erheben sich. Die Cham, die östlichen Nachbarn, wagen einen kühnen Vorstoß auf Angkor. Sie rudern auf Einbäumen den Mekong hoch und gelangen in den Großen See, von wo aus sie sich durch einen Überraschungsangriff der Hauptstadt bemächtigen, die sie 1177 in Brand stecken.

Die Niederlage ist vollständig: Vier Jahre lang ist Kambodscha „in ein Meer von Unglück getaucht" – so schildern es die Berichte der Khmer. Auf die strenge Ordnung, die die Gesellschaft, die Bewässerung, die Städte und die Armee beherrschte, folgt allgemeine Anarchie. Plünderungen sind an der Tagesordnung. Die Gottheiten in den Tempeln werden zertrümmert oder gestohlen, die Schatzkammer ist geplündert, der Palast abgebrannt.

König Jayavarman VII. kommt das Verdienst zu, die Macht der Khmer wiederhergestellt zu haben. Nachdem er, unbemerkt von den Cham, seine Streitkräfte reorganisiert hat, bemächtigt er seinerseits sich nun der zerstörten Stadt, vertreibt die Eindringlinge und läßt sich 1181 zum König von Angkor krönen. Jayavarman VII. beginnt sofort, die zerstörte Stadt wiederaufzubauen und dem Königreich den alten Glanz zurückzugeben. Und in der Tat bedeutet seine Herrschaft eine ruhmreiche Periode für die Welt der Khmer. Sie ist eine Art Schwanengesang von außerordentlicher Eindringlichkeit.

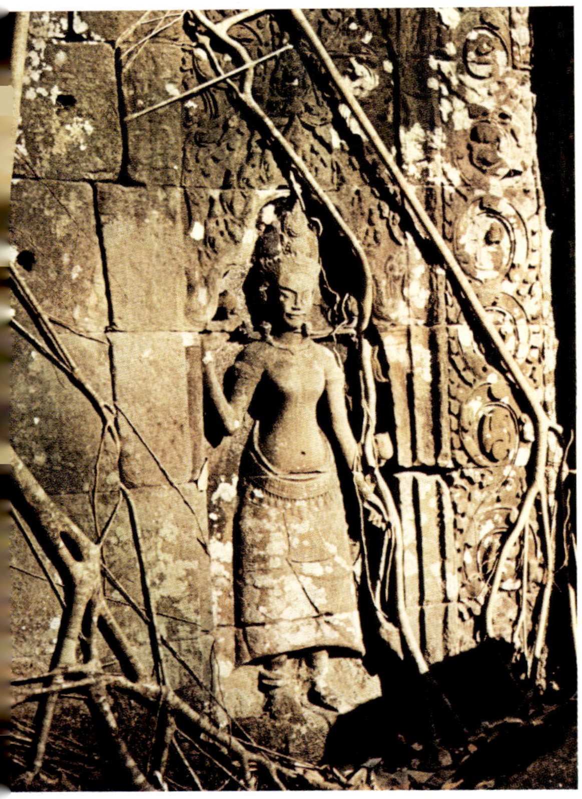

Mehrere Tempel in Angkor, die aus der Khmer-Renaissance unter Jayavarman VII. datieren, sind noch von der Urwaldvegetation überwuchert, und die graziösen Apsaras schlafen, von Lianen umrankt, noch im Halbdunkel.

Die Erneuerung Angkors tritt auch auf der politisch-militärischen Ebene in Erscheinung – insbesondere durch die Eroberung von Champa, dem gefürchtetsten Feindstaat – wie auch auf religiösem Gebiet. Der Herrscher bricht nämlich mit der hinduistischen Tradition des Hofes und entscheidet sich für die Lehre Buddhas, einerseits um sich seinem Volk anzuschließen – er hatte zur Zeit der „Resistance" bei seinen Soldaten gelebt und den Kampf im Untergrund geführt –, andererseits um eine viel innigere Gemeinschaft zwischen der Bevölkerung und der Regierung herzustellen und so die gesellschaftliche Pyramide weiter zu festigen.

Ein besonderes Betätigungsfeld dieser Regierung ist die Architektur. Denn diese Epoche ist durch eine Art Baufieber gekennzeichnet, wie sie das Land in seiner Geschichte nie in ähnlicher Weise erfahren hatte. Jayavarman allein hat fast ebenso viele Bauwerke errichtet oder begonnen wie alle seine Vorgänger der klassischen Epoche zusammengenommen. Man gewinnt den Eindruck, als habe er auf einen Schlag die durch die Zerstörungen der Cham erlittene Demütigung auslöschen wollen. Wie in einer verzweifelten Herausforderung hat er die Hauptstadt aus den Ruinen wieder aufgebaut und die Khmer-Kultur auf ihren höchsten Gipfel geführt.

Paradox an dieser Blüte der Architektur, die sich dem Religionswechsel des Hofes anschließt, ist die Tatsache, daß sich trotzdem die Baupläne der Heiligtümer nicht grundsätzlich ändern. Man übernimmt für den Kult des Buddha-Königs fast unverändert die Baumuster, die für Schiwa und Wischnu gültig waren. Kontinuität herrscht in der Hauptrichtung des Baustils. So stellt die Mehrzahl der von Jayavarman VII. erbauten Tempel ebenerdige Tempel dar, die auf ein Muster der

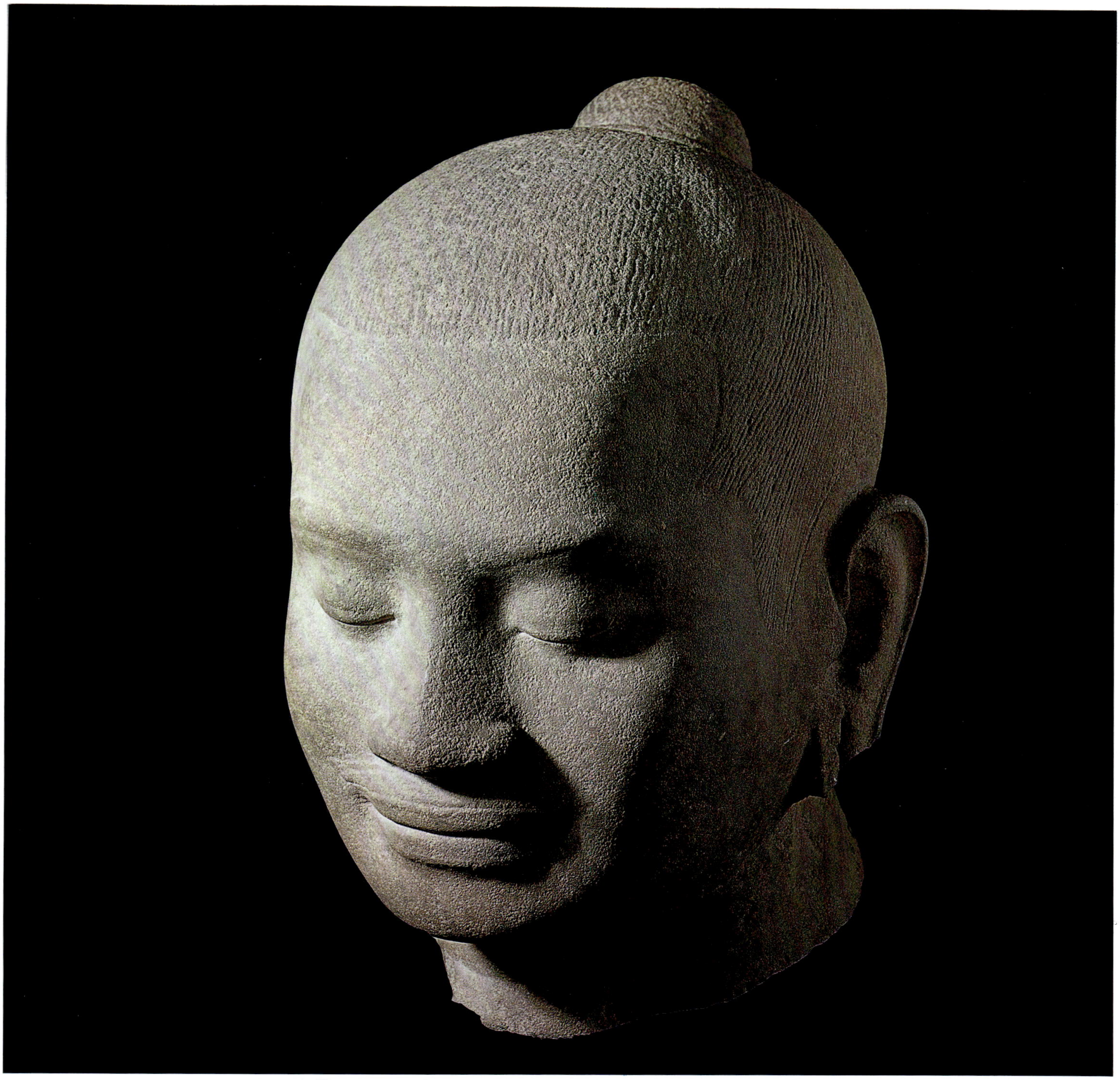

klassischen Epoche zurückgehen. Dieser übernommene Plan ist nicht axial wie in Koh Ker, Banteay Srei oder Preah Vihear, sondern zentriert wie der Bauplan der Tempelberge. Diese Lösung existiert bereits in der Hauptstadt, im Heiligtum Banteay Samre und vor allem in dem prachtvollen Tempel Beng Mealea, 40 km östlich der königlichen Stadt. Gleichzeitig mit Angkor Vat erbaut, weist er fast dieselben Proportionen auf wie das Meisterwerk von Angkor, da seine äußere Galerie Ausmaße von 180 mal 150 m hat. Beng Mealea, das keine zentrale Pyramide, sondern ein Heiligtum mit einem vorgestellten großen Mandapa oder Versammlungssaal enthält, war dem Brahma-Kult geweiht. Ein ähnlicher Bauplan blieb dann in der Mehrzahl der Buddha-Tempel in der Zeit Jayavarmans VII. vorherrschend, so in Preah Khan, Banteay Kdei, Ta Som und Ta Prohm.

Wir hatten gesehen, daß in der klassischen Epoche die verschiedenen Pyramidenstufen, die der Tempelberg bildet, von einer Galerie umgeben war. Die immer deutlicher zutage tretende Identität zwischen den Etagen und den umlaufenden Galerien wird von nun an auf vollkommene Weise verwirklicht, aber im Flachbau. Kennzeichen des

Befreier Angkors nach der Eroberung durch die Cham ist König Jayavarman VII., der sich zum Buddhismus bekehrt. Diese Plastik des Herrschers, die Augenlider gesenkt und wie versunken in glückselige Meditation, stammt vom Ende des 12. Jh. und wurde im Tempel Preah Khan von Kompong Thom gefunden.

Rechts:
Der von den mächtigen Wurzeln der Wollbäume umschlungene Tempel Ta Prohm in Angkor, geweiht 1186. Die Archäologen ließen ihn bewußt in dem Zustand, in welchem er im vergangenen Jahrhundert angetroffen wurde.

Unten:
Am Eingang eines Tempels aus der Zeit Jayavarmans VII. hält ein mit einer Keule bewaffneter Dvarapala Wache. Der sehr „blumenreiche" Stil ist typisch für die Epoche von Bayon.

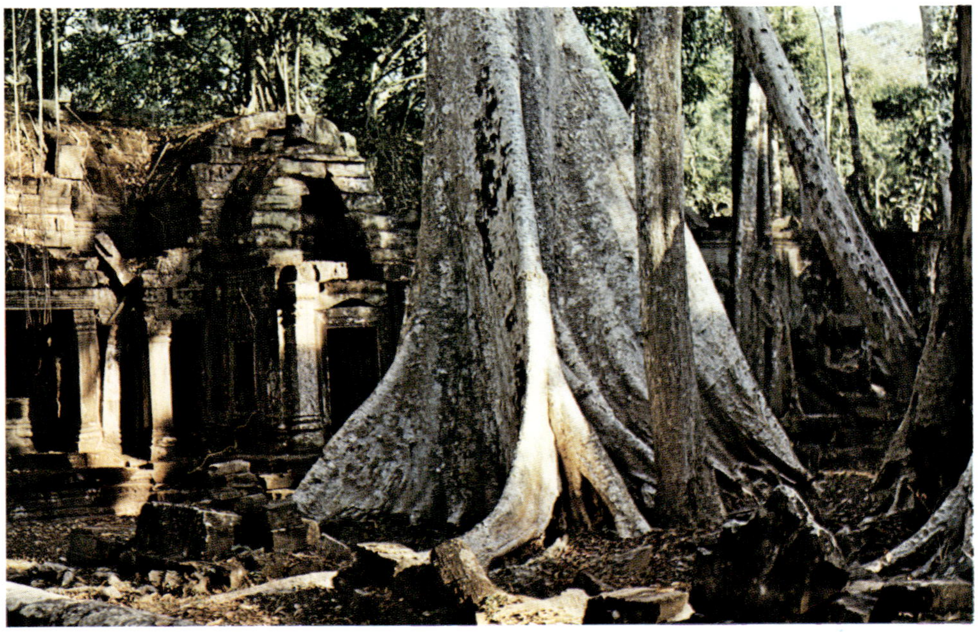

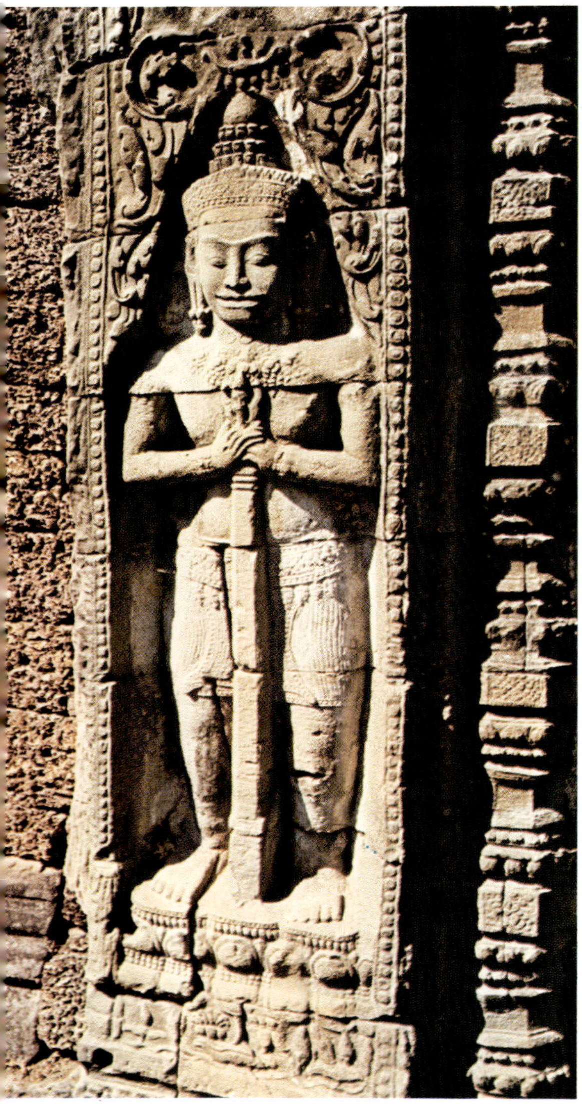

buddhistischen Tempels aus der Zeit Jayavarmans VII. ist eine Reihe konzentrischer Galerien, deren Mandala, allerdings auf ebener Erde, die unterschiedlichen Höhen der göttlichen Wohnetagen auf dem Berg Meru darstellt. Statt den zentralen Berg zu betonen, orientiert sich hier die Vorstellung vom Kosmos vielmehr an den Gebirgsketten, die das Universum umgeben und es schützen. Denn seitdem das Khmer-Reich sich durch seine Nachbarn bedroht sah – es hatte seine blutige Erfahrung –, bringt auch die Architektur diese unterbewußte Sorge zum Ausdruck und wählt aus den früheren Baumustern dasjenige, das dieses Schutzbedürfnis am besten sichtbar macht.

Wenn auch in den Bauplänen keine grundlegenden Neuerungen entwickelt werden, verrät andererseits der Dekor einen neuen Stil, einen seltsamen Barockismus. Die klassische Strenge von Angkor Vat, die durch eine strikte Unterordnung des plastischen Dekors unter die Architektur gekennzeichnet war, wird durch eine Kunst ersetzt, bei der die Grenzen zwischen Skulptur und Baustruktur verschwunden sind. Überall beleben in den Sandstein gemeißelte Ornamente die Wände, die Dächer, die Pfeiler. Überall ist das Antlitz des Buddha-Königs oder des Glückseligen gegenwärtig in den üppig quellenden ornamentalen Motiven. Denn Jayavarman VII. identifiziert sich von nun an – durch den Vergöttlichungsritus – mit der Gottheit selbst, und zwar in der Gestalt des mitleidigen Boddhisatva.

Monumente, vom Dschungel überwuchert

In Wahrheit führte dieses Baufieber, das das Königreich Angkor nach dem Ende der Cham-Invasion überfiel, zu einer überhasteten Bauweise, oft sogar zu Pfuscharbeit. Überwuchert vom Dschungel, der erneut von der im 15. Jh. verlassenen Landschaft Besitz ergriffen hatte, waren die Bauwerke unter dem Druck der mächtigen Bäume – Zedern, Acajoubäume, Wollbäume usw. – aus den Fugen geraten, deren Wurzeln die Mauern zum Einstürzen brachten, den Fliesenbelag der Terrassen hochdrückten, die Balustraden umstürzten, die Kraggewölbe der Terrassen rissig machten und die Dächer abdeckten. Im Gegensatz dazu verschwanden die zahlreichen Bauwerke Jayavarmans VII., die der Überwucherung durch den Urwald nicht ausgesetzt waren, unter Lianen, ihre Mauern verfielen langsam, ihre Skulpturen zerbrachen unter der Umklammerung durch die grünen Stränge. In dem romantischen Halbdunkel, das sich über die durch die Kräfte des Dschungels zerstörten Bauwerke legte, vollendeten die Schreie der Affen und Vögel die Stimmung, die mit dieser üppigen Kunst in Einklang steht.

Gegenüber:
Ein romantischer Anblick von Angkor, wie ihn Pierre Loti zu Beginn dieses Jahrhundets malte: ein Gopuram von Ta Prohm, überwuchert von der Urwaldvegetation und von Schlinggewächsen, die sich zwischen die mit Skulpturen köstlicher Apsaras bedeckten Steinblöcke drängen.

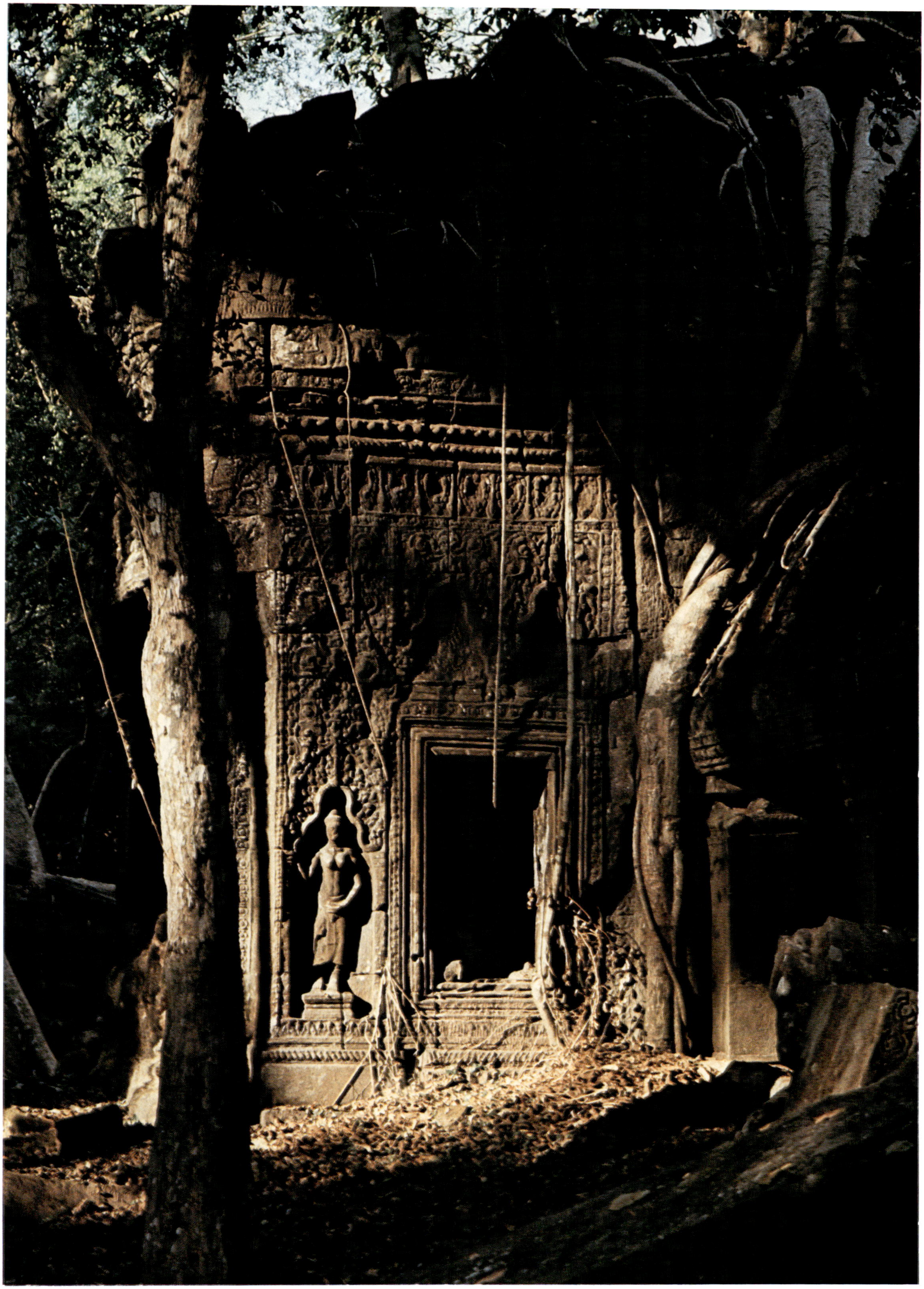

Diese Gesamtruine des Werkes Jayavarmans VII. nährte lange Zeit die Ansicht, die letzten Bauwerke Angkors seien viel älter als die klassischen. Erst 1927 wurde die genaue Zeitbestimmung der Gebäude abgeschlossen. Die Tempel Jayavarmans VII., deren Entstehungszeit man um das Jahr 900 n Chr. angesetzt hatte, wurden nun in ihren wahren historischen Bezug versetzt: zwischen 1181 und 1219.

Die Tempelbauten Jayavarmans VII.

Mit dem Rückzug der Cham beginnt für Angkor, dank Jayavarman VII., eine an prächtigen Bauwerken reiche Epoche. Dort, wo der Sieger nur Ruinen vorfand, begann er die Grundlage für das Aufblühen großartiger Tempel zu schaffen. Sofort erprobt er vor seiner verwüsteten Hauptstadt die Nützlichkeit eines Planungszentrums, von wo er den Wiederaufbau leiten könnte. Er errichtet eine Tempelstadt an der Südostecke des östlichen Baray, nämlich Ta Prohm. Der Tempel wird 1186, nur 5 Jahre nach der Machtübernahme Jayavarmans VII., eingeweiht. Innerhalb seiner Umfassungsmauern, deren Seiten etwa 1000 m

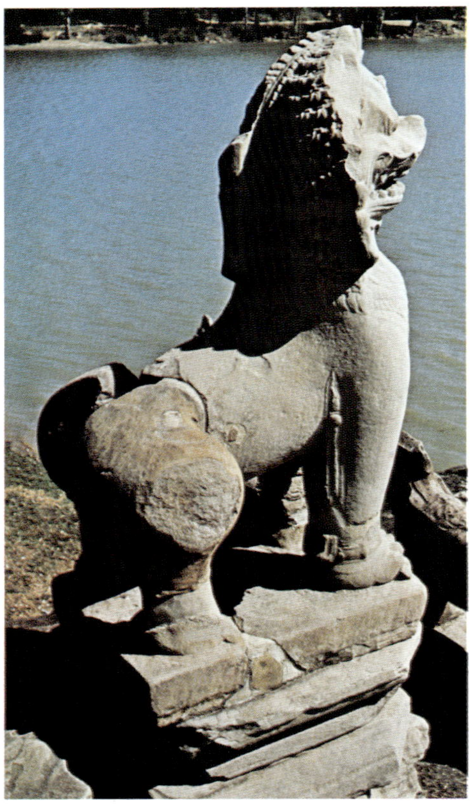

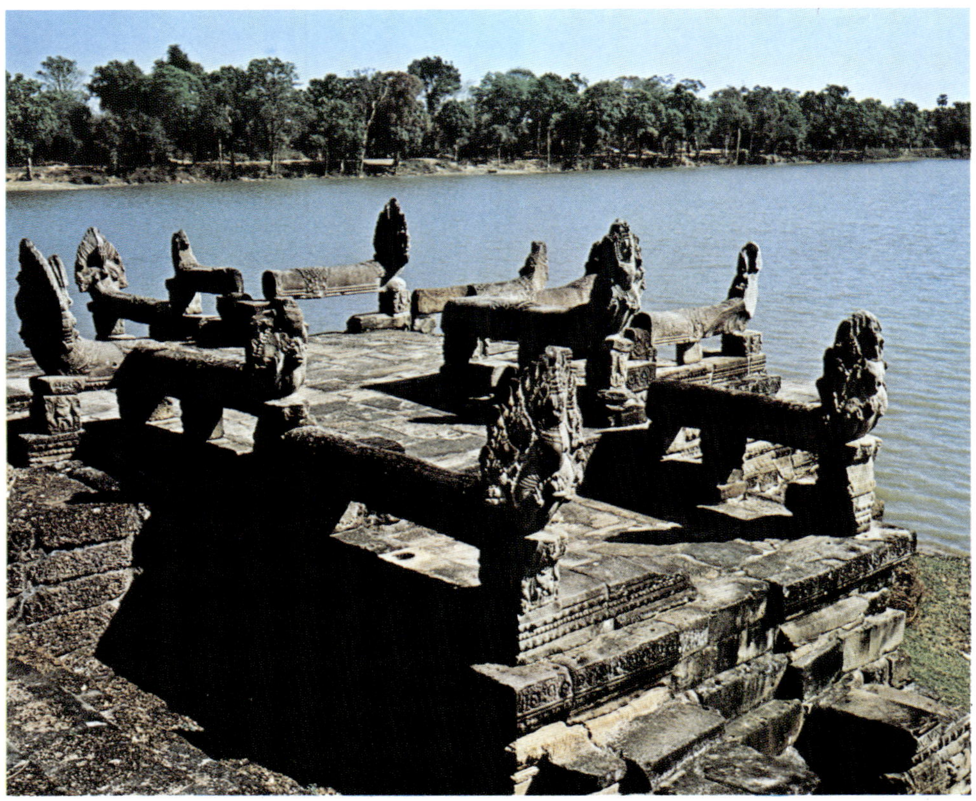

und 600 m lang sind, erscheinen heute noch die Gebäude in jenem Zustand, in dem sie im vergangenen Jahrhundert durch die Forscher entdeckt wurden. Der Tempel ist völlig vom Dschungel überwuchert und zeigt sich in einer wildromantischen Pracht.

Ta Prohm besteht nach dem Vorbild von Beng Mealea, das das Muster der späteren großen buddhistischen Klöster liefert, aus drei konzentrischen Umfassungsmauern. Die erste umgibt einen Prasat, dem ein großes Mandapa oder Versammlungssaal vorgebaut ist, dessen Dach von inneren Pfeilern getragen wird. Gedeckte Passagen verbinden die erste mit der zweiten Umfassungsmauer. Diese Verbindungen vermehren sich schließlich im endgültigen Stil bis zu einer solchen Menge, daß die klare Ordnung von Angkor Vat – ein Merkmal der klassischen Kunst – schließlich einem Wirrwarr von Säulen, einem Netz von Galerien mit verwickelten Passagen weicht. Diese überladenen Erweiterungen wurden erst im Laufe der fortschreitenden Bauarbeiten dem Bauwerk hinzugefügt, das sich zunächst auf einen weit schlichteren Entwurf gründete. Man hat den Eindruck, daß nach der

Oben, links:
Ein Löwe auf einem Treppenpodest als Wächter am Rand des Wasserbeckens Srah Srang zu Angkor erinnert an einen gewissen chinesischen Einfluß auf die Kunst von Angkor.

Oben, rechts:
Dieser „Landungsplatz", die von Naga-Balustraden gesäumte Terrassenanlage von Srah Srang, ist dem von Jayavarman VII. errichteten Tempel Banteay Kdei vorgelagert.

Genehmigung der Pläne durch den Herrscher die Priester, die diesen großen buddhistischen Klöstern vorstehen, die Hinzufügung zusätzlicher Elemente innerhalb der Umfassungsmauern gestatten. Diese Veränderungen der Originalentwürfe führen zur Überladung, zur Weitschweifigkeit eines barockisierten Stils. Eine Inschrift in Ta Prohm berichtet, daß die Anlage 39 Turmheiligtümer, 566 Wohneinheiten aus Stein und 288 Wohneinheiten aus Backstein umfaßte. Der Tempel ist nicht mehr nur Kultstätte, zu der allein der König und der Hohepriester Zutritt haben, er ist von nun an ein von einem Abt geleitetes buddhistisches Kloster, in dem Tausende von Gläubigen und Bonzen leben.

Diese Entwicklung zu einer immer größeren Anzahl von gedeckten Sälen und Innenräumen ergibt sich aus besonderen, der buddhistischen Religion eigenen Bedürfnissen, denen man die früheren Formen anpaßt. Denn während die hinduistischen Religionen sich auf ein Ritual mit Opfern und Weihegaben in Form von Butter und Milch beschränkten, mit denen der Priester das Lingam oder die Statue des Gottes bestrich, fordert von nun an das Gesetz Buddhas Versammlungen der in Gemeinschaft lebenden Gläubigen. Aus diesem praktischen Bedürfnis

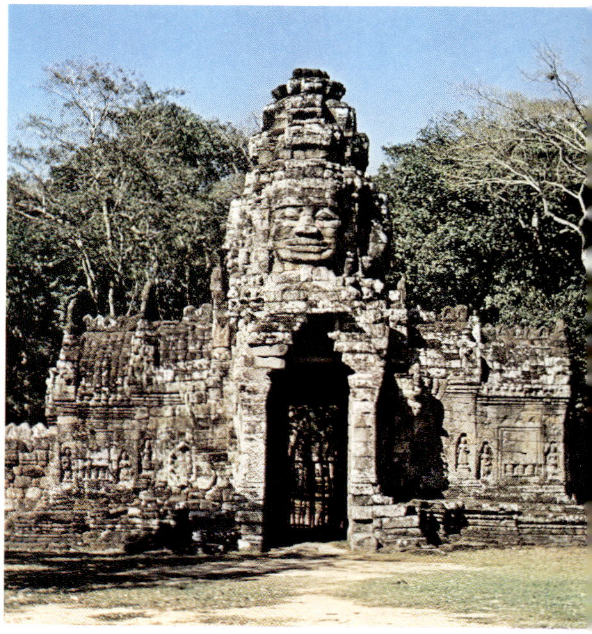

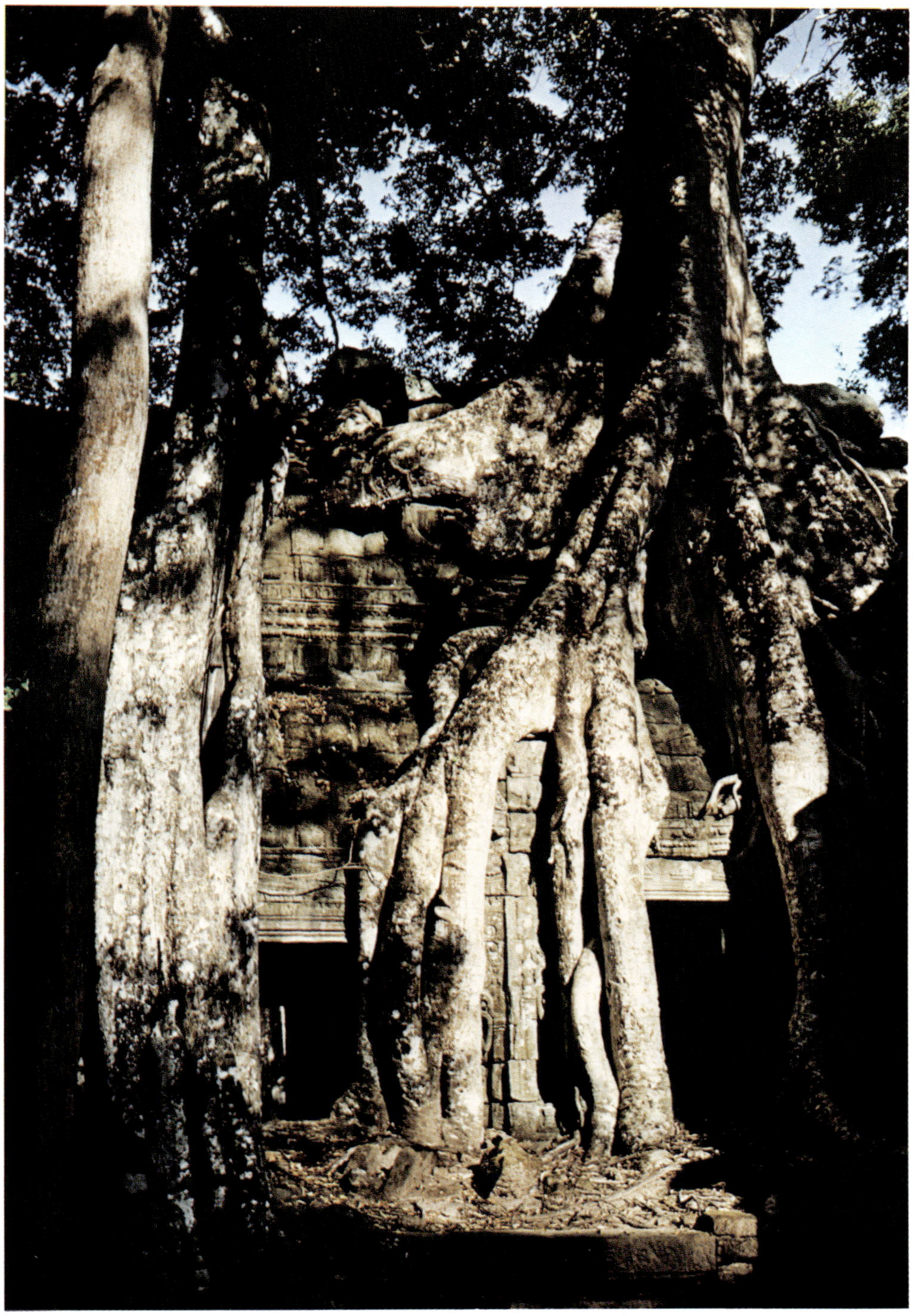

Oben:
Ein Gopuram, gekrönt von einem Turm mit eingemeißeltem Gesicht - charakteristisch für den Stil Jayavarmans VII. - am Tempel Banteay Kdei. Dieses Vorbild wurde in riesigem Maßstab an den Tortürmen der Umfassungsmauer von Angkor Thom zu Beginn des 13. Jh. wiederholt.

Links:
Der Tempel Preah Khan zu Angkor, vom Wald überwuchert. Die Wurzeln der riesigen Wollbäume - stürzen sie die Mauern um oder halten sie sie aufrecht?

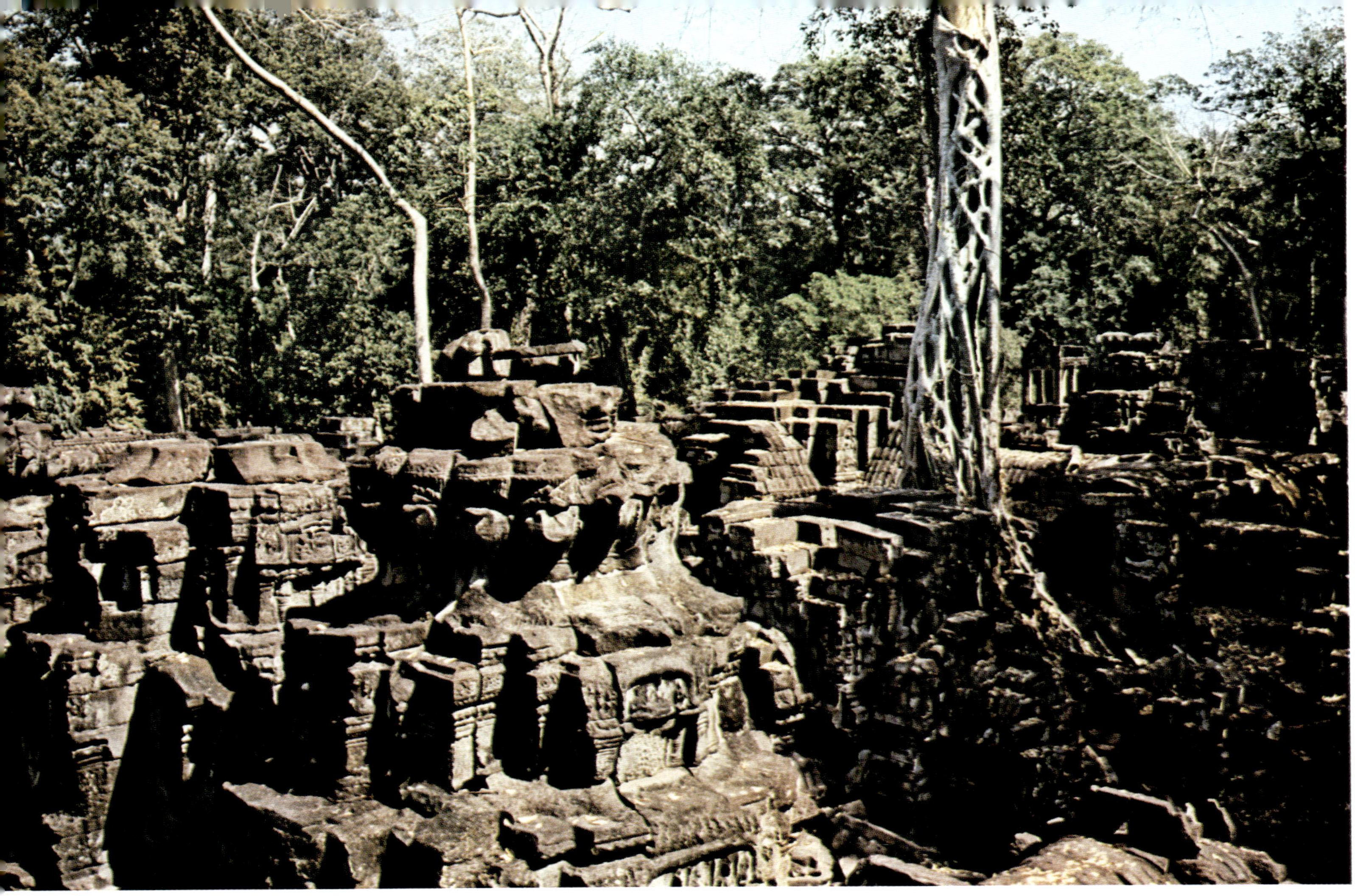

Das Gewoge der gewölbten Säle des Tempels Preah Khan zu Angkor. Künftig spielt der Tempel ebenfalls die Rolle eines Klosters, und die Zahl der Steinbauten wächst beträchtlich.

Gegenüberliegende Seite:
Unten, links:
Schwere Säulen mit zylindrischen Schäften, Basen und Kapitellen aus wulstigen, dekorierten Steinringen tragen ein mit quadratischen Fenstern ausgestattetes Stockwerk. Auf dieses obere Stockwerk der seltsamen Säulenhalle von Preah Khan führt keine Treppe.

Oben:
Im Dschungel um Preah Khan in Angkor: eine erstaunliche Säulenhalle, deren Bestimmung noch nicht geklärt werden konnte.

Unten, rechts:
Eine Apsara als Säulenschmuck im Tempel Preah Khan.

ist das Gewimmel von Gebäuden entstanden, die die Höfe innerhalb der verschiedenen Umfassungsmauern verstopften, wo jetzt die Bonzen wohnen. So wandelt sich der kreuzförmige Klosterhof zu einer unechten Säulenhalle. Diese Tendenz ist Zeichen einer Erneuerung der Architektur. Es war aber unmöglich, um neue Konzeptionen zu verwirklichen, die durch das Kraggewölbe bedingten Grenzen der Bautechnik zu überschreiten, die große Spannweiten ohne Stützen verboten. Die Architekten hielten auch am Bauplan der Patios fest, machten aber schmale Schächte daraus, durch die das Tageslicht einfiel und die Monsunregen abflossen. Die gleichen Gemeinschaftsbedürfnisse trugen nach dem 13. Jh. zu einer völligen Rückbesinnung auf eine Bauweise mit leichten Baumaterialien, z. B. Holz und Stroh, bei wie in den vorgeschichtlichen Anfängen.

Jayavarman VII. beschränkte sich jedoch nicht auf sakrale Bauwerke. Er nimmt auch die Arbeit an den Bewässerungsanlagen seiner Vorahnen wieder auf – wenn auch in kleinerem Maßstab. Denn er muß vermutlich das ganze Netz erneuern, die Dämme wiederherstellen, die Kanäle reinigen, die Barays wieder auffüllen. Vor dem Tempel von Banteay Kdei, der fast gleichzeitig mit Ta Prohm begonnen wurde und der zwei Wassergräben und zwei Umfassungsmauern aufweist, läßt er ein riesiges rechteckiges Wasserbecken von 750 mal 400 m namens Srah Srang anlegen. Auf der Westseite des Srah Srang findet sich eine Anlage in Form einer „Landestelle", deren kreuzförmige, stufenweise am Rande des Wassers aufsteigende Terrasse von zwei schönen Naga-Balustraden gesäumt ist. Einmal mehr die Nagas in enger Beziehung zum Wasser – ein Hinweis auf die fundamentale Bedeutung, die sie bei den Khmer, Hinduisten wie Buddhisten, in Verbindung mit einem Wasserkult haben! Die Terrasse, welche über der Landestelle liegt, muß einmal eine Konstruktion in leichtem Material getragen haben.

Schließlich errichtet Jayavarman VII. nördlich von Angkor, auf der Ostseite des neuen Barays von Neak Pean (der neben dem östlichen Baray entstand und 3300 mal 1000 m mißt), den großen Tempel Preah Khan. Erbaut zwischen 1184 und 1191, ähnelt dieser Tempel im

Grundriß Ta Prohm. Eine innere Unfassungsmauer von 220 mal 170 m Seitenlänge enthält alle Klosterbauten. Die gesamte, von einem Graben umschlossene Anlage mißt nicht weniger als 960 mal 700 m und weist die vier herkömmlichen Gopurams auf. Die Bauwerke umfassen 102 Türme, 485 Architektur-Bauelemente in Stein und 439 Mönchszellen. Die Mitte der Tempelanlage bildet ein großes kreuzförmiges Heiligtum, vor dem ein Mandapa steht. Zu diesem Komplex führen die von vier Seiten der Tempelanlage kommenden Zugangskorridore.

Auf der Hauptzugangsachse ist der aus dem kreuzförmigen Klosterhof entstandene Saal seither, in Analogie zu dem Ranga Mandapa Indiens, in einen Säulensaal für die Tempeltänzerinnen umgewandelt. Nördlich von diesem Saal findet sich ebenfalls eine Terrasse, auf der ein Bauwerk aus leichtem Material gestanden haben muß, auf der anderen ein säulengetragener Bau mit Reihen zu vier Säulen, die ein mit Fenstern ausgestattetes Stockwerk tragen, zu dem aber keine Stufen hinaufführen. Dieses Nebengebäude, dessen Bestimmung noch nicht feststeht, läßt an gewisse provinzielle Konstruktionen des spätrömischen Reiches denken mit ihren plumpen zylindrischen Säulen mit Basisringen und Kapitellen. Die Verwendung echter Säulen ist ein neues Phänomen in der Khmer-Architektur, in der zylindrische Träger nur als Pfeiler für die hochgelegten Straßen existierten – in Stein übersetzte Stege, die auf die Pfahlbau-Architektur zurückgehen.

Darüber hinaus zeigt Preah Khan anstatt und anstelle der stufenförmigen Dächer mit bei den Prasats üblichen Dekorationen in Form verkleinerter Häuser Bedachungen, die zahlreiche Zellen bekrönen und die Form von Kuppeln annehmen. Wie Wogen breiten sie sich, soweit das Auge reicht, im Wald von Angkor aus. Man sieht also, wie

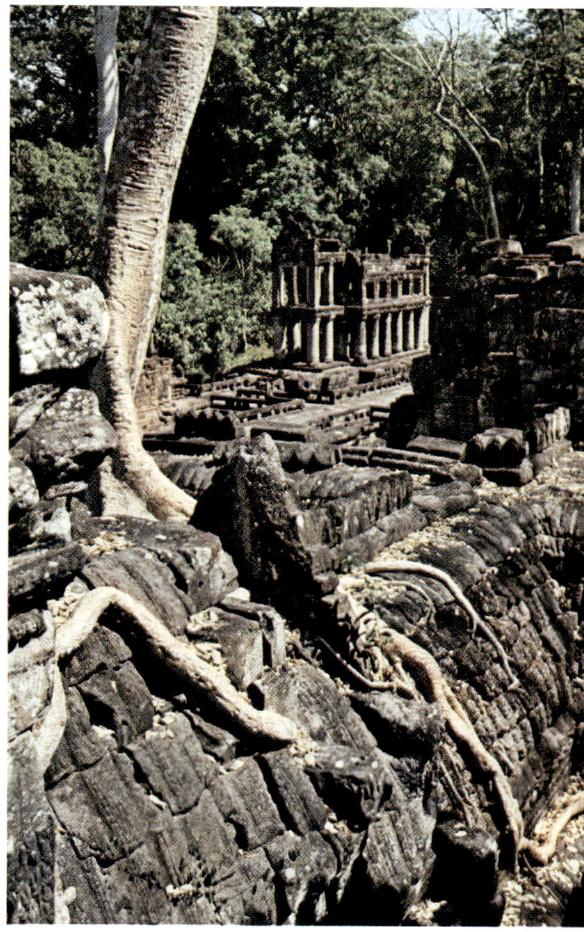

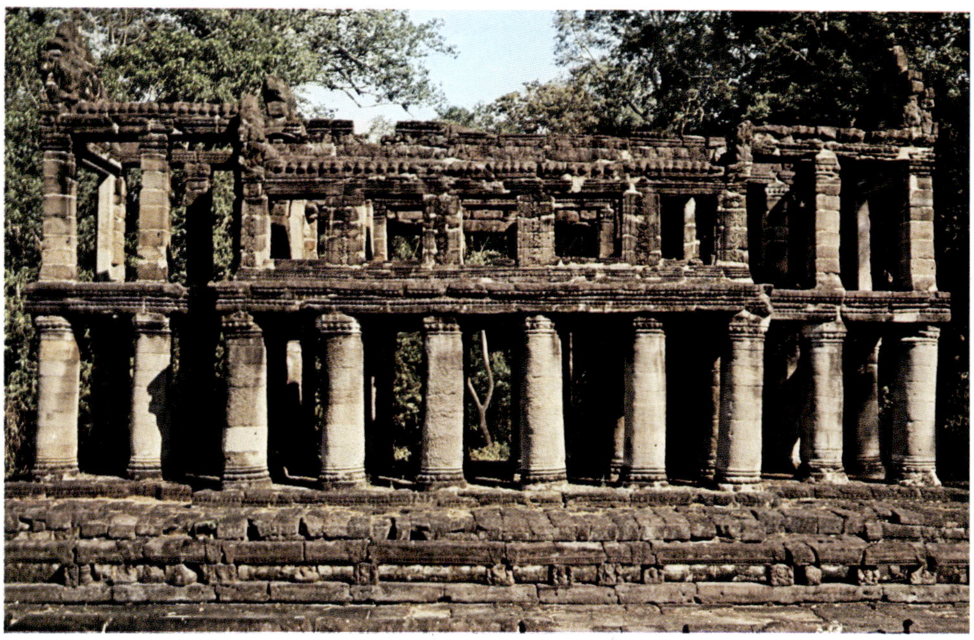

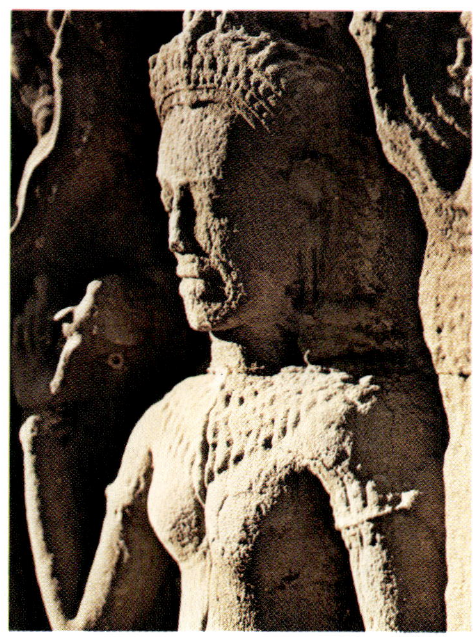

die Räume, die Baukörper und die Baumassen sich unter Einfluß neuer Erfordernisse Schritt für Schritt ändern. Die Errichtung dieser Bauwerke erfolgt jedoch zu hastig, die Bauausführung ist von nur mäßiger Qualität sowohl im Rohbau wie in der Ornamentik, die oft zu kraftlos und ohne Leben ist.

Selbst wenn das Aufkommen echter, für den Prozessionsritus bestimmter umlaufender Säulengänge den Katalog der klassischen (bisher an den Ecken der Gebäude unterbrochenen) Galerien vervollständigt, selbst wenn die Vergrößerung der Innenräume neue Bedachungstechniken erfordert, erkennt man doch allenthalben an den Bauwerken Jayavarmans VII. den Zwang, viel, schnell und ohne großen Qualitätsanspruch zu bauen. Es scheint, als ob man angesichts eines bevorstehenden, unerbittlichen Niedergangs vorsorgen wolle.

Das außergewöhnlichste Bauwerk Jayavarmans VII. entstand in der Mitte der neuen, seit etwa 1200 erbauten Hauptstadt. Wir sprechen vom Bayon, dem Haupttempel der Stadt Angkor Thom. Es ist eine Schöpfung, die im direkten Gegensatz zu der Klarheit von Angkor Vat steht. Ein komplexes, überladenes Bauwerk, Ergebnis zahlreicher Korrekturen, stellt der Bayon einen Gipfel- und Schlußpunkt des Barocken und Grandiosen dar.

Die äußere Galerie des Bayons von 130 mal 140 m Seitenlänge ist als zur Außenseite offene Säulenhalle ausgebildet, wie die in Angkor Vat. Die fensterlosen Innenmauern bieten eine beträchtliche Fläche für Flachreliefdarstellungen, Die Khmer-Kunst entwickelt hier einen neuen, lebendigen und spontanen Stil, der sich deutlich von den offiziellen und prunkvollen Szenen in Angkor Vat unterscheidet. Wir werden auf dieses seltene Dokument aus dem Leben im Kambodscha des 13. Jh. noch zurückkommen.

Diese äußere Galerie verrät, in architektonischer Sicht, eine Betonung der Innenräume, die sowohl die Gopurams wie auch die Ecktürme beeinflußt. Die einen wie die andern entwickeln sich nach einem in Preah Khan zuerst entwickelten, auf kreisförmigen Grundrissen beruhenden Bauplan. Mittels 12 Stützen – die vier mittleren Pfeiler sind bedeutend stärker als die äußeren – konstruiert der Architekt ein gedecktes Gebäude von ca. 20 x 20 m: eine beträchtliche Leistung bei einem Kragsteingewölbe.

Rings um die zweite, innere Galerie mit nur 70 m mal 80 m Seitenlänge erstreckt sich ein Hof. Diese Galerie trägt auf jeder Seite Ecktürme und je drei Gopurams, was insgesamt sechzehn Türme ergibt. In diese Türme ist jeder der vier Seiten ein riesiges Gesicht des Buddha-Königs eingemeißelt. Auch weitere Türme auf den Ecken des kreuzförmigen Gebäudes, das die zweite Galerie umschließt, weisen diese vier riesigen, in die vier Weltrichtungen blickenden Gesichter auf, deren gnädige Züge, geschlossene Augen und tiefe Meditation das Antlitz Buddhas mit dem des Herrschers vereinigen.

Versunken in tiefe Kontemplation und voller Güte lächelnd, blicken diese Bildnisse des Königsgottes an den 54 Türmen des Bayon, insgesamt also 216 Gesichter, in die vier Himmelsrichtungen und drücken die Allgegenwart der Macht und der Religion aus. Aber diese Welt der Türme mit den Gesichtern ist zugleich eine Versinnbildlichung der Zeit, eine riesengroße Verkörperung ihres Laufs und ihrer Dauer. Denn jedes des vier Gesichter an den Türmen spiegelt eine der Stellungen der Sonne in ihrem Tageslauf: In jedem Augenblick ist eines der Gesichter im hellen Sonnenlicht, eines im Vollschatten, während die beiden anderen zur Hälfte erleuchtet, zur Hälfte im Schatten sind. So

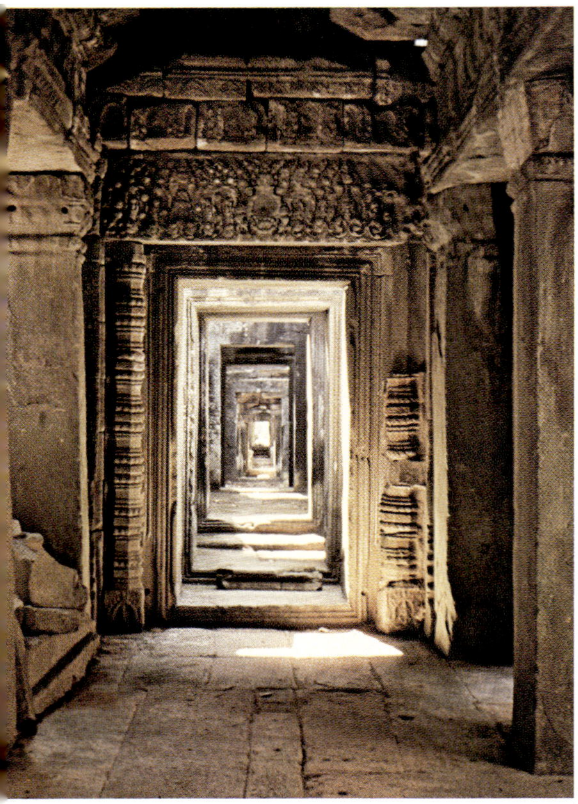

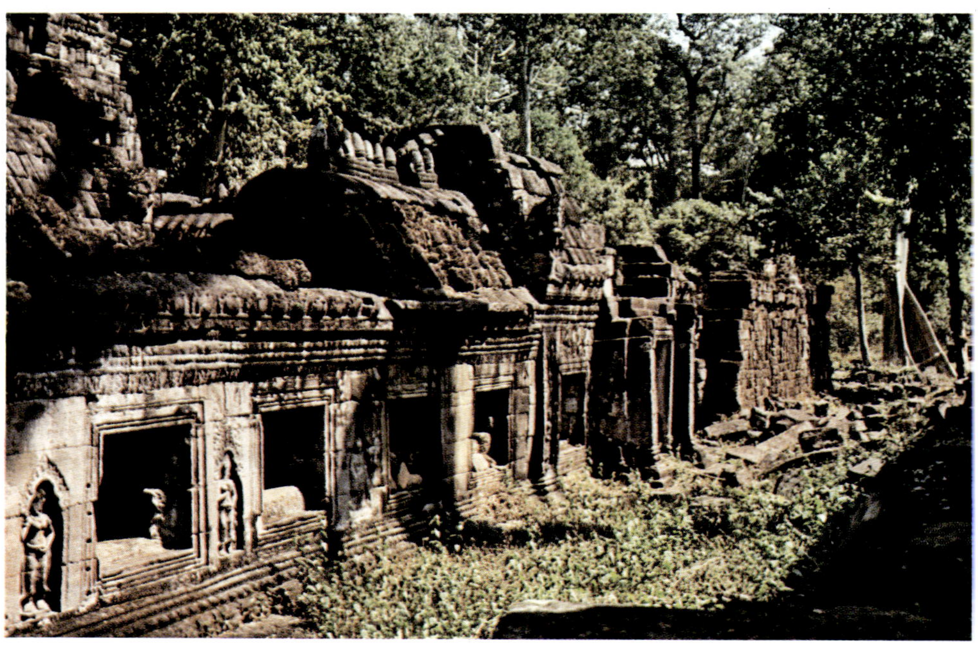

Oben:
Perspektive der axialen Galerien des Tempels Preah Khan in Angkor. Eine Reihe von Sälen und Türen folgen aufeinander bis zum zentralen Heiligtum.

Rechts:
Eine Reihe von Wohnhäusern in Stein, bestimmt für die Mönche des buddhistischen Klosters von Preah Khan, verdrängt mehr und mehr die Galerien und Gopurams.

ist der Bayon eine Komposition aus Schatten und Licht und stellt als festgefügtes Abbild den Lauf der Sonne und den Rhythmus des Kosmos dar.

Über dieser Anlage erhebt sich ein riesiger Zentralturm, der mit kreisförmigem Grundriß der buddhistischen Tradition des Stupa und dem Umwandlungsritus entspricht. Das Mandala bekommt hier einen Grundriß, der nicht mehr quadratisch, sondern rund ist, wie der Buddhismus es vorschreibt. Durch diesen zentralen Baukörper nun – der aus einer Abwandlung des ursprünglichen Plans entsteht, demzufolge der Bayon noch ein ebenerdiger Tempel war – gewinnt die Anlage ihre Höhe, wird sie zu einem wahrhaften Tempelberg von 42 m. Um das zentrale Heiligtum herum ordnen sich acht Kapellen strahlenförmig an und bilden ein Muster, das an das Gesetzesrad erinnert. Vier Säle, darunter ein quadratisches Mandapa mit Innenpfeilern, sind dem kreisförmigen Heiligtum vorangestellt.

Wenn wir jetzt zu den Flachreliefs der äußeren Galerie des Bayon zurückkehren, dann deshalb, um darzulegen, wieviel diese Skulpturen uns über die Situation Angkors zur Zeit seines letzten großen Herrschers berichten. Man kann hier die Schicksalsschläge im Krieg gegen die Cham ablesen, die großen Schlachten, die die Rückeroberung des Landes durch Jayavarman darstellen, die Kämpfe der Elefanten und Fußsoldaten, die Bewegungen der langen Kriegseinbäume mit Bronzebug usw. Diese weitläufigen Reliefs berichten die wichtigsten Ereignisse im Königreich mit besonders scharfer Beobachtung malerischer Details: am Boden röchelnde Verwundete, Marinesoldaten, die von Krokodilen verschlungen werden, wütende Kämpfer, die sich auf Sterbende stürzen. Aber auf großangelegte Darstellungen folgen auch kleine, intime Szenen: Kaufleute verhandeln vor ihren Auslagen, Wildschwein- oder Hahnenkämpfe locken Wetter an, Köche bereiten eine Mahlzeit aus Fleischspießchen und Reiskuchen, ein mit einer Handelsdschunke angekommener chinesischer Kaufmann palavert auf dem Kai, Jäger machen im Wald Treibjagd auf Wild, Angler fischen im Großen See.

Es ist also eine volkstümliche, den täglichen Beschäftigungen der Kambodschaner nahe Kunst, eine intime Ästhetik, in der der gnädige Buddha den Prunk des Hofes gemäßigt hat.

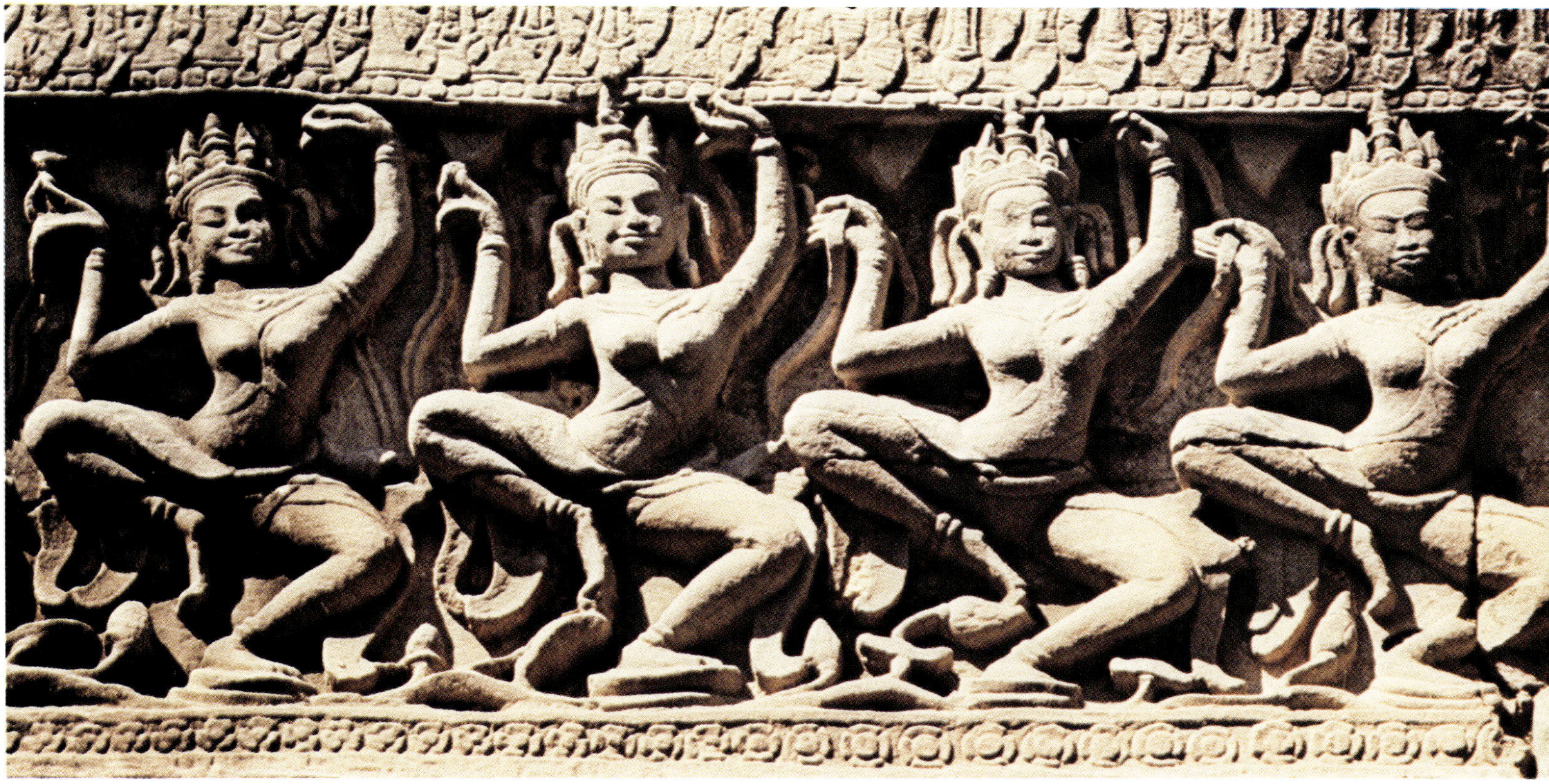

Unten:
Fries mit Tänzerinnen, Schmuck eines Türsturzes im Tempel Preah Khan. Mit der letzten Periode der Angkor-Architektur beginnt die Rolle des Königlichen Balletts bedeutsamer zu werden, wie die berühmten „Säle der Tänzerinnen" in den zuletzt erbauten Tempeln beweisen.

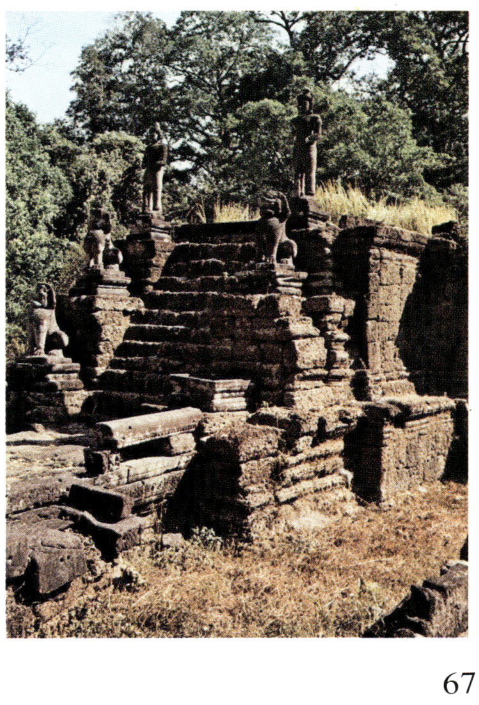

Ganz unten:
Eine in Laterit erbaute Terrasse mit Treppen, die von Seitenwänden eingefaßt sind. Sie muß ein Gebäude in vergänglichem Material getragen haben, das dem Säulensaal von Preah Khan gegenüberstand.

Unten:
Bronzekopf eines stehenden Buddha aus dem 13. Jh. Mit der Epoche Jayavarmans VII. mußte der hinduistische Kult der Lehre des Gautama weichen.

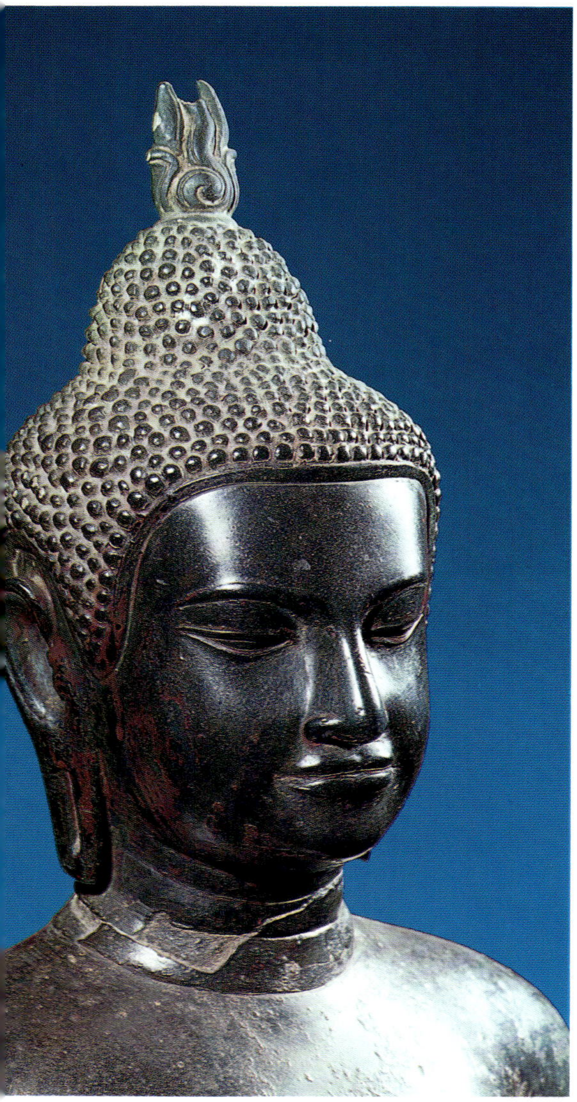

Gegenüber:
Buddha in Selbstbesinnung auf den Ringen der Naga, die ihm mit ihrem Kopf Schatten spendet. Dieses Werk des 13. Jh. stammt aus dem Zentralheiligtum des Bayon und weist Reste farbiger Bemalung auf.

Kapitel VI:

Angkor Thom, Höhepunkt und Niedergang

Angkor Thom oder die „große königliche Stadt", durch Jayavarman VII. um 1200 erbaut, bedeutet den Höhepunkt der neuen Richtung der Angkor-Architektur. Um die durch die Cham zerstörten Städte zu ersetzen, beschließt der König die Gründung einer neuen Hauptstadt, deren Größe und Schönheit alle früheren Stadtgründungen in den Schatten stellen sollte. Seine Vorstellungen von einer symbolischen Stadtplanung vermag sich hier in vollem Maße in einem barockartigen Stil von unerhörter Kühnheit zu realisieren. Denn die Bauten von Angkor Thom zählen, plastisch gesehen, zu den originalsten der Khmer-Kunst.

Angkor Thom ist eine Stadt, deren Umfassungsmauern ein großes Quadrat von 3 km Seitenlänge bildet und von einem 100 m breiten Wassergraben umgeben ist. Hinter diesem Wassergraben, der somit ringsum 12 km lang ist, erhebt sich eine Mauer, auf der ein Rundweg verläuft. Im Innern ist die Mauer abgestützt durch eine Böschung, an deren Fuß ein Kanal die Stadt umfließt. In der Mitte jeder Seite der Umfassungsmauer überquert eine axiale Straße den Wassergraben auf einem Damm. Sie verläuft durch ein großes gewölbtes Tor, das ein Torturm überragt, in den riesige Gesichter des Buddha-Königs, wie in die Türme des Bayon, eingemeißelt sind. Diese Straße über den Damm setzt sich fort bis in das Herz der Stadt zum Zentraltempel Jayavarmans VII., jenem Bayon, dem der Herrscher, wie wir sahen, eine besondere Bedeutung im Vergöttlichungsritus beimaß, durch den er sich mit dem barmherzigen Gautama identifizierte. Die vier axialen Straßen teilen also die Stadt in vier gleichgroße Quartiere. Auf der Ostseite der Stadt jedoch führt im nordöstlichen Quartier – parallel zu der Straße zum Haupteingang des Bayon – eine fünfte Straße durch das Siegestor zum königlichen Palast.

Die Straße der Riesen

Auf den fünf Dämmen, die den 100 m breiten, ganz mit Lateritblöcken verblendeten Wassergraben überqueren, findet sich eine höchst interessante Schöpfung: die Straße der Riesen. Dieses Werk, das sich bereits in den Zugangsstraßen des Preah Khan ankündigte, besteht in der Einfassung des Dammes, der den Wassergraben in Richtung auf den Eingangsgopuram hin überquert, durch riesige in Stein gemeißelte Balustraden. Diese Balustraden bilden eine Komposition aus 54 Riesen auf jeder Seite, die in ihren starken Armen den Körper einer ungeheuren Naga tragen.

Für den Ankömmling, der sich der Stadt nähert, stellen diese Riesen, die sich zu beiden Seiten der Straße erheben, auf der rechten Seite die Dämonen der Hölle, auf der linken Seite die des Himmels dar. Die Höllendämonen mit ihren kugelförmigen Augen haben drohende, schreckenerregende Gesichter, die Himmelsdämonen einen friedlichen, erhabenen und heiteren Gesichtsausdruck. Der Kopf der beiden Nagas, die diese Riesen halten, ist dem sich Nähernden zugewandt. Aus dem verdickten vorderen Körperteil wachsen sieben zum Zubeißen bereite Mäuler. Der Schwanz der mythischen Schlange ist hochgerichtet und umrahmt den Eingangsgopuram.

Diese umfangreiche, in Vollplastik ausgeführte allegorische Komposition von mehreren Metern Höhe und 100 m Länge, die zu dem riesigen Gesicht des Buddha-Königs über dem Tor hinleitet, greift ein

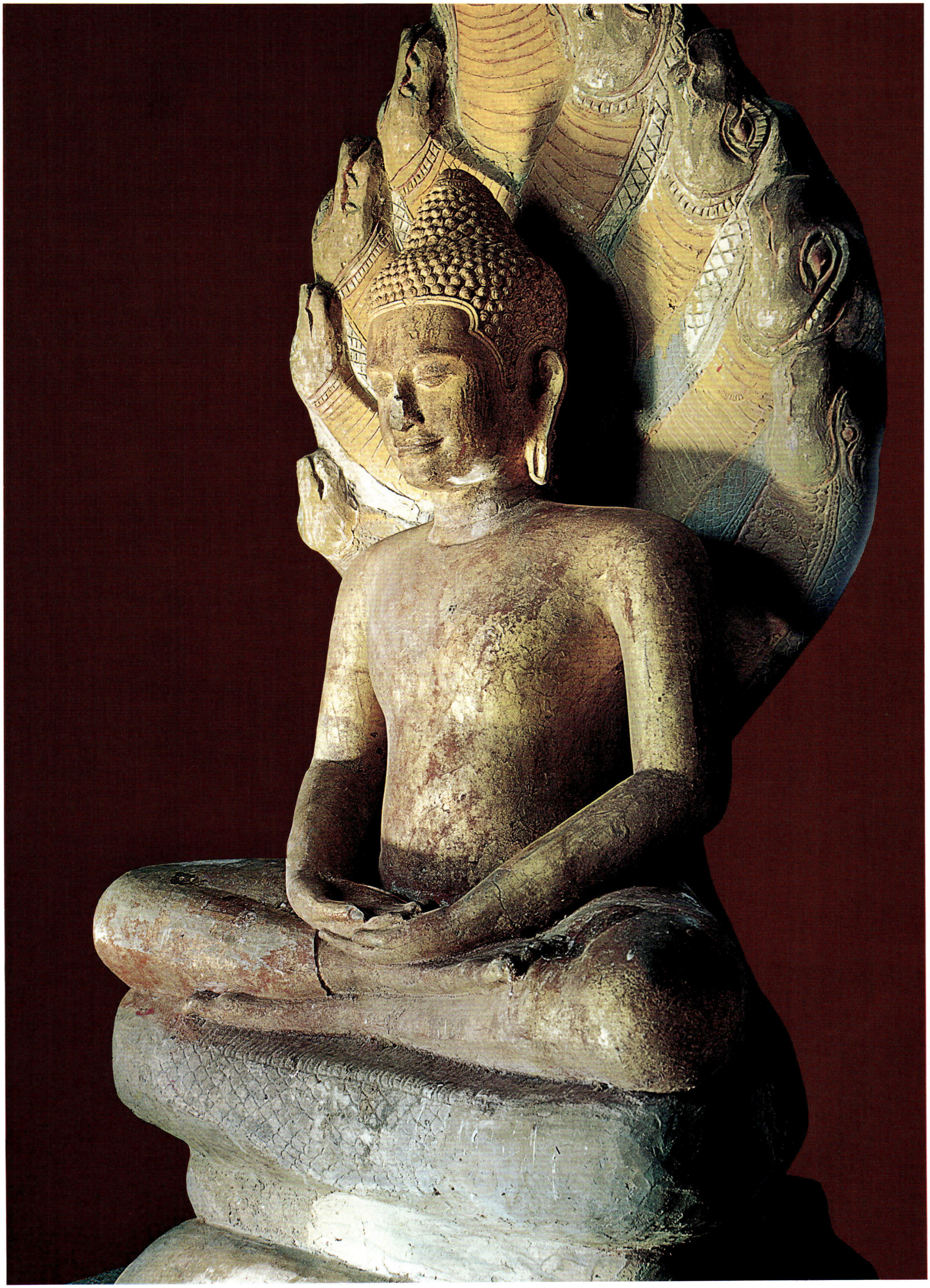

Unten:
Detail des Gesichtes eines himmlischen Geistes in der Straße der Riesen, die in die Königsstadt von Angkor Thom führt. Sie wurde im Jahr 1200 durch Jayavarman VII. erbaut.

Ganz unten:
Der Damm über den Wassergraben von Angkor Thom ist beiderseits eingefaßt von 54 Riesen, die das Buttern des Milchmeeres oder die Weltschöpfung gemäß der indischen Kosmologie symbolisieren. Im Hintergrund der mit dem Gesicht des Buddha-Königs gekrönte Gopuram, dessen Tor den südlichen Eingang zu der von Mauern umschlossenen Stadt darstellt.

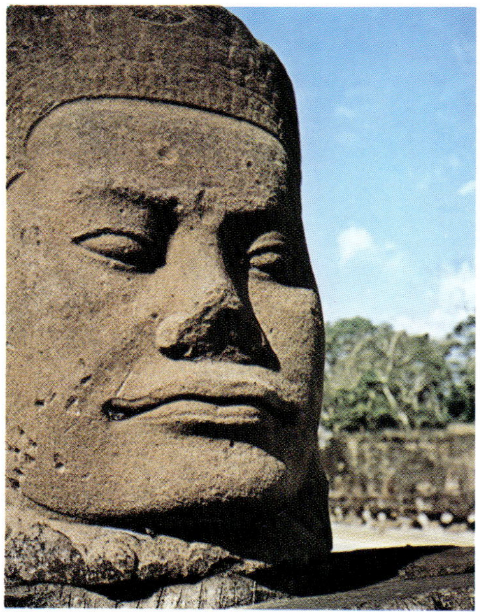

altes Thema der indischen Mythologie wieder auf, das Buttern des Milchmeeres, das den Schöpfungsakt der Erde symbolisiert. Dieses hinduistische Thema, das man besonders in einem wundervollen Flachrelief der Außengalerie von Angkor Vat wiederfindet, hat den Übertritt Jayavarmans VII. zum Buddhismus überdauert, der es in einer Skulptur von unvergleichlicher Wirkung dargestellt hat.

So, wie sich durch das Quirlen der Milch das Butterklümpchen bildet, sieht man durch das Wirken der Götter das Universum entstehen. Die Asuras und Devas schießen wechselweise auf die Nagas, um das Ambrosia zu erhalten, das der Herrscher seinem Volk geben will, um ihm das Glück zu bringen. Die Nagas sind jedoch auch die Wächter des Schatzes, weshalb ihr Kopf sich auf der Schwelle des Dammes drohend über den Wassergraben hochreckt. So haben Götter und Dämonen gleicherweise Anteil an dieser Schöpfung, aus ihrem Widerstreit ist das Universum entstanden und ergibt sich die Unsterblichkeit der Erwählten.

Schließlich entdeckt man unter den Turm-Gesichtern am Gopuram in den zurückspringenden Ecken des kreuzförmigen Bauwerks die Reliefdarstellung des dreiköpfigen Elefanten, auf dem, in der indischen Mythologie, der Gott Indra sitzt, der Träger der Blitze und Gott der Himmel, in denen die dreiunddreißig Götter leben. Zwar war der König zum Buddhismus seines Volkes zurückgekehrt, doch hat er die Symbolsprache der Hindu-Mythologie nicht weniger bewahrt, um die beiden aus Indien kommenden Religionen in einer wirksamen Verschmelzung zu vereinigen.

Grundlagen des Khmer-Städtebaus

Wir haben bereits mehrere Angkor-Städte erwähnt, so Yasodharapura mit dem Phnom Bakheng im Mittelpunkt oder die Hauptstadt Udayadityavarmans mit dem Baphuon. Wie Angkor Thom haben diese Städte einen quadratischen Grundriß. Man kann sich also fragen, welches die Leitlinien des Khmer-Städtebaus waren.

Hier wie allgemein in der Kultur Kambodschas ist der indische Einfluß vorherrschend. Der indische Städtebau war aber durch bindende Vorschriften geregelt. Die Gründung einer Stadt ist ein Ereignis von höchstem Rang, man muß sie mit magisch-religiösen Vorsichtsmaßnah-

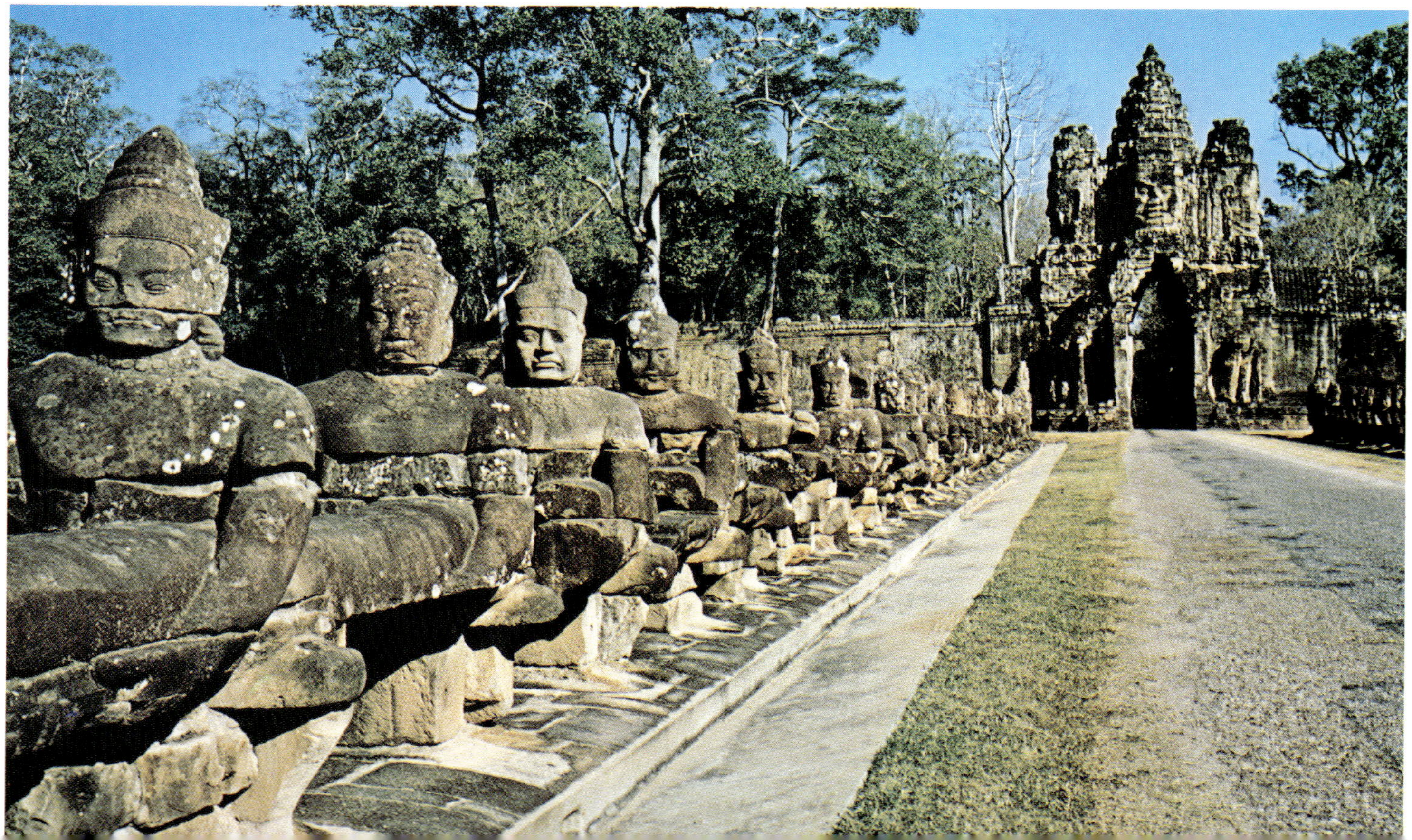

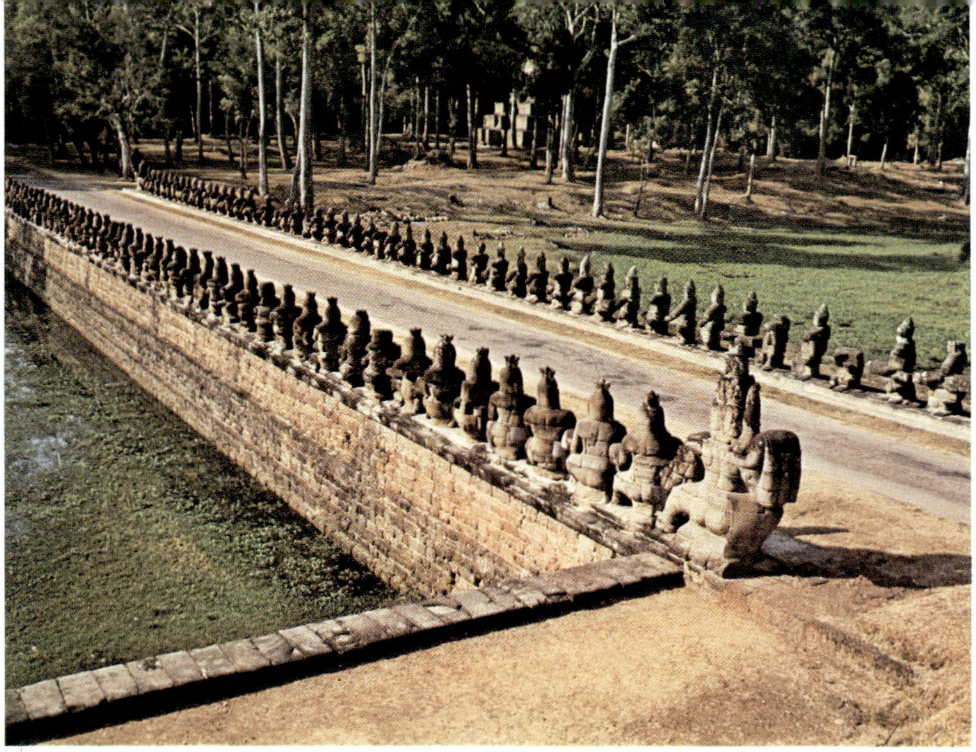

men umgeben, die für das Gelingen des Unternehmens und das Glück der Bürger unerläßlich sind. Die indische Stadt hat einen quadratischen Plan, denn diese geometrische Form symbolisiert den Zusammenhalt der kosmischen Ordnung, die absolute Vollkommenheit. Dieses Quadrat basiert auf dem magischen Grundriß, dem Mandala, der seinerseits eine ganze Zahl Unterquadrate oder Padas enthält. Je nachdem ob die Stadt mehr oder weniger groß und komplex sein soll, ergeben sich Mandalas, die in einfacher geometrischer Progression unterteilt sind. Enthält die Stadt zwei Einheiten je Seite, wird sie vier Padas zählen. Ist die Seite durch drei geteilt, wird sie neun Padas haben, und so fort. Die weitere Gesamtzahl der Padas kann also 16, 25, 36, 64, 100, sogar 144 Padas sein. Die Pläne der indischen Städte enthalten im allgemeinen gleich viele Padas zu beiden Seiten der Symmetrieachse, also eine gerade Zahl, die dann ein Manduka bildet. Die quadratische Stadt ist außerdem durch die beiden sich kreuzenden Achsenstraßen in vier gleiche Teile geteilt. Diese Raumordnung, die derjenigen der Römer mit ihrem „cardo" und „decumanus" verwandt ist, sollte charakteristisch für den Khmer-Städtebau werden. Der Tempel steht im kosmologischen Kreuzungspunkt dieser beiden Straßen und der Vertikalen und vereinigt den Himmel mit der Erde über diese Weltachse, die der Berg Meru ist, der heilige Berg mit den Wohnungen der himmlischen Götter. Denn durch Besteigen dieses kosmischen Berges treten die Menschen mit der Gottheit in Verbindung. Und dieses Band zwischen der Struktur der Welt und der Stadt existiert in gleicher Weise in den Wassergräben, die den ursprünglichen, das Universum umschließenden Ozean repräsentieren.

Diese gewaltige Stadtanlage Angkor Thom mit einer Fläche von 9 qkm war, wie die indischen Städte, auf einem Mandala-Plan aufgebaut, den wir uns zu rekonstruieren bemüht haben. Wieviele Padas zählte nun die Stadt Jayavarmans VII.? Um diese Frage zu beantworten, haben wir die Unterteilungen des quadratischen Plans der Angkor-Hauptstadt studiert. Bei Berücksichtigung der erheblichen Unregelmäßigkeit des Stadtplans, die durch die fünfte Zugangsstraße zum Königspalast durch das Siegestor bedingt ist, muß man eine der größeren Unterteilungen finden. Sie liegt im nordöstlichen Viertel zwischen der östlichen Achsenstraße und dem nördlichen Wassergraben und teilt diese Distanz im Verhältnis 1 : 2. Außerdem trennt im südwestlichen Viertel ein senkrechter Kanal den Abstand zwischen dem Wassergraben und der südlichen axialen Straße in zwei gleiche Teile. Das Grundquadrat weist also eine Seite auf, die sich in Viertel und Sechstel unterteilen lassen muß. Das Pada wird also ein gemeinsames Vielfaches dieser beiden Brüche (1/4 und 1/6), d.h. ein Zwölftel sein.

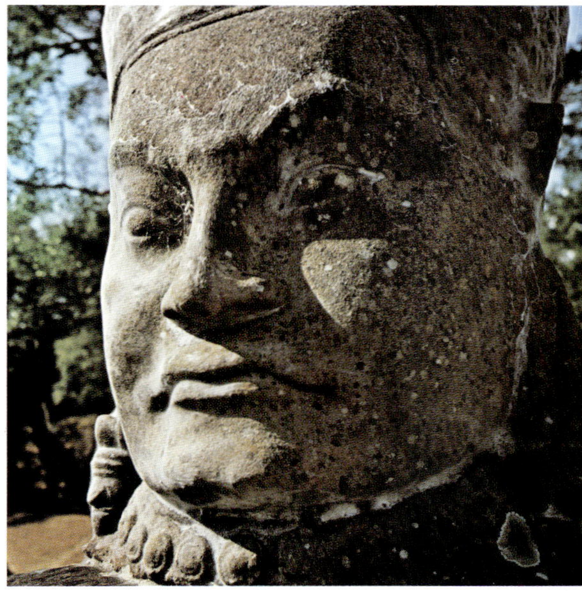

Ganz oben:
Blick von der Höhe der Stadtmauer: der Damm über den Wassergraben von Angkor Thom mit den 54 Riesen zu beiden Seiten der Straße. Die einen stellen Himmelsgeister, die anderen Geister der Unterwelt oder Dämonen dar.

Oben:
Das gütige Lächeln eines himmlischen Geistes von der Straße der Riesen in Angkor Thom.

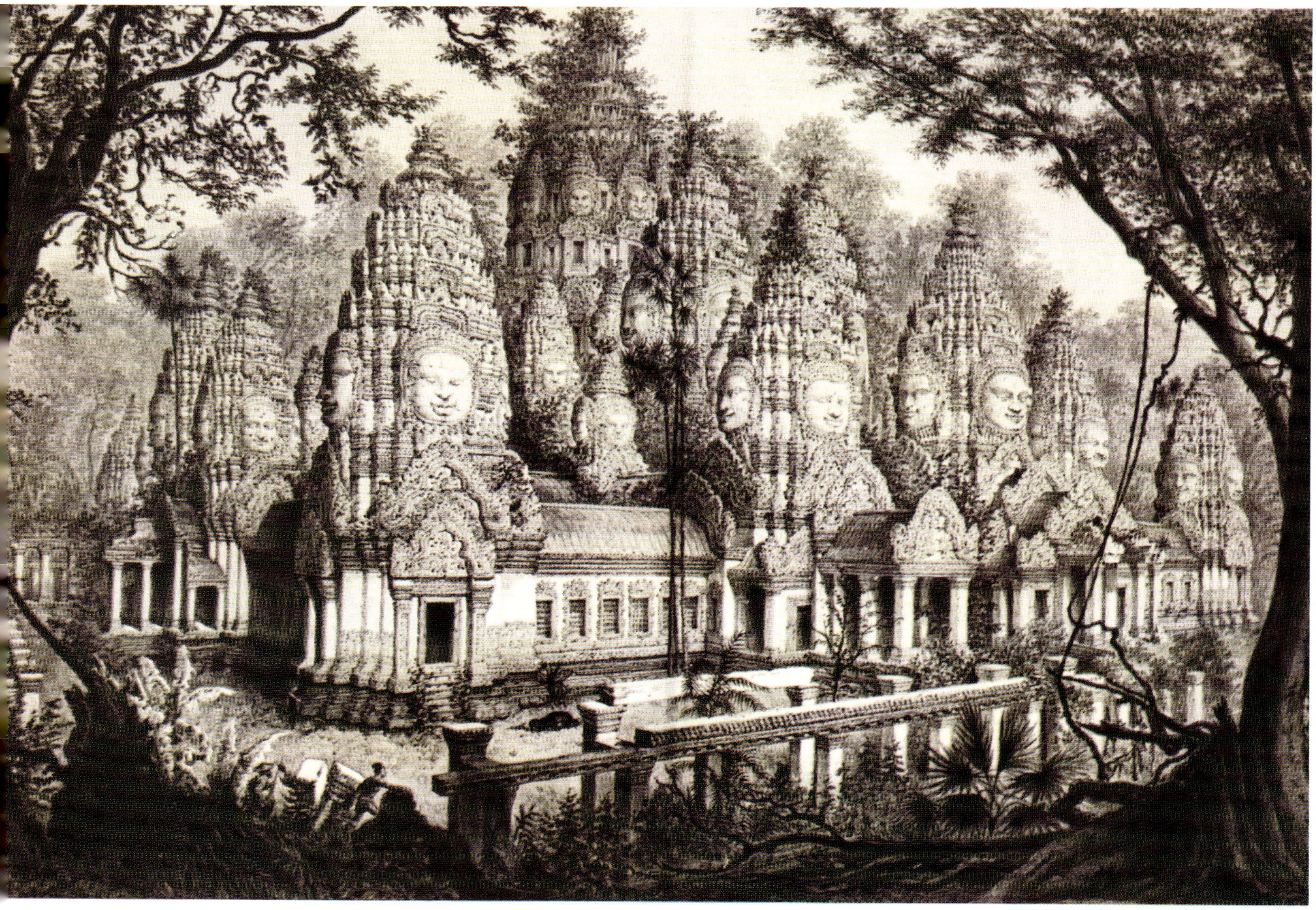

Oben:
Dieser Kupferstich von Louis Delaporte stellt eine Vision des wiederhergestellten Bayon dar, so wie ihn sich die Phantasie des Künstlers 1868 vorstellte.

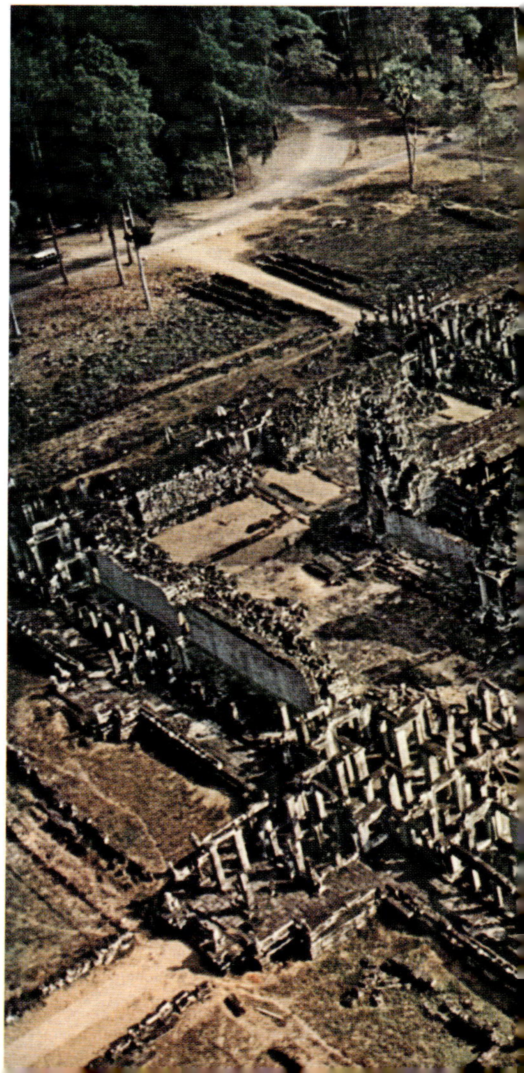

Rechts:
Luftbild des Bayon im Zentrum der Stadt Angkor Thom. Dieses Anfang des 13. Jh. errichtete Bauwerk ist das weitläufigste und faszinierendste der gesamten Angkor-Architektur. Die 54 Türme - dieselbe Anzahl wie die der Geister oder Dämonen zu beiden Seiten der Straße der Riesen - tragen jeweils vier Bildnisse des Buddha-Königs, der Jayavarman VII. symbolisiert. Insgesamt also sind es 216 Gesichter, die in die vier Himmelsrichtungen schauen.

Die Stadt Angkor Thom weist also 12 Padas auf jeder Seite auf, insgesamt also 144 Padas mit je etwa 250 m Seitenlänge; das entspricht 62500 Quadratmetern.

Wir wollen nun noch den Betrieb des Bewässerungssystems der Stadt Angkor Thom betrachten. Denn die 100 m breiten und 5 – 6 m tiefen Wassergräben, die durch die axialen, über die massiven Dämme führenden Straßen in vier Teilstücke zerlegt wurden, speisten die Stadt von Nordosten her mit Frischwasser und leiteten die Abwässer in das südwestliche Viertel. Die axialen Straßen waren im Innern der Stadt beidseitig von Kanälen eingefaßt. Diese endeten im großen Kanal, der innerhalb der Umfassungsmauern verlief. Durch Veränderung der Niveau-Unterschiede zwischen dem Norden und Süden der Hauptstadt war es möglich, eine getrennte Zirkulation des zum menschlichen Genuß bestimmten Frischwassers und der Abwässer zu schaffen, die in ein Sammelbecken in der Südwestecke der Stadt abflossen. Aus diesem, Beng Thom genannten, Bassin von 400 mal 200 m Seitenlänge leiteten es 60 m lange und 10 m breite, gewölbte Kanäle in den äußeren Wassergraben.

Dieses Kanalnetz ermöglichte auch den Transport auf Einbäumen bis ins Innere von Angkor Thom. Denn man muß sich diese Hauptstadt Jayavarmans VII. mit seinen Kanälen beiderseits der auf Böschungen verlaufenden Straßen wie ein Venedig Südostasiens vorstellen. Ein engmaschiges Bewässerungsnetz teilte die Wohnviertel in Padas. Auf diesen Padas standen die strohgedeckten Hütten. Der chinesische Reisende Chou Ta-kouan, der Angkor Thom zur Zeit der Hochblüte besuchte, sagt, daß Dachziegel den Tempeln und den Häusern des Königs vorbehalten waren. Er fügt hinzu, daß die gesellschaftliche Stellung die Größe der Wohnung bestimmte gemäß einem Gesetz, das ebenso im Städtebau Indiens wie Chinas oder des mittelalterlichen Japan gültig war. Er teilt schließlich mit, daß der Palast und alle öffentlichen Gebäude wie auch die Häuser der Vornehmen nach Osten gerichtet waren. So wurde die Orientierung des Bayon auch auf Holzbauten angewendet.

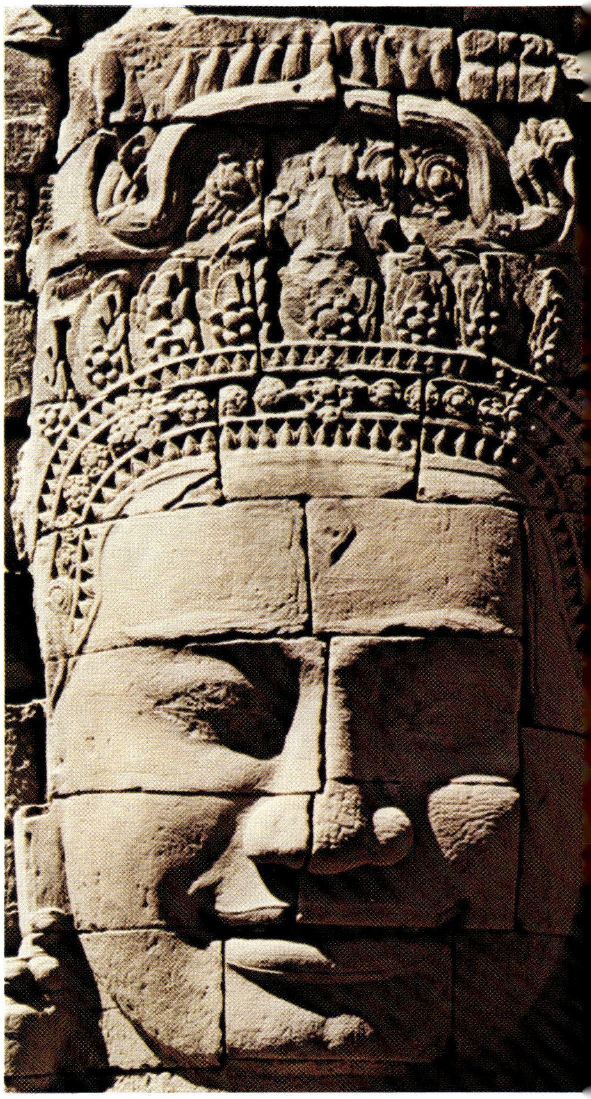

Detail eines Turmgesichts des Bayon: Die Augen geschlossen zum Zeichen der inneren Sammlung, und der Mund lächelnd als Zeichen der Güte - so wacht der Buddha über die Stadt Angkor Thom.

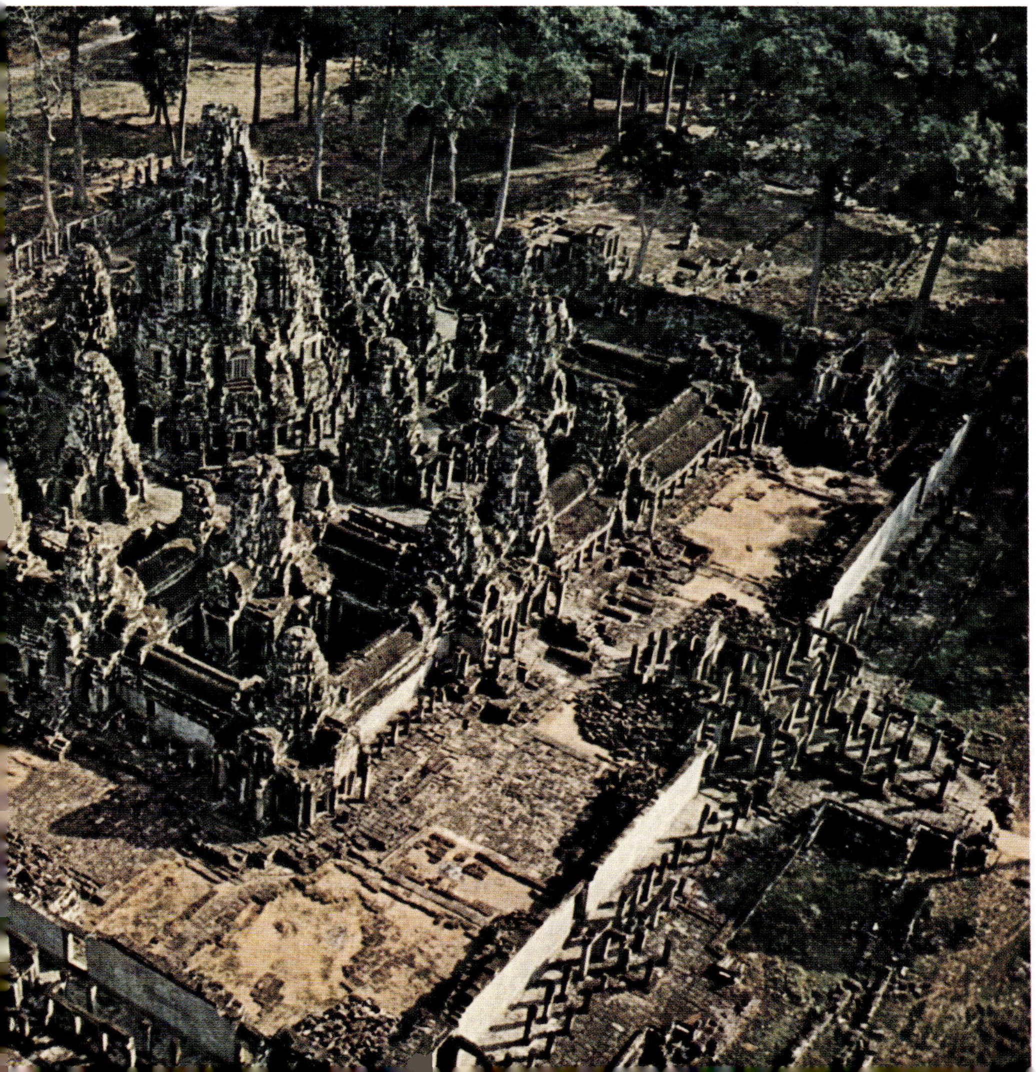

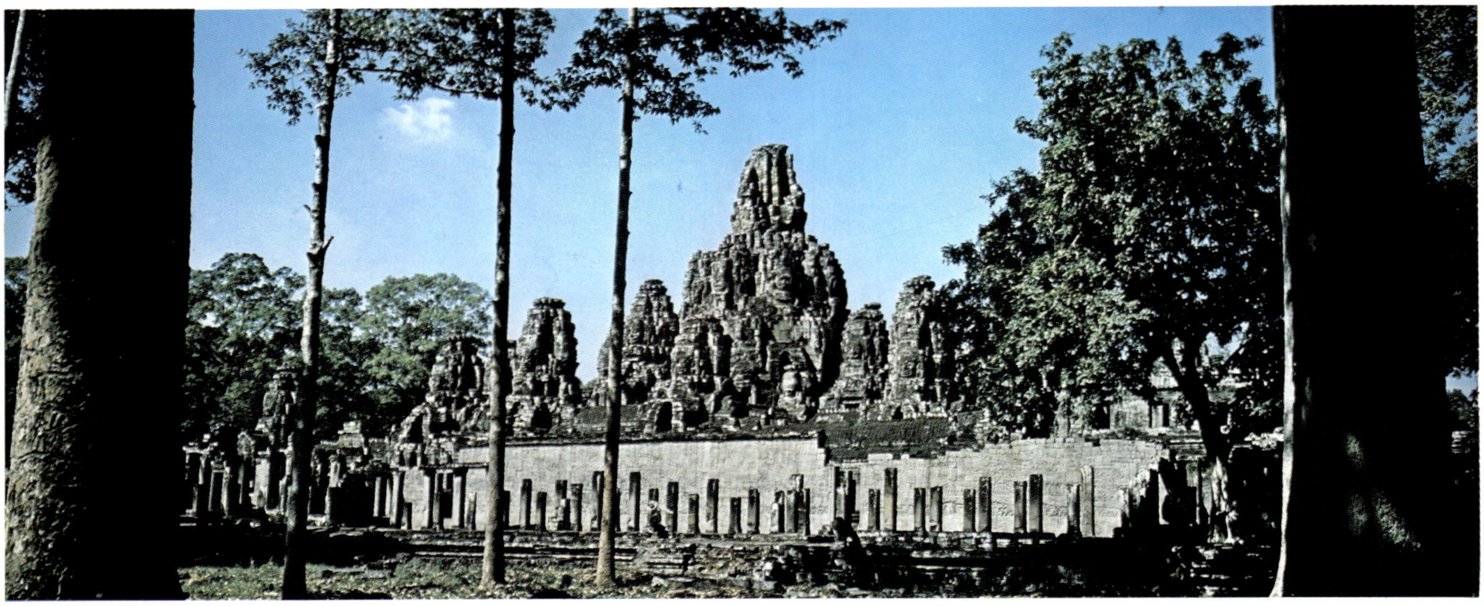

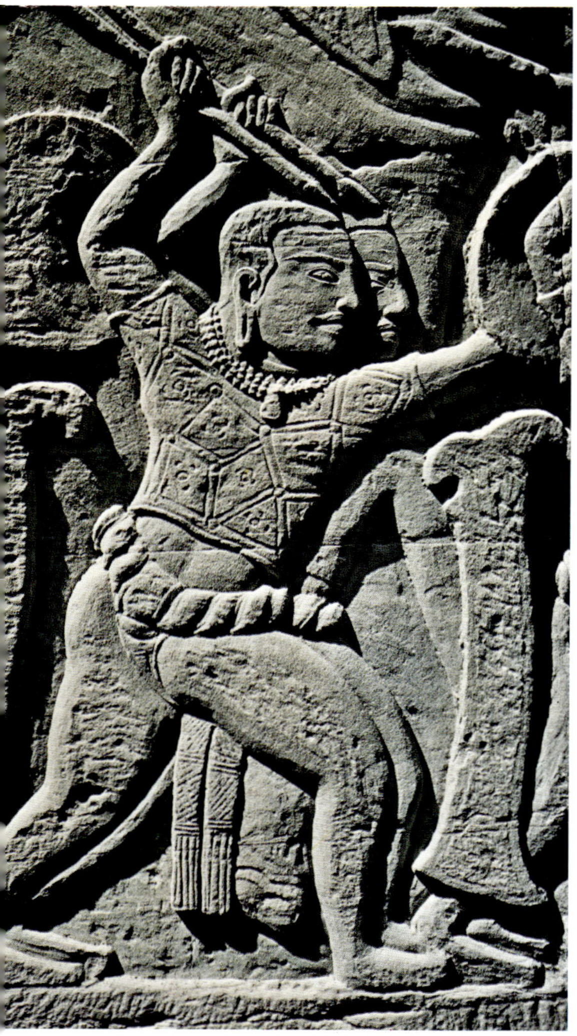

Ganz oben:
Der Bayon, vom Erdboden aus gesehen, mit der äußeren Galerie auf der ersten Terrasse, die ihr Dach verloren hat. Hier sind die hervorragenden Reliefs eingemeißelt, die die Kriegstaten wie das tägliche Leben in Angkor Thom darstellen.

Oben:
Detail der mit Wurfspießen bewaffneten Khmer-Krieger, die zum Angriff vorgehen.

Die Bevölkerung von Angkor

Um zu begreifen, welche Bedeutung der Großstadt Angkor zur Zeit ihrer größten Ausdehnung im 12. und 13. Jh. unserer Zeitrechnung zukam, schien es uns interessant, zwei Schätzungsmethoden miteinander zu vergleichen: Die eine gründet sich auf die Größe des kultivierten Landes, die andere auf die Bevölkerungsdichte des Wohngebiets. Schließlich wollen wir versuchen, durch Vergleich mit alten Texten diese Schätzungen bestätigt zu bekommen.

Wenn wir uns zunächst mit dem Kulturland in Form von bewässerten Reisfeldern befassen – die Felder-Einteilung der Khmer ist durch Luftaufnahmen wiederentdeckt worden –, greifen wir unsere Schätzung von 60000 Hektar wieder auf, die plausibel erscheint. Dabei berücksichtigen wir, daß weitere 40000 Hektar durch Städte, Dörfer, Wasserreservoire, Wege und Kanäle genutzt werden und insbesondere für die für Zweitkulturen, wie Gemüse, Früchte und Viehfutter reservierten Ländereien. Diese 60000 Hektar werden in kleinen Reisparzellen bewirtschaftet, die nicht größer sind als zwei Hektar pro Reisbauerfamilie, die die erforderlichen Arbeitskräfte für die vielfältigen Arbeiten im Reisanbau stellt: für Bodenbearbeitung, Aussaat in Booten, Wässern, Pikieren der Pflanzen, Überwachen der Bewässerung, Ernte, Dreschen, Entspelzen usw. Denn die Khmer-Familie lebt in einer Strohhütte auf Pfählen mit etwa zehn Personen, von denen mindestens vier bis fünf im Arbeitsalter sind. Man rechnet im Minimum zwei landwirtschaftliche Arbeiter für die Bewirtschaftung eines Hektars Reis, während drei – Frauen ebenso wie Männer – mit dem lästigen Versetzen der Pflanzen beschäftigt sind.

Eine erste Schätzung, die sich auf die Reiskulturen der Khmer vor Angkor stützt, ergibt, daß dort mindestens 150000 landwirtschaftliche Arbeiter gelebt haben. Sie bildeten, zusammen mit ihren Familien, eine Bevölkerung von 300000 bis 400000 Menschen. Zählt man zu dieser Zahl die Fischer, die Viehzüchter und ihre Familien, so kommt man auf eine ländliche Bevölkerung von etwa einer halben Million Personen, die in der Mehrzahl außerhalb der Städte Angkors leben.

Eine zweite Schätzung kann auf der Grundlage unseres Wissens von der städtischen Struktur vorgenommen werden. Wenn man annimmt, daß weniger als die Hälfte der mit Mauern umgebenen Stadt Angkor Thom (9 qkm) die Tempel, das Palastviertel, die Kanäle und die Straßen einnahmen, bleiben für die Strohhütten der breiten Masse – die große Mehrheit der Einwohner – etwa 5 qkm. Denn diese Strohhütten, übrigens die gleichen wie die der Bauern, sind etwa 8 mal 4 m groß. Sie liegen in einem Gärtchen im Schatten von Zuckerpalmen. Jedes Grundstück mißt mehr als 400 bis 500 qm. Man darf also annehmen, daß die Stadt Angkor Thom allein 10 – 12000 Strohhütten beherbergte, in denen je etwa 10 Personen, insgesamt als 120000 Menschen wohnten.

Unter Berücksichtigung der verschiedenen älteren Stadtzentren, die nicht verschwunden sind, wie Roluos, Angkor Vat und verschiedene Gründungen Jayavarmans VII. selbst, alle rings um Angkor Thom, ist es erlaubt, die städtische Bevölkerung zur Zeit der größten Ausdehnung der Khmer-Hauptstadt auf 200000 bis 250000 Einwohner zu veranschlagen. Sie beherbergt die Kaufleute und Handwerker, die Armee und die Wasserpolizei, die Verwaltungsbeamten ebenso wie das Hofpersonal in ihren Mauern.

Zählt man die ländliche und städtische Bevölkerung zusammen, dann dürfte Angkor zur Zeit seiner größten Ausdehnung 700000 bis 750000 Einwohner gezählt haben. Wenn man dazu neigt, eine solche Bevölkerungsdichte zu jener Zeit mit Skepsis aufzunehmen, möchten wir zu bedenken geben: Obgleich Paris im 13. Jh. nicht mehr als 100000 Einwohner zählte, hatte andererseits die chinesische Hauptstadt Chang-an vom 7. bis zum 10. Jh. bereits die Zahl von 1 Million

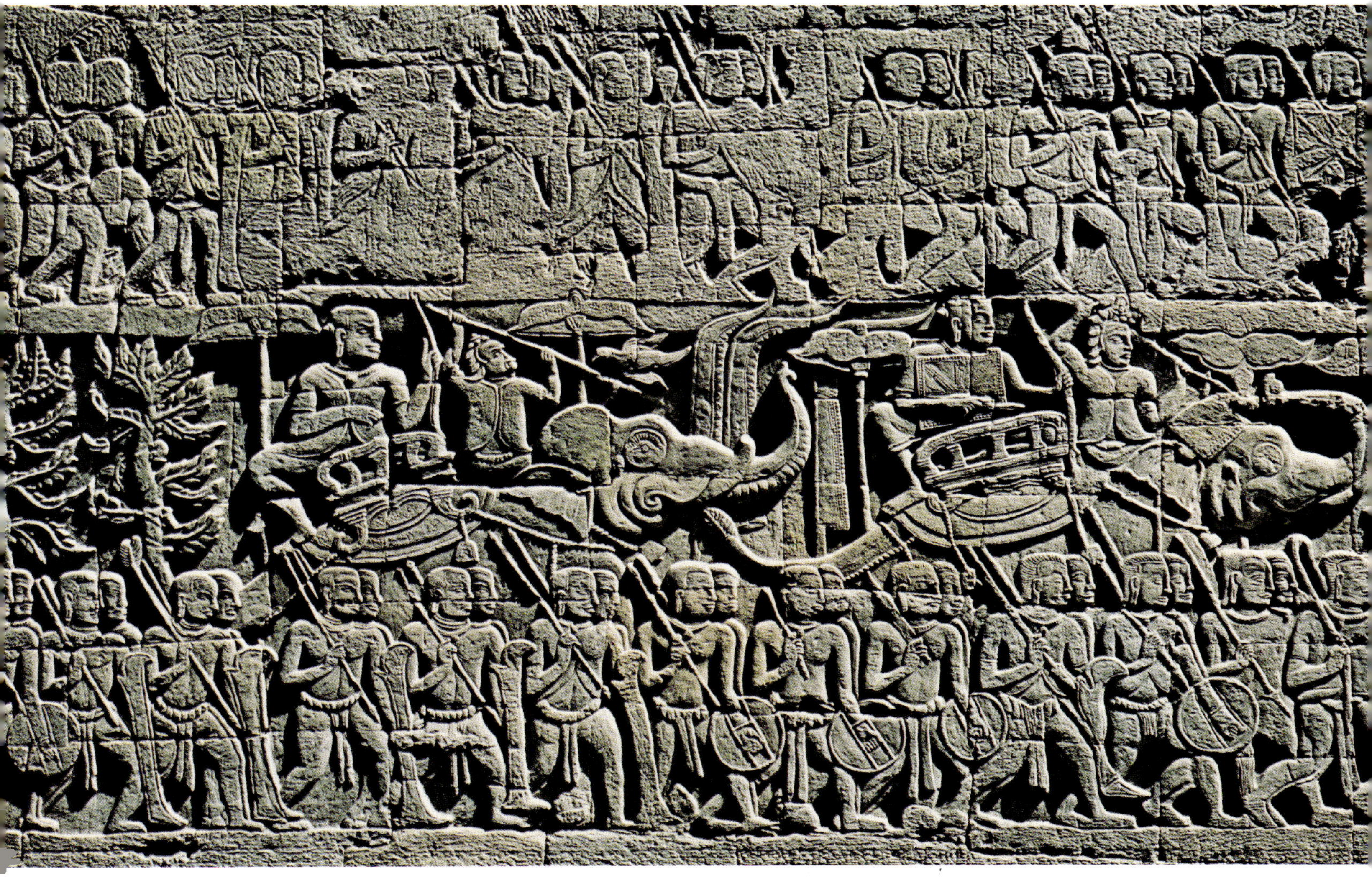

Einwohner innerhalb seiner Mauern von 8 mal 10 km überschritten. Denn in China, wie in Kambodscha, kann diese Einwohnerdichte nur durch den Reisanbau erreicht worden sein, der, wie wir gesehen haben, eine phantastische Nahrungsmittelproduktion möglich machte. Allein der Reis hat menschliche Konzentrationen ermöglicht, wie sie die asiatischen Städte im Vergleich zu denen des Westens kennen.

Aber wir haben noch von einem alten Text gesprochen. Er wird unsere Schätzungen bekräftigen. Es handelt sich um eine Inschrift aus dem Jahre 1186 im Tempel Ta Prohm zu Angkor, in der ausdrücklich gesagt wird, daß „12640 Personen innerhalb der Tempelumwallung wohnten". Die gesamte Fläche innerhalb der äußeren Umfassungs-

Eine große, teilweise unvollendete Kriegsszene vom Flachrelief des Bayon: Die von Elefanten unterstützten Khmer-Krieger im Anmarsch gegen die Soldaten der Cham, um Angkor unter Führung Jayavarmans VII. zurückzuerobern.

mauern mit Seitenlänge von 600 und 1000 m beträgt 600000 qm. Der eigentliche Tempel, die Wasserbecken und die Zugangsstraßen beanspruchen ungefähr 100000 qm. Es bleiben somit 500000 qm bewohnbares Stadtgelände, auf dem die Strohhütten stehen, jede in einem Garten von 500 qm. Nach unserer Schätzung bedeuten 1000 Strohhütten, in denen 10 – 12 Personen wohnen, insgesamt 12000 Einwohner. Unsere Schätzung der Stadtbevölkerung Angkors scheint also durch diese wichtige Inschrift bestätigt.

In einem früheren Kapitel hatten wir ausgerechnet, daß die Reisproduktion im Gebiet von Angkor 130000 bis 150000 Tonnen jährlich erreichte. Da jeder Khmer täglich 250 g bis 300 g (Gewicht vor dem Kochen gerechnet) verzehrt (das sind 3000 Kalorien täglich), stellen wir fest, daß die Bevölkerung Angkors für ihren eigenen Bedarf jährlich ungefähr 80000 Tonnen verbraucht. Es verbleibt ein Produktionsüberschuß in Höhe von 60000 bis 70000 Tonnen, etwa 40 %. Diesem enormen Ernteüberschuß verdankt Angkor seinen Reichtum und den Ruf, die Reiskammer Südostasiens zu sein, aus der die indischen und chinesischen Kaufleute schöpfen. Und der Gewinn aus diesem Handel

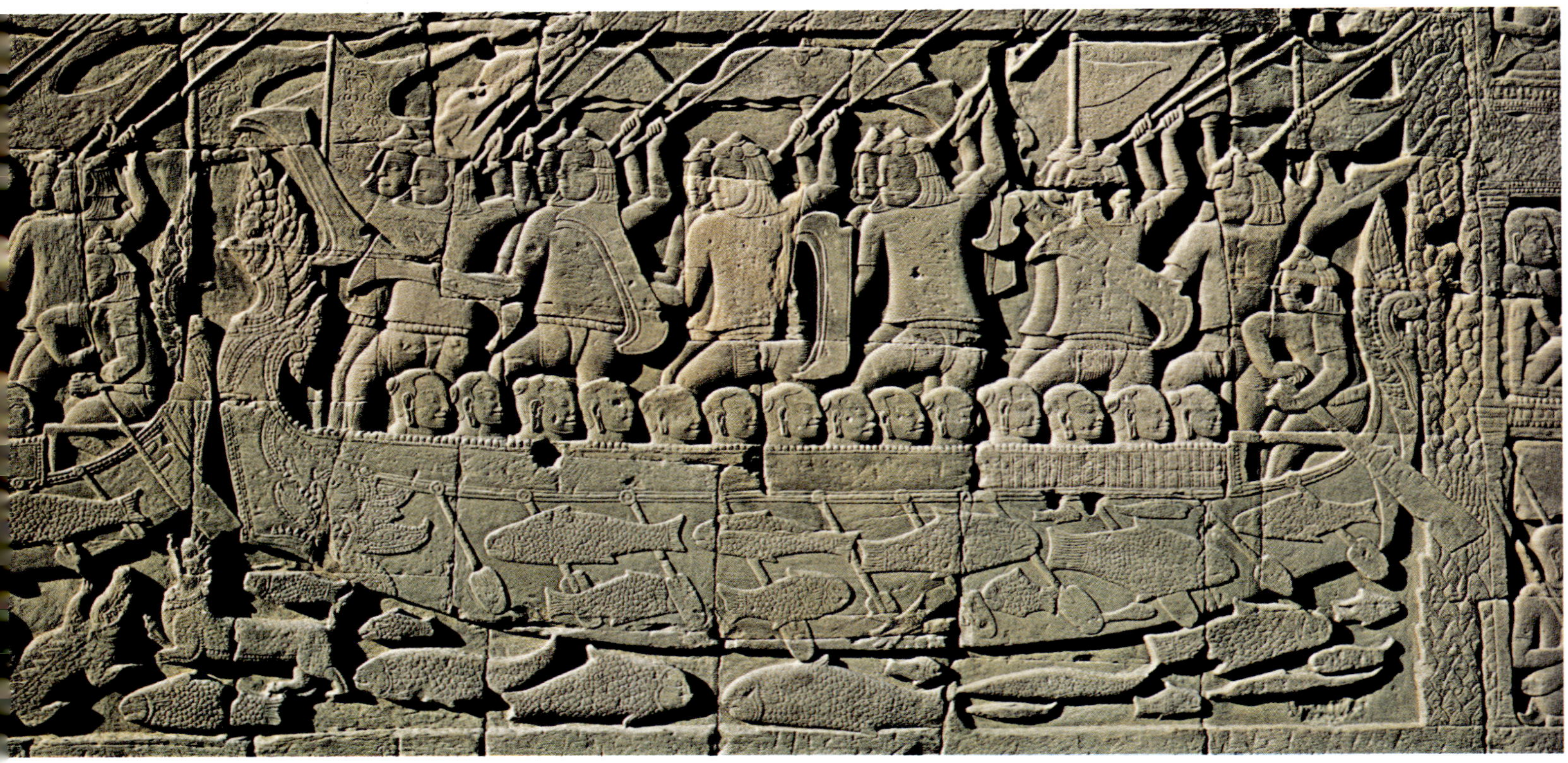

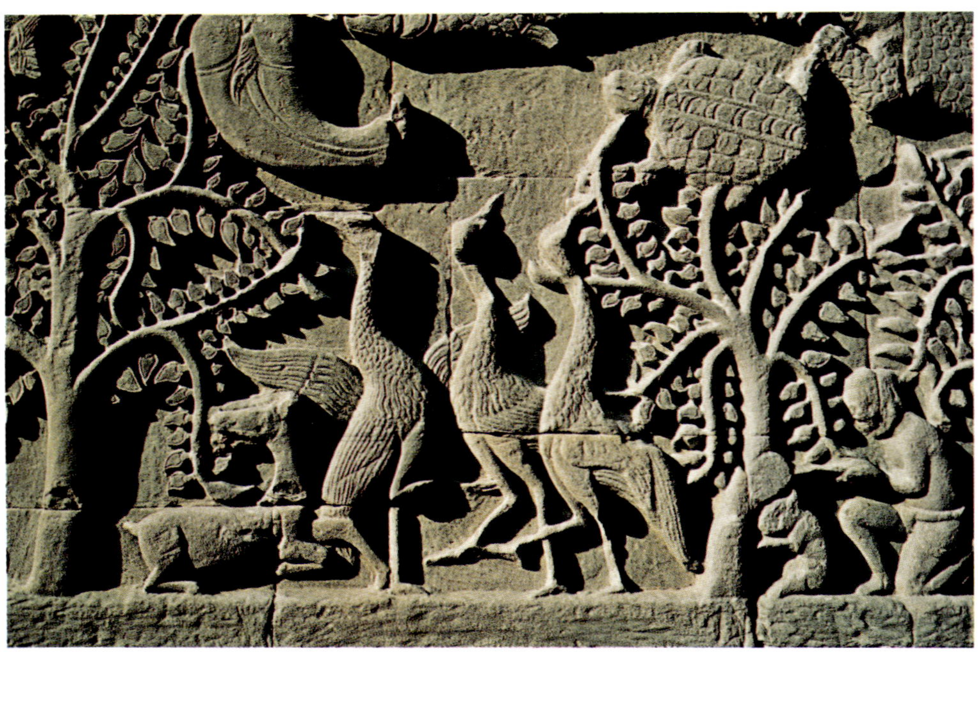

Oben:
Die Krieger der Cham greifen Angkor an. Dieses Relief vom Bayon läßt auch die mit Lanze und Schild bewaffneten Landungstruppen deutlich erkennen, die Köpfe der Ruderer, die Bronzevorderteile der Schiffe sowie die Tierwelt der kambodschanischen Flüsse und ihre vielfältigen Fischarten.

Rechts:
Im Wald von Kambodscha beobachten Jäger den Hochzeitstanz der Kraniche.

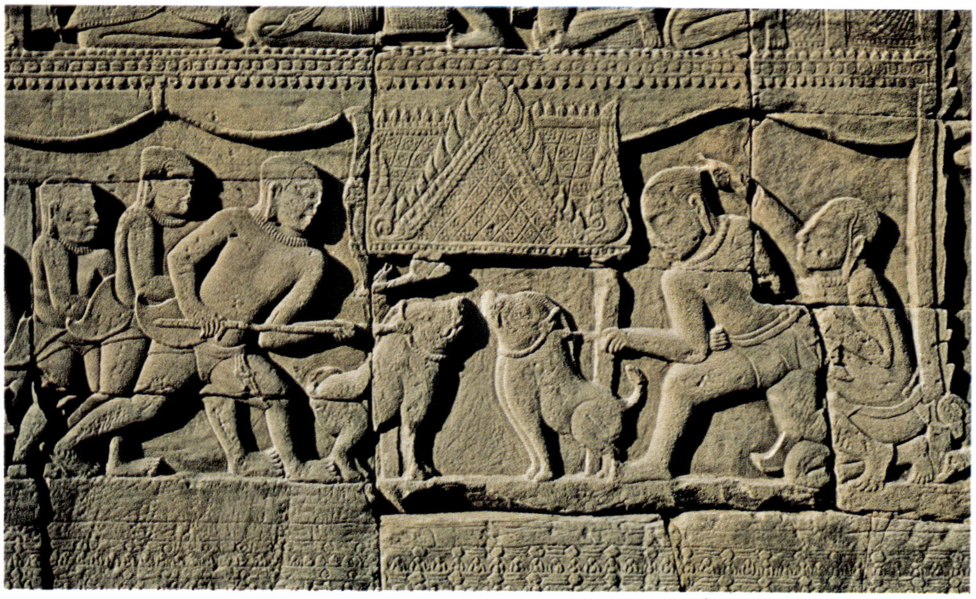

ist es, der die großen Arbeiten der Stadtverwaltung ermöglicht, aber auch die kostspieligen architektonischen Werke des Khmer-Reiches. Mit dem Reis haben die Könige von Angkor ihre grandiosen Tempel finanziert, die Handwerker und die Künstler unterhalten, die das anspruchsvolle Bauprogramm eines jeden Herrschers erforderte.

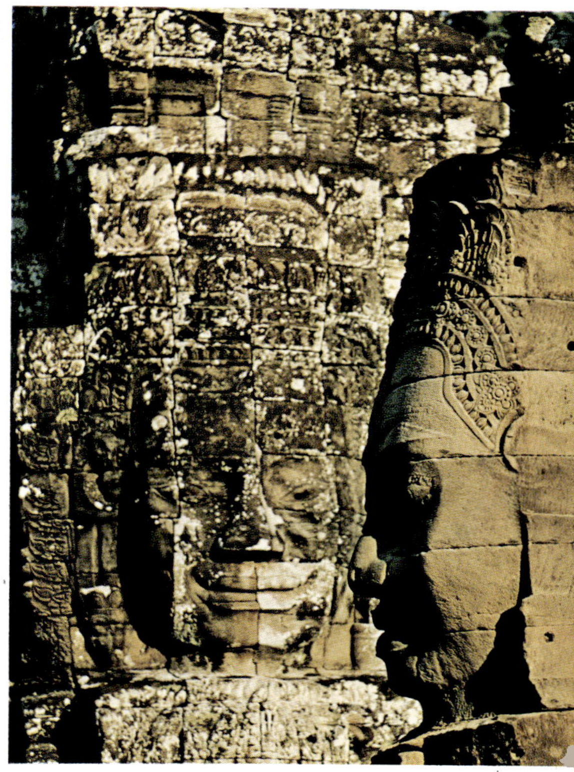

Der Untergang Angkors

Diese Kultur, die Jayavarman VII. wieder auf die Höhe ihrer Entwicklung vor dem durch die Invasion der Cham verursachten Zusammenbruch zurückgeführt hat, diese Kultur, die zu Beginn des 13. Jh. eine außergewöhnliche Renaissance erfährt und ihre Ruinen mit bewundernswerter Entschlossenheit wieder aufrichtet und sich mit einer neuen Hauptstadt und zahlreichen Tempeln in fremdartigem Barockismus ausstattet, diese Kultur sollte bald tödlich getroffen werden. Das Volk, geschwächt und blutarm, das nicht aufhört, riesige Steinbauten zu errichten, findet nicht mehr die Kraft, sich der Angriffe neuer Eindringlinge zu erwehren. Nicht mehr aus Champa, östlich von Angkor, droht die Gefahr, sondern aus dem Westen kommt die unheilträchtige Woge. Vorangetrieben durch die Mongolen, die durch die Täler Birmas nach Indochina vordringen, lassen sich die Thai immer tiefer im Menam-Becken nieder. Die Cham nutzen diese Situation, um das Khmer-Joch abzuschütteln. Gerade in dieser Zeit, am Ende des 13. Jh.,kam der Chinese Chou Ta-kouan als Botschafter nach Angkor und bewunderte, kurz vor ihrem endgültigen Niedergang, den letzten Strahlenglanz einer großartigen Kultur, die ganz Südostasien erleuchtete, deren Überlegenheit aber schnell im Konzert der Völker Indochinas vergessen sein sollte.

Während des 14. Jh. halten sich einige schwächliche Könige auf dem Thron von Angkor. Um die Mitte des 15. Jh. dann ist die Stadt verlassen. Und wenn – vorübergehend – die alte Hauptstadt um 1750 durch Satha wiederbesetzt wird, nachdem ein König namens Ang Chan sie im Laufe einer Jagdexpedition „wiederentdeckt" hatte, und wenn in Angkor Vat Wiederaufbauarbeiten bis 1587 oder selbst bis 1593 ausgeführt werden, vollzieht sich trotz allem der Verfall Angkors sehr rasch. Wie ist dieser plötzliche Niedergang zu erklären?

Gewiß, im Jahre 1353, dann 1393 und 1431 wird die Königsstadt Angkor durch die Siamesen des neuen Königreichs Thai, das westlich von Kambodscha entstanden war, erobert, gebrandschatzt und ausgeplündert. Seitdem ist die Zentralgewalt nicht mehr leistungsfähig genug, die Verschlammung der Speicherbecken und der Kanäle zu verhindern. Den letzten Königen von Angkor gelingt es aus Mangel an

Ganz oben:
Die Soldaten Jayavarmans VII. begeistern sich für Wildschweinkämpfe. Der Kampfplatz befindet sich unter einem kleinen, reich dekorierten Schutzdach. Flachrelief vom Bayon.

Oben:
Die Gesichtertürme des Bayon sind vielleicht die faszinierendste Schöpfung der Angkor-Architekten.

Arbeitern für das Reinigen der Anlagen nicht mehr, das Wasserversorgungsnetz in Betrieb zu halten. Von nun an ist die Bewässerung nicht mehr gesichert.

Jedenfalls wird Angkor ganz plötzlich aufgegeben. Warum? Man hat vom Bruch eines Speicherbeckens gesprochen, der katastrophale Überschwemmungen verursacht habe. Die Ausgrabungen scheinen das übrigens durch eine an verschiedenen Stellen zutage gekommene Anschwemmungsschicht zu bestätigen.

Alle diese Faktoren können zum Untergang Angkors zusammengewirkt haben. Wir meinen aber, daß eine weit entscheidendere Ursache hinzugefügt werden muß. Seit der siamesischen Invasion war die Wasserversorgung mit Sicherheit völlig in Unordnung geraten. Die entstandenen Schäden zerstörten das Gleichgewicht, das der Mensch mit den Wasserspeichern und den Kanälen künstlich geschaffen hatte. Einerseits wird nicht mehr in ausreichendem Maße fruchtbarer Schlamm durch das Wasser herangeschafft, andererseits ist durch veränderte Strömungsverhältnisse die natürliche Reinigung nicht mehr ausreichend. Es bilden sich Sümpfe und stehende Gewässer, in denen

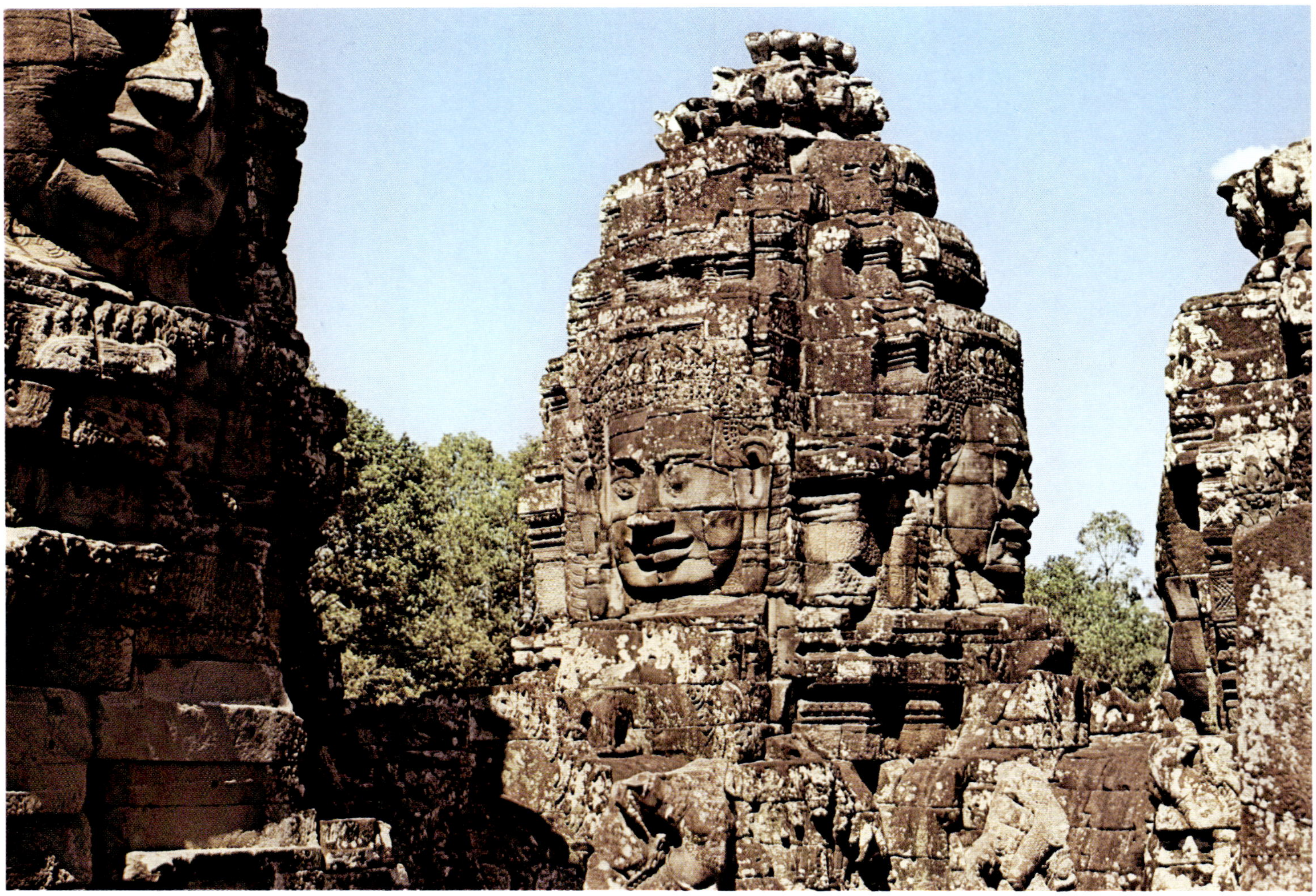

Von den Terrassen des Bayon aus gesehen stellen die Gesichter-Türme eine Kunstform dar, in der die Skulptur sich zur Architektur wandelt.

sich die Anopheles-Mücken ansiedeln, die die Malaria verbreiten. Fieber und Sumpffieber also dürften die dezimierte und ausgemergelte Bevölkerung veranlaßt haben, ihre große Stadt, die nun pestverseucht und unbewohnbar geworden war, aufgegeben. Eine ökologische Katastrophe hat den schönen Mechanismus Angkors, der den Reichtum des Khmer-Volkes, seinen Wohlstand und seine Macht bedeutet hatte, außer Betrieb gesetzt. Die Produktion stockt, wie von einem Fluch getroffen. Von nun an streben die Überlebenden in die Gebiete zurück, die ihre Ahnen vor der Angkor-Epoche bewohnt hatten. Sie kehren zu den Flüssen zurück, an denen die Khmer lebten, bevor sie das gewaltige Ackerbau-Unternehmen, die Reisfabrik, ins Werk setzten, die ihren Ruhm und ihren Glanz begründet hatte.

Gegenüber:
Die von der Vegetation des kambodschanischen Dschungels dicht umwachsenen Gesichtertürme des Bayon vereinigen das Antlitz Buddhas und das König Jayavarmans VII.

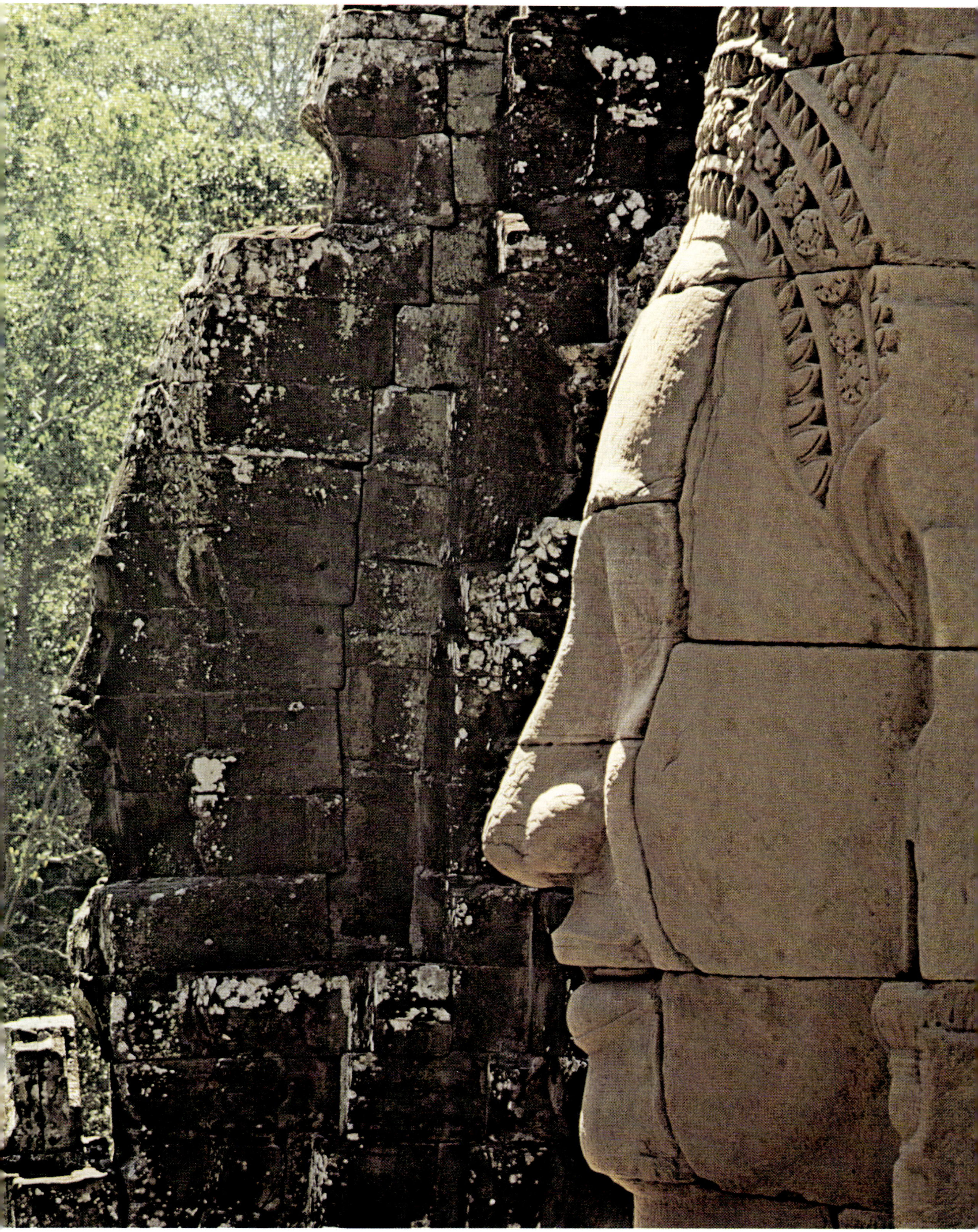

Kapitel VII:

Die Kunst Champas, Thailands und Birmas

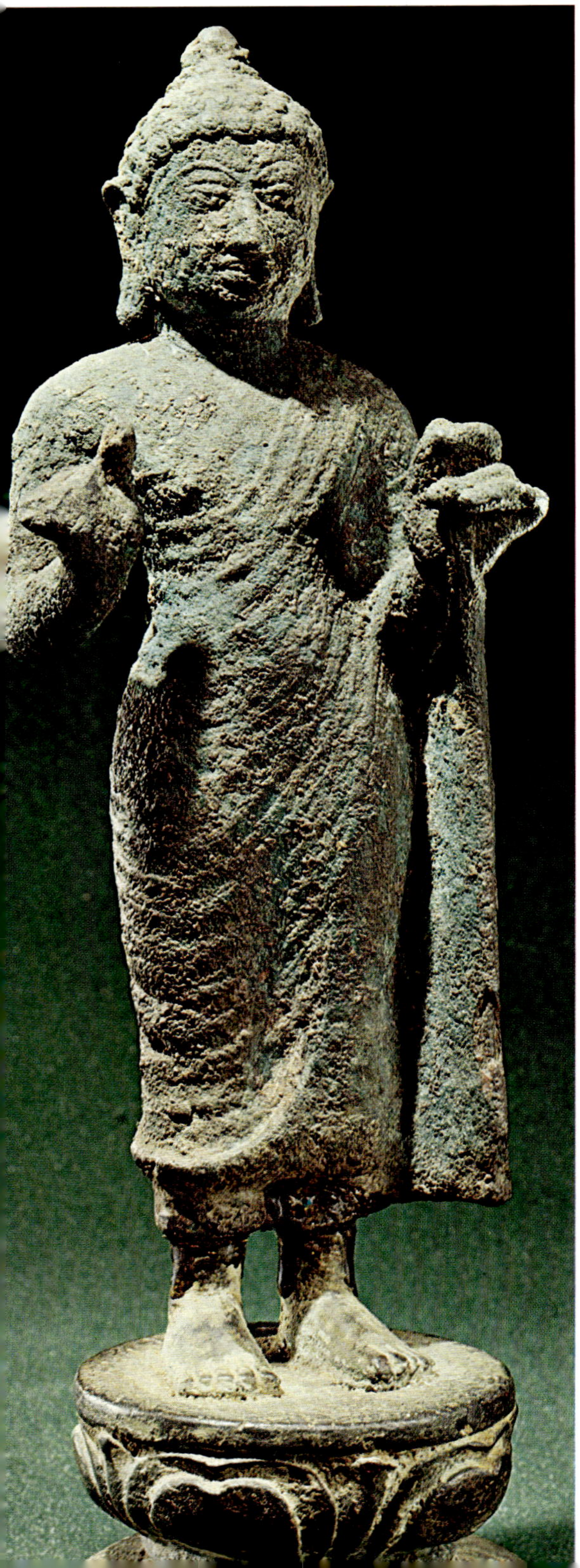

In diesem, im Schatten Angkors lebenden Indochina entwickeln sich alle Anrainer des Khmer-Königreichs, die im übrigen anfangs denselben indischen Einflüssen unterworfen waren, in Abhängigkeit von der künstlerischen Ausstrahlung Kambodschas. Das trifft besonders auf die Bevölkerung Champas östlich von Kambodscha zu. Die Cham, die für die erste große Niederlage Angkors, für den ersten Zusammenbruch der Khmer unmittelbar nach Ausbruch der dynastischen Kämpfe um die Nachfolge Suryavarmans II. verantwortlich sind, haben immer eine ihrem Nachbar parallele Entwicklung verfolgt.

Ihre ersten Bauwerke, vorwiegend in Backstein, weisen keine großen Unterschiede zum Stil der Khmer-Heiligtümer von Sambor Prei Kuk und im Kulên auf. Der Prasat mit seinem sich verjüngenden Stufenturm, geschmückt mit Miniaturhäuschen, die die Wohnung der Götter auf dem Berg Meru symbolisieren, weist nur sparsam Sandstein für die dekorativen Elemente, wie zum Beispiel Türstürze und Reliefs, auf.

Diese Hochperiode, die allgemein durch einen starken indonesischen Einfluß aufgrund der maritimen Verbindungen dieses Küstenlandes, das Champa ja ist, gekennzeichnet ist, geht bis auf das 7. und 8. Jahrhundert zurück. Im ersten Stil von Mison, auf den eine Periode des Übergangs zum Buddhismus folgt, ist ein bedeutendes Kloster zu Dong-duong im 9. Jh. erbaut worden. Dann kehrt Champa mit dem zweiten Stil von Misong und den Tempelanlagen von Binh-dinh zur hinduistischen Tradition zurück. Hier ist der Einfluß von Angkor in der Tiara-Form der Türme deutlich sichtbar.

Aber vor dem unaufhörlich wiederholten Vorstoß der aus dem Norden kommenden Vietnamesen zieht sich Champa in die südlichen Territorien des Landes zurück und verschwindet dann endgültig im 14. Jahrhundert.

Mit den letzten Bauwerken der Cham vollendet sich auch die Herrschaft des Brahmanismus in Indochina – zu derselben Zeit, da die hinduistische Religion in Angkor durch den Buddhismus ersetzt wird. Die Völker, die den Glückseligen verehren – Buddhas Einfluß in Indien ist schon nicht mehr groß –, gehen seitdem daran, die Stupa-Architektur fortzusetzen, wie sie mehr als ein Jahrtausend zuvor in Sanchi aufgekommen war.

Die Geburt der Thai-Macht

Wie im vorhergehenden Kapitel erwähnt, ist das Volk, das schließlich die hochstehende Kultur der Khmer vernichtete und die Stadt Angkor mit dem großartigen Bewässerungssystem zerstört, das Volk der Thai. Sie besetzen das Menam-Becken westlich von Kambodscha. Aber bevor die Thai in dieser Region Fuß faßten, die übrigens lange Zeit durch die Herrscher von Angkor annektiert war, hatten sich andere Kulturen in diesem früher Siam, heute Thailand genannten Gebiet entwickelt.

Seit dem 7. Jh. behauptet das buddhistische Königreich Dvaravati mit der Hauptstadt Nakhon Pathom den westlichen Teil des alten Königreichs Funan. Dieses war der kulturelle Ahne, auf den die Khmer-Kultur zurückging. Diese ganze Epoche bleibt deutlich geprägt durch den indischen Einfluß, insbesondere auf der Malaiischen Halbinsel, wo man die Wirkungen der hinduistischen Pallava-Dynastie an der Ko-

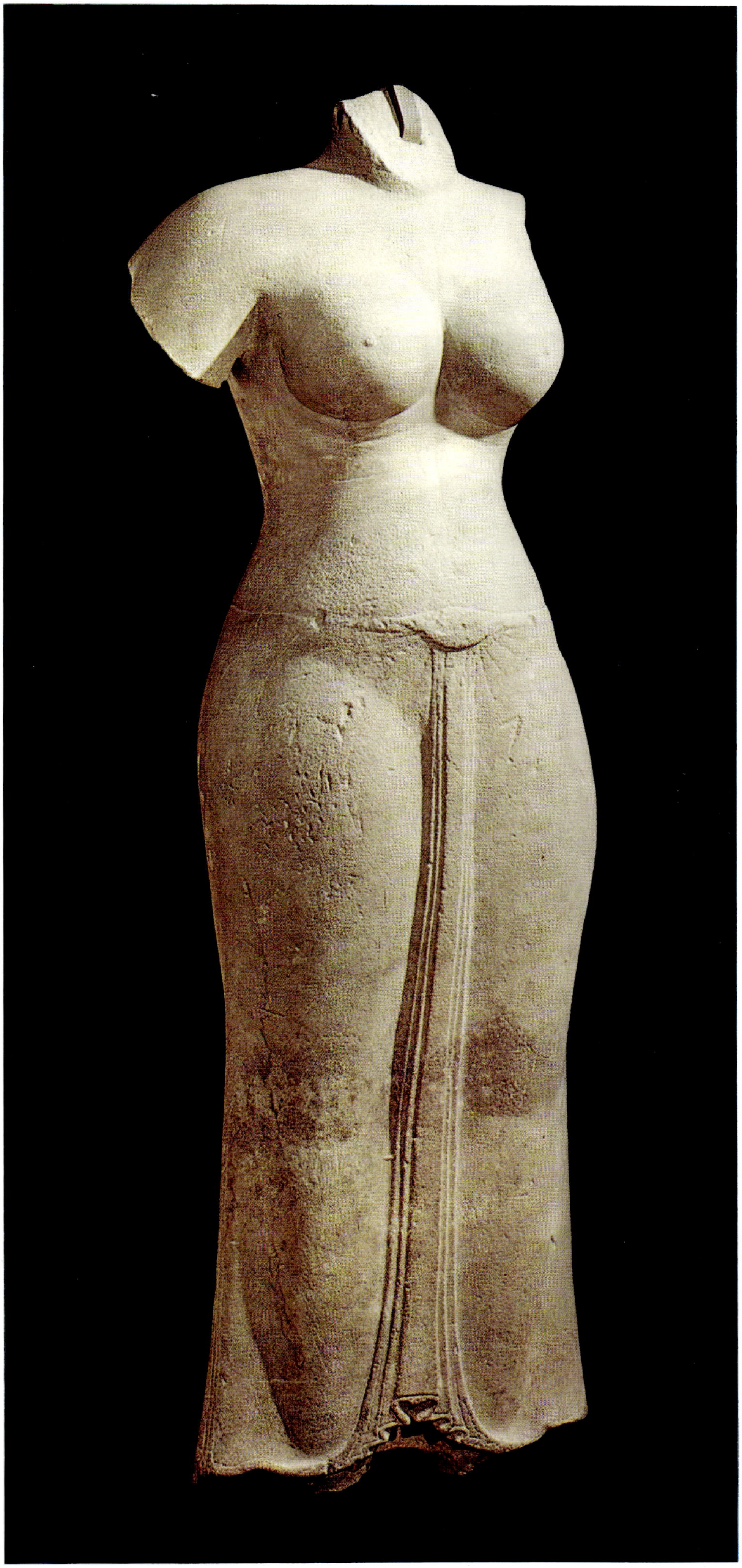

Diese weibliche Gottheit in reinem Khmer-Stil, aus Aranya Pratet an der kambodschanischen Grenze, stammt aus dem 7. Jh.

Gegenüber:
Diese kleine Bronzestatue eines stehenden Buddha aus dem 5./6. Jahrhundert stammt aus Nakhon Pathom im Menam-Delta.

romandelküste erkennt. Seit dem 8. Jh. verstärkt sich der hinduistische Einfluß auf der Halbinsel Malakka noch unter der Herrschaft der Srivijaya-Dynastie von Sumatra. Die sowohl buddhistischen wie hinduistischen Kunstwerke stehen oft denen in Indien so nah, daß man nicht weiß, ob man es mit indischen, von indischen Kaufleuten und Missionaren eingeführten Originalen zu tun hat, oder ob es sich um vorzügliche hier hergestellte Kopien handelt.

Im 11. Jh. bemächtigen sich die Khmer des Gebietes von Lopburi und des Plateaus von Korat, nordwestlich von Angkor. Diese Gebiete erfahren ein tiefgehendes kambodschanisches Gepräge. Allerdings

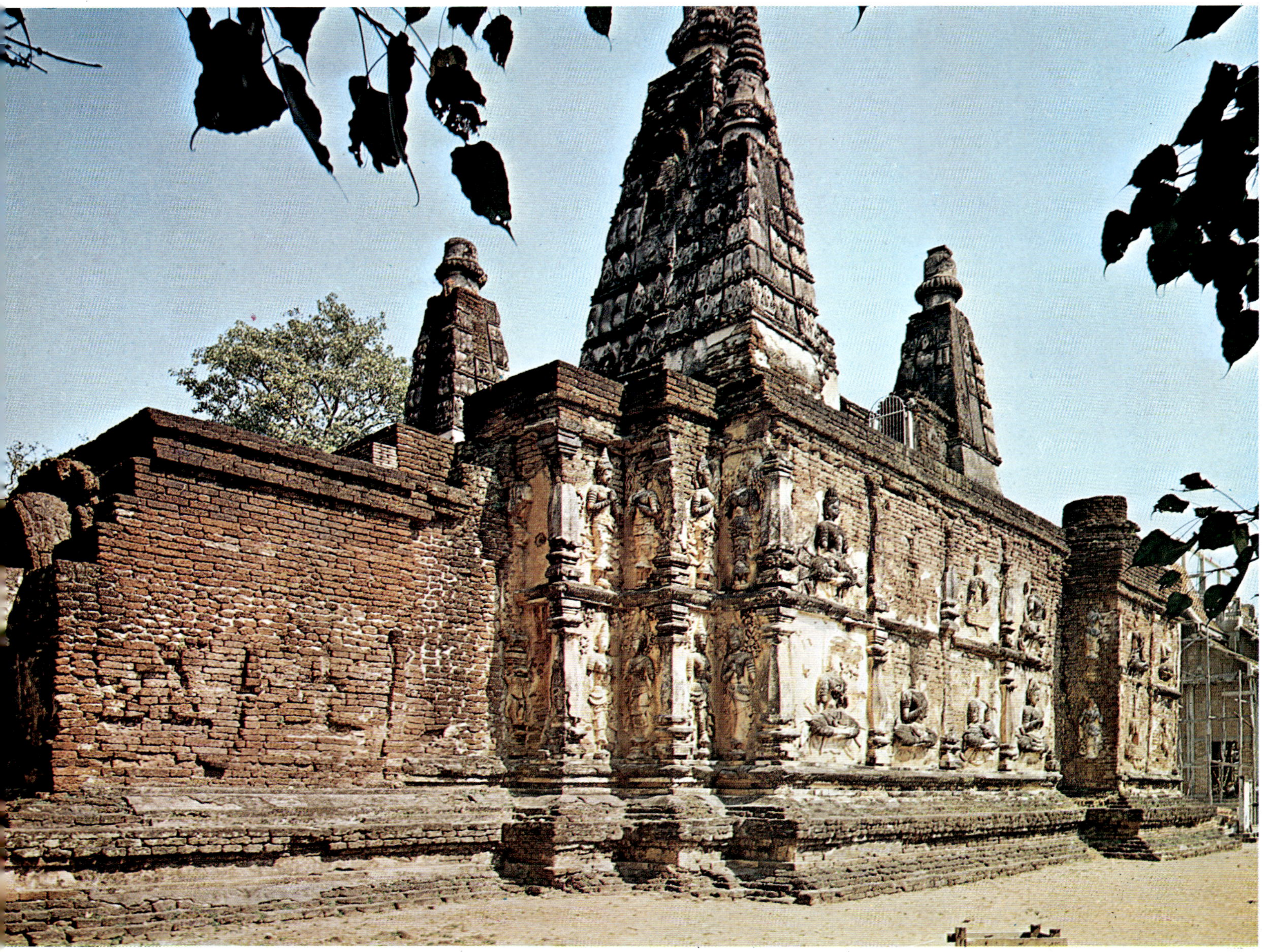

sind auch vorher schon Khmer-Formen auf siamesischem Gebiet anzutreffen: So kommt eine der schönsten Statuen einer weiblichen Gottheit aus der Zeit von Sambor Prei Kuk (7. Jh.) aus Aranya Pratet in der Provinz Battambang, die ein dauernder Zankapfel zwischen Siam und Kambodscha war. Klassische Khmer-Tempel wie die zu Phimai oder Lopburi beweisen, daß die kulturelle Ausstrahlung Angkors die politische Expansion begleitete. Ebenso war es später, als Jayavarman VII. fast ganz Thailand eroberte.

Seit der zweiten Hälfte des 13. Jh. schütteln die Thai durch wiederholte Aufstände das Khmer-Joch ab und gründen ein Königreich mit der Hauptstadt Sukhotai. Das Gebiet von Lopburi bleibt jedoch unabhängig bis zur Errichtung des Königreichs U Thong im Jahre 1350, dem die Gründung von Ayuthia folgt, das die nationale Einheit herstellt.

Der Tempel Vat Chedi Chet Yot zu Chieng Mai im Norden Thailands ist ein buddhistisches Bauwerk aus dem 15. Jh. Erbaut aus Laterit und stuckiertem Backstein, zeigt das Gebäude im Innern ein Tonnengewölbe aus Keilsteinen - ein Beweis für den birmanischen Einfluß. Der Tempel, eine entfernte Kopie des indischen Tempels Bodh Gaya in Mahabodhi, wurde nach dem Muster eines von diesem bereits im 13. Jh. inspirierten Tempels in Pagan zum 2000. Todestag Buddhas erbaut.

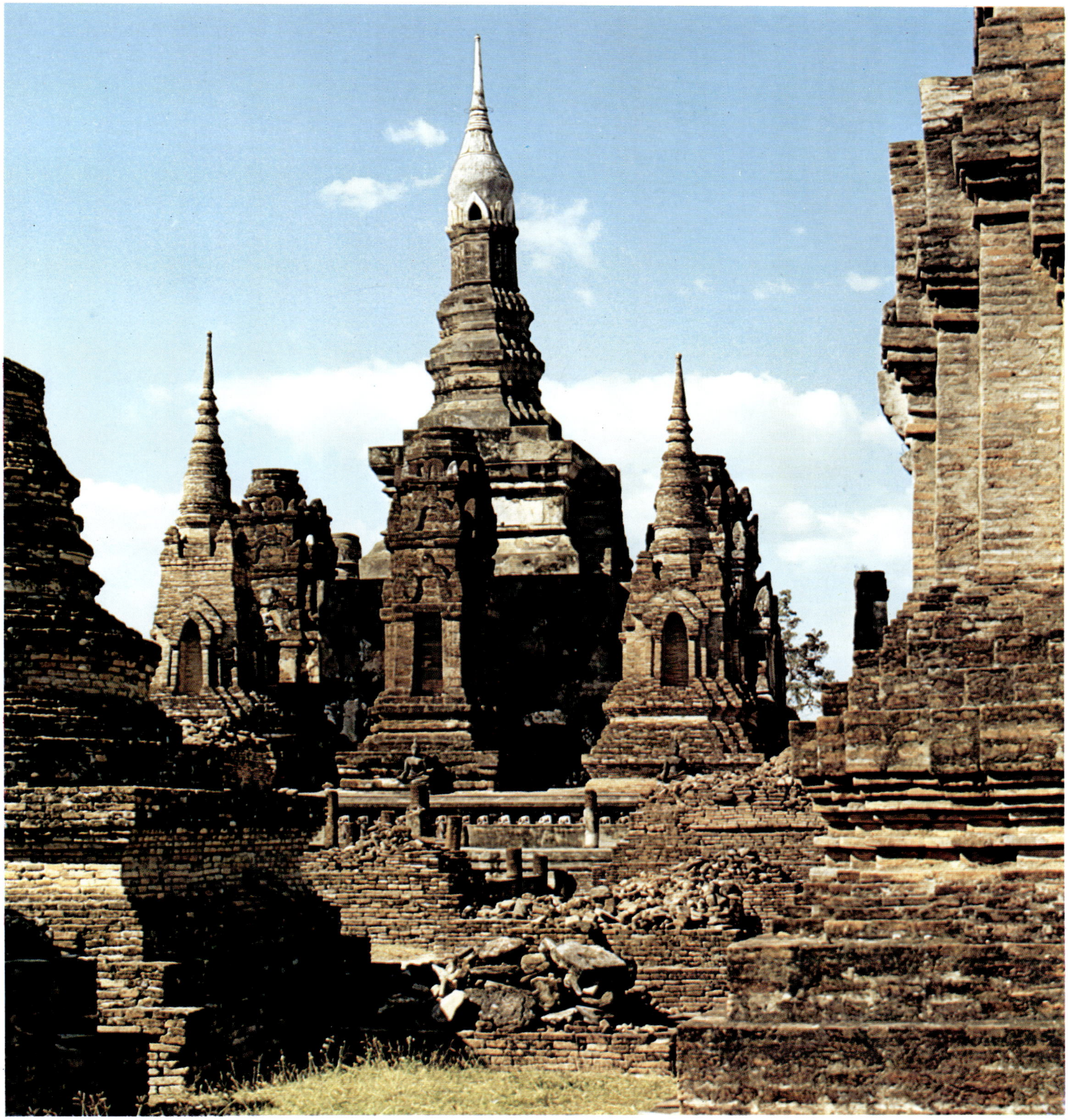

Der Ursprung der Thai

Wer waren diese Thai, und woher kamen sie? Es ist ein Volk von Bergbewohnern, das, unablässig zurückgedrängt durch die nach Süden vordringenden Chinesen, das Tal des Blauen Flusses verläßt, um sich in die Bergregionen von Laos und Hochbirma zurückzuziehen, bevor es um das 10. Jh. die indonesische Ebene erreicht. Hier bilden die Thai Gaue oder Verwaltungsbezirke, und da sie ohne Religion, ohne Kultur und ohne Schrift sind, können sie sich mit dem Angkor-Reich nicht messen und stellen sich häufig in dessen Dienste. Man sieht sie auf den Flachreliefs von Angkor Vat als Kundschafter der kambodschanischen Truppen. Als aber Angkor vom Verfall erschüttert wurde, wagen sie es, ihre Herren direkt anzugreifen.

Der Chedi Chai Mongkon zu Ayuthia in der Umwallung des Tempels des höchsten Patriarchen datiert aus dem 14. Jh. Dieser ganz in Backstein aufgeführte Bau, dessen kleiner, mit Stuck verkleideter Stupa den Hauptturm beherrscht, wurde gegen Ende des 16. Jh. errichtet. Die sehr schmalen Nebenheiligtümer, die von konischen Turmspitzen bekrönt sind, spiegeln das einzigartige ästhetische Empfinden Ayuthias wieder.

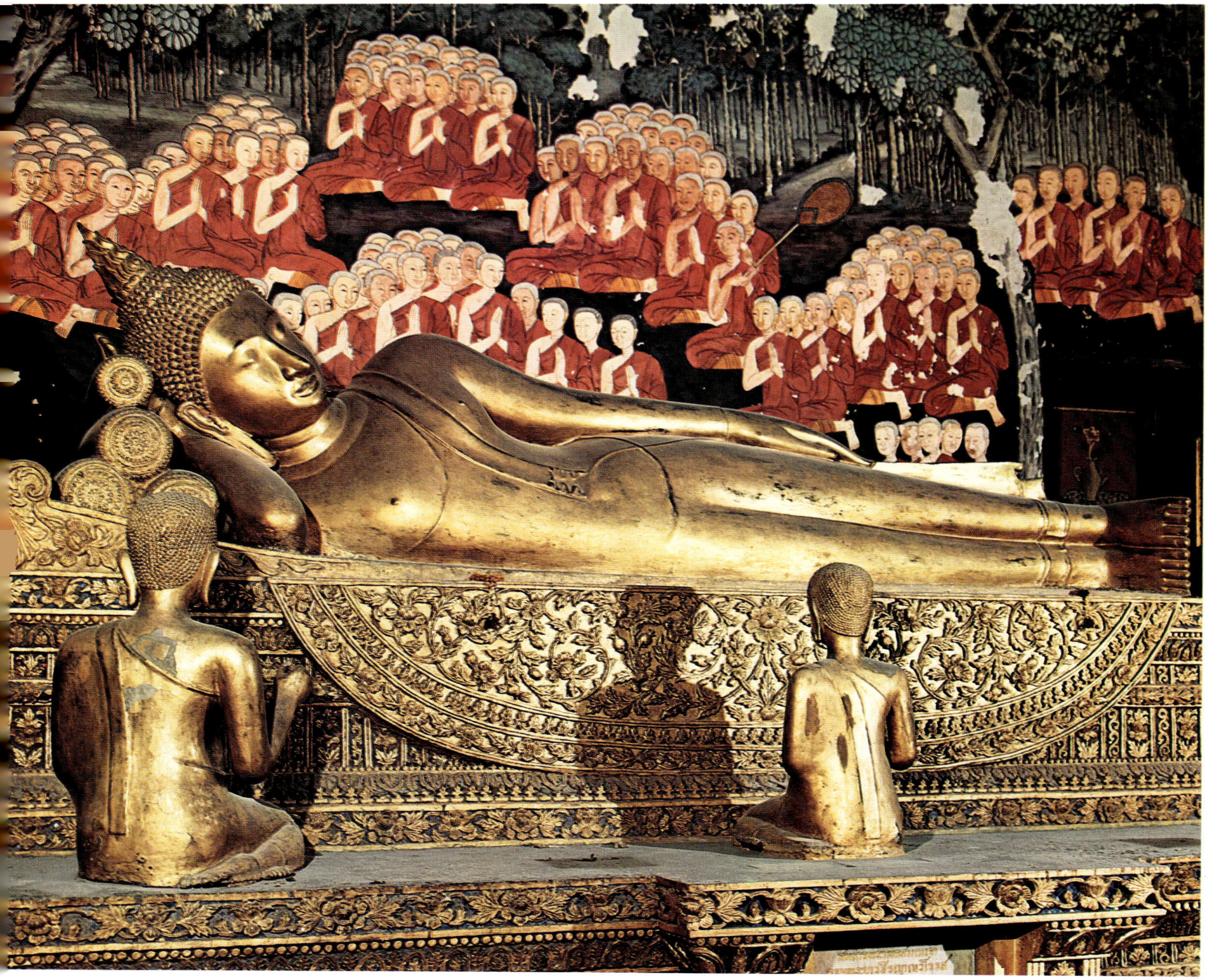

Dieser liegende Buddha, der den Gautama an der Schwelle des Todes symbolisiert, stammt aus Sukothai und geht auf das 15. Jh. zurück. Die Schüler und die Malereien datieren aus dem 19. Jh., als das Werk nach Bangkok gebracht wurde.

Gegenüber:
Dieser Kolossalkopf Buddhas aus Ayuthia stammt vom Ende des 15. Jh. und ist in vergoldeter Bronze ausgeführt. 170 cm hoch, verkörpert er alle charakteristischen Merkmale der großartigen Thai-Plastik: klare Stilisierung, exakte Wölbungen, scharfgeschnittene Linien. Dieser Kopf stellt einen Höhepunkt der Bronzetechnik in Südostasien dar.

Nachdem die Thai in das Menam-Becken eingedrungen waren, nahmen sie unter dem Einfluß des Königreichs Dvaravati die buddhistische Lehre an. In dem Augenblick, da der Druck der Mongolen den unsicheren Norden Indochinas erschüttert, wagen sie die Gründung eines Thai-Königreichs, das gleichzeitig nach Siam und Birma vordringt. Dann verheeren die Thai Kambodscha durch kühne Vorstöße, die mit der Einnahme von Angkor enden. Das Königreich Sukothai entsteht 1287, in demselben Jahr, in dem die Mongolen die Riesenstadt Pagan, die Hauptstadt von Birma, zerstören.

Im Gegensatz zur Khmer-Welt, die die brahmanischen und buddhistischen Kulte miteinander vereinigt hatte, verehrt Thailand im wesentlichen Buddha. Aber selbst, als dessen Lehre triumphiert hat, sind die brahmanischen „Idole" noch vorhanden, wobei die hinduistischen Gottheiten weiter ihren Platz in einer Götterwelt haben, in der der Berg Meru und seine dreiunddreißig Gottheiten weiterhin verehrt werden. Im übrigen werden wir sehen, daß in den Königreichen Ayuthia und Bangkok, die auf Sukothai folgen, die Brahmanen die königlichen Riten des Hofes nach schiwaistischen Formen durchführen. Diese Vermischung der großen religiösen Systeme Indiens bleibt einer der bedeutendsten Wesenszüge aller indisierten Königreiche.

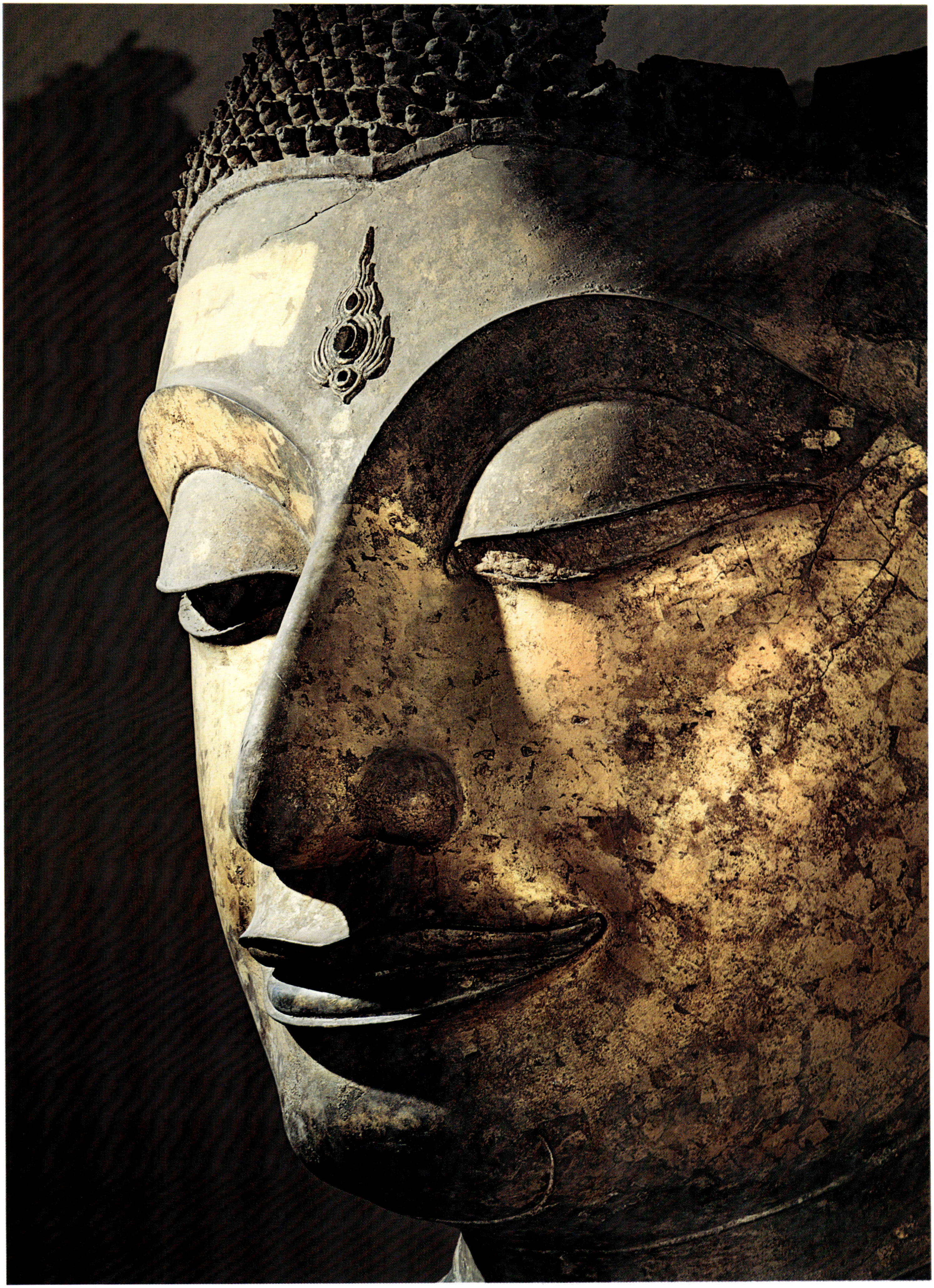

Die Ausdrucksformen Siams

Unten:
Der in neuerer Zeit stark restaurierte Stupa vom Vat Pra That Haripunchai in Lamphun, der alten Stadt Haripunjaya, wurde 1447 erbaut. Er stellt den Typus des Buddha-Stupas im nördlichen Landesteil dar.

Ganz unten:
Extrem stilisiert - alle Zehen sind gleich lang - ist dieser in Holz geschnittene Fußabdruck Buddhas. Dieses Werk der Schule von Ayuthia aus dem 15. Jh. befindet sich im Vat Pra Rup von Suphanbari im Menam-Delta.

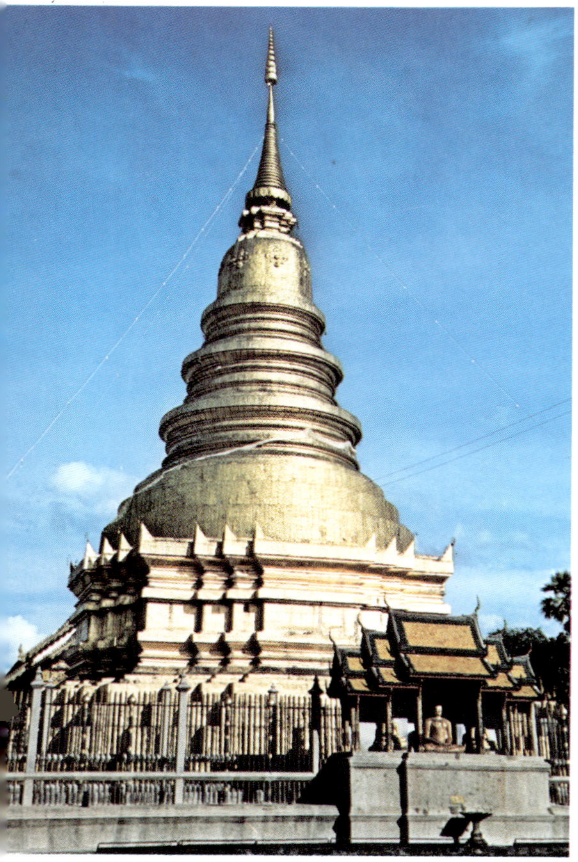

Unter dem Einfluß Angkors war die Architektur im Menam-Becken im 11., 12. und 13. Jh. eine Sandsteinarchitektur wie in Angkor. In der Thai-Epoche jedoch wird dieses Material zugunsten von Backstein und Stuck aufgegeben. Der Bauplan des Sukothai-Tempels besteht aus einem Turm, dem Prang, dem ein Säulen-Mandapa vorgesetzt ist. Es verbindet das hinduistische Heiligtum mit den birmanischen Buddha-Stupas in Form einer Glocke. Die Sukothai-Kunst ändert sich Schritt für Schritt im Vergleich zu älteren Formen. Die Architektur betont nicht mehr die Struktur, sondern orientiert sich zu einer Ausdrucksform, die völlig vom Symbolismus der Formen und des Dekors beherrscht ist. Die Merkmale der Khmer-Architektur werden hier gleichsam „karikiert". Die Thai-Kunst unterliegt ebenfalls dem Einfluß Birmas. Die Prangs (den Prasats der Khmer entsprechende Heiligtümer) recken sich höher und höher, wobei sie immer schmaler werden. Der Turm ist gekrönt von einer Art Stupa, auf der eine Turmspitze den höchsten Punkt des Gebäudes bildet. Die sonst durch Rücksprünge in einem kreuzförmigen Grundriß zur Festigung der Konstruktion gegliederten Mauern tragen seither nur noch eine Reihe von Stuckskulpturen in mehr oder weniger ausgearbeitetem Flachrelief. Sie zeigen auf unterschiedlichen Ebenen die gleiche Anordnung der Buddhas, wie sie das Heiligtum und den Betsaal umgeben.

Die Skulptur seit der Zeit von Sukothai bis zu der von Ayuthia schafft sich eine eigene Sprache. Sie ist das Ergebnis von Einflüssen, in denen sich Beiträge der Khmer, der Birmanen, der Himalayavölker, sogar der Südchinesen mit dem Erbe Indiens, Javas und Sumatras vermischen. Diese vielfachen Ströme haben sich jedoch vermischt und münden in einer Formensprache hoher Qualität. Denn gerade auf dem Gebiet der Skulptur ist die Bedeutung Thailands besonders bemerkenswert.

Eine Adlernase mit oft scharfem Rücken, der sich in den Bögen der Augenbrauen fortsetzt, halbgeschlossene Augen, deren wellenförmiger Schlitz die meditative Schau ahnen läßt, betonte Lippen, die ein Lächeln von Glückseligkeit umspielt, streng gegliederte Wölbungen, schmucklos und schlicht – das alles bezeugt den hohen Grad der Stilisierung, die seither das Antlitz Buddhas prägt. Ganz besonders in der Bronzeplastik erreichte die Kunst von Ayuthia eine ungewöhnliche Ausdruckskraft und eine souveräne Klarheit.

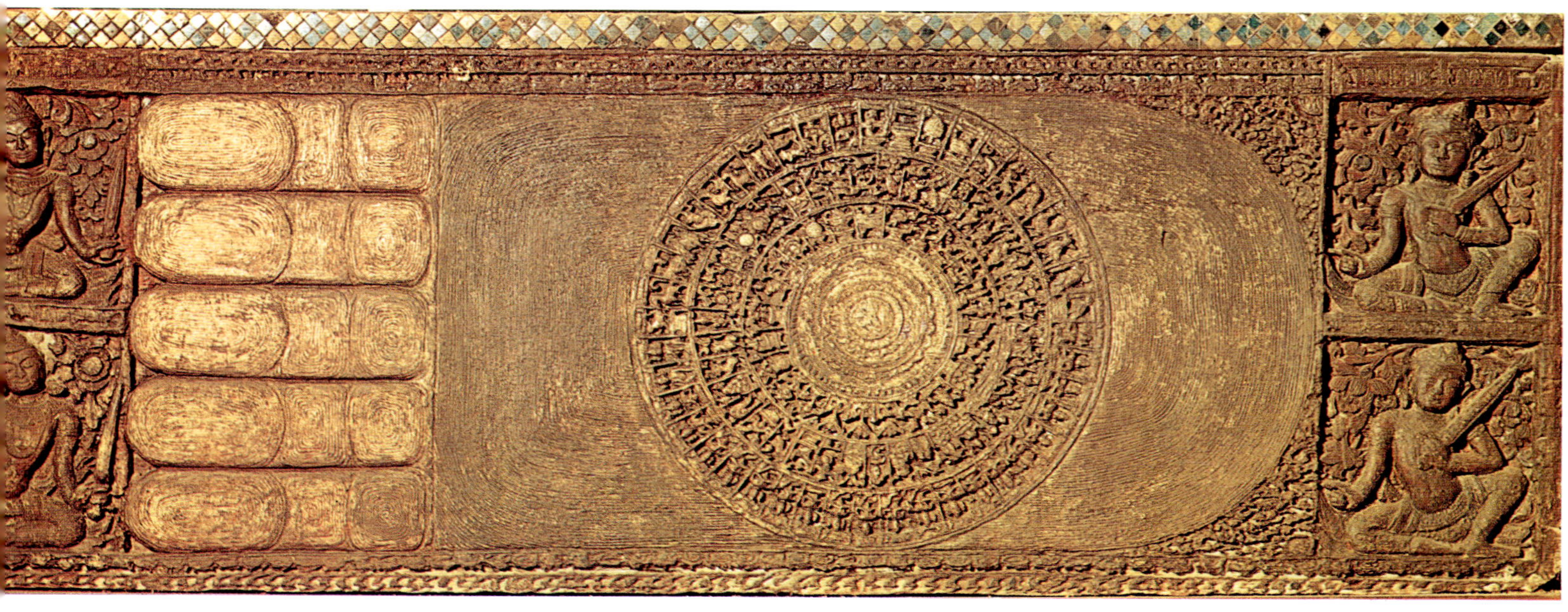

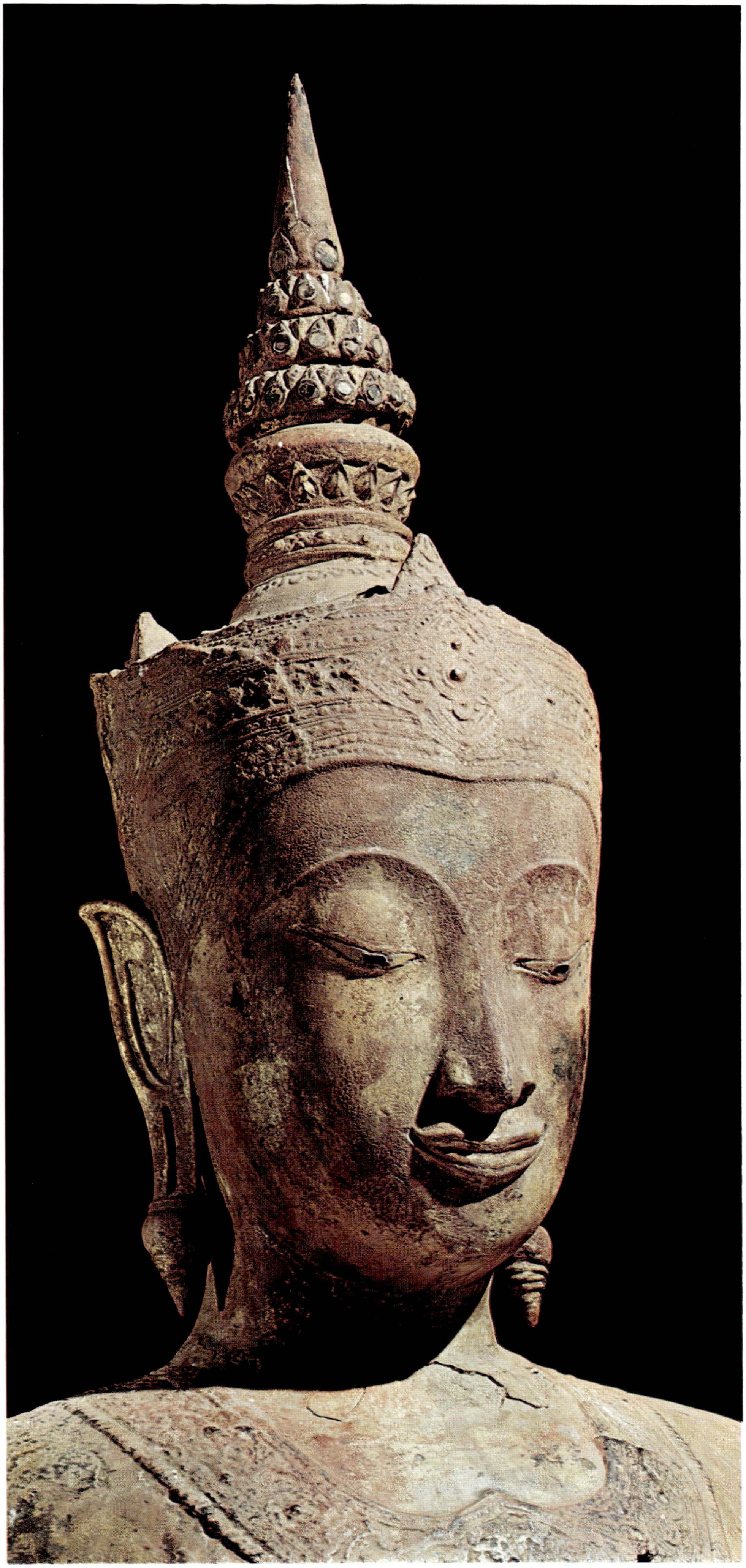

Detail eines 153 cm hohen Buddhas in vergoldeter Bronze aus Sukothai aus dem 17. Jh. Mitten in der Ayuthia-Epoche verkörpert diese Arbeit noch die Merkmale der Sukothai-Ästhetik, insbesondere im Kopfschmuck und im goldenen Diadem.

Gegenüber, links oben:
Der große Chedi Vat Phu Khao Thong, 1569 nördlich von Ayuthia von den Birmanen im Môn-Stil errichtet zur Erinnerung an ihren Sieg über die Thai.

Gegenüber, rechts außen:
Diese 74 cm hohe Bronze aus dem Gebiet von Chieng Mai stammt aus dem 16. Jh. und stellt eine betende buddhistische Gottheit dar, die reich geschmückt ist und ein Golddiadem trägt.

Von Sukothai nach Ayuthia

Gegründet durch den König Rama Kamheng, der Religion und Recht reformierte und den Thai ein Alphabet bescherte, das aus dem der Khmer abgeleitet war, breitet sich das Königreich Sukothai vom Menam-Becken bis Ligor im Süden der Malaiischen Halbinsel aus. Nach sechsundsechzigjährigem Bestehen wird Sukothai im Jahre 1353 durch eine neue, im Menam-Delta entstandene Macht besetzt. Es handelt sich um Ayuthia, eine 1347 gegründete Stadt.

Im äußersten Norden des Landes bleibt jedoch das Königreich Lanna, das um die Hauptstadt Chieng-Mai entstanden war, bis zum 18. Jh. unabhängig. Künstlerisch und kulturell stand diese Region immer unter dem Einfluß Birmas.

Die Stadt Ayuthia wird nach den entscheidenden Siegen über die Khmer und dem Zufluß großer Reichtümer aus der systematischen Plünderung Angkors ein bedeutendes Zentrum Indochinas. Das Verschwinden Angkors gibt ihm Raum für seine Expansion. Es schickt sich also an, seine Führungsrolle zu sichern. Die Vormachtstellung der Thai geht Hand in Hand mit einer Blüte der buddhistischen Klöster. Die Stadt entwickelt sich unaufhörlich, ihre Kunstproduktionen sind beträchtlich. Zu Tausenden ergießen sich die Buddha-Statuen, stehende oder sitzende, kauernde oder schreitende, über Thailand. Die Stupas werden immer schlanker und mit einer nadelförmigen Turmspitze gekrönt, die ihnen ein äußerst elegantes Aussehen verleiht. Gelegentlich erhalten sie königliche Grabkammern, die mit Malereien ausgeschmückt und mit Votivgaben angefüllt sind.

Diese Periode des Reichtums endet jedoch abrupt mit der dramatischen Einnahme von Ayuthia durch die Birmanen (1767), die sich wieder zurückziehen, nachdem sie die Stadt völlig niedergebrannt haben.

Unten:
Dieser liegende, den Tod erwartende Buddha von 28 m Länge befindet sich in Ayuthia und stammt aus dem 18. Jh. Er trägt den Namen Pra Buddha Sai-Yat, ist in stuckiertem Backstein ausgeführt und zeichnet sich durch eine summarische Vereinfachung der Formen und der Kleidung aus.

Bangkok und die Leichtbauweise

Die Bestimmung Bangkoks zur siamesischen Hauptstadt bedeutet Rückkehr zu charakteristischen Formen der Holzbauweise mit Bedachungen aus lackierten Ziegeln. Diese Bauweise, die auf alte Palastbauten der Khmer zurückgeht, wie sie in den Flachreliefs von Angkor

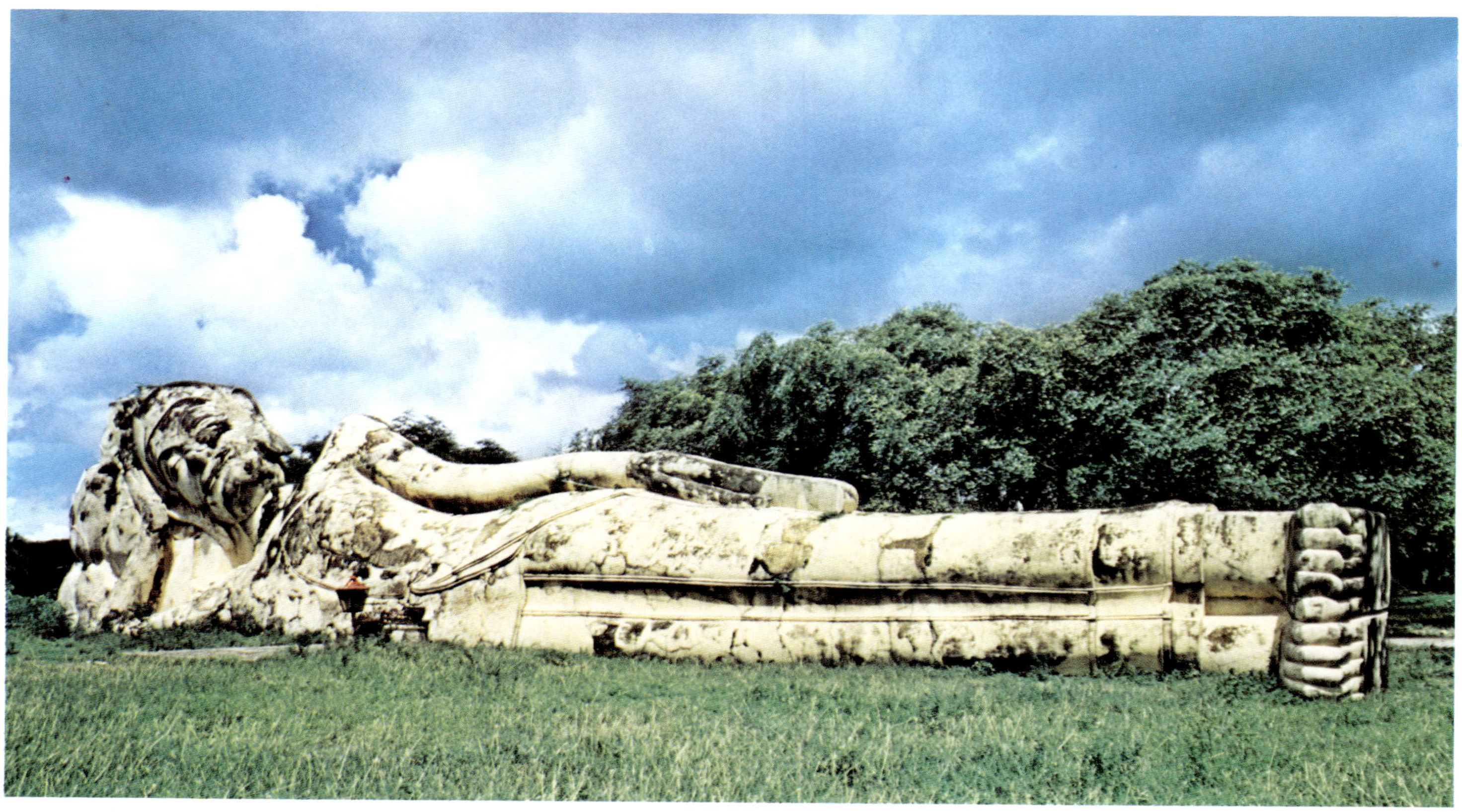

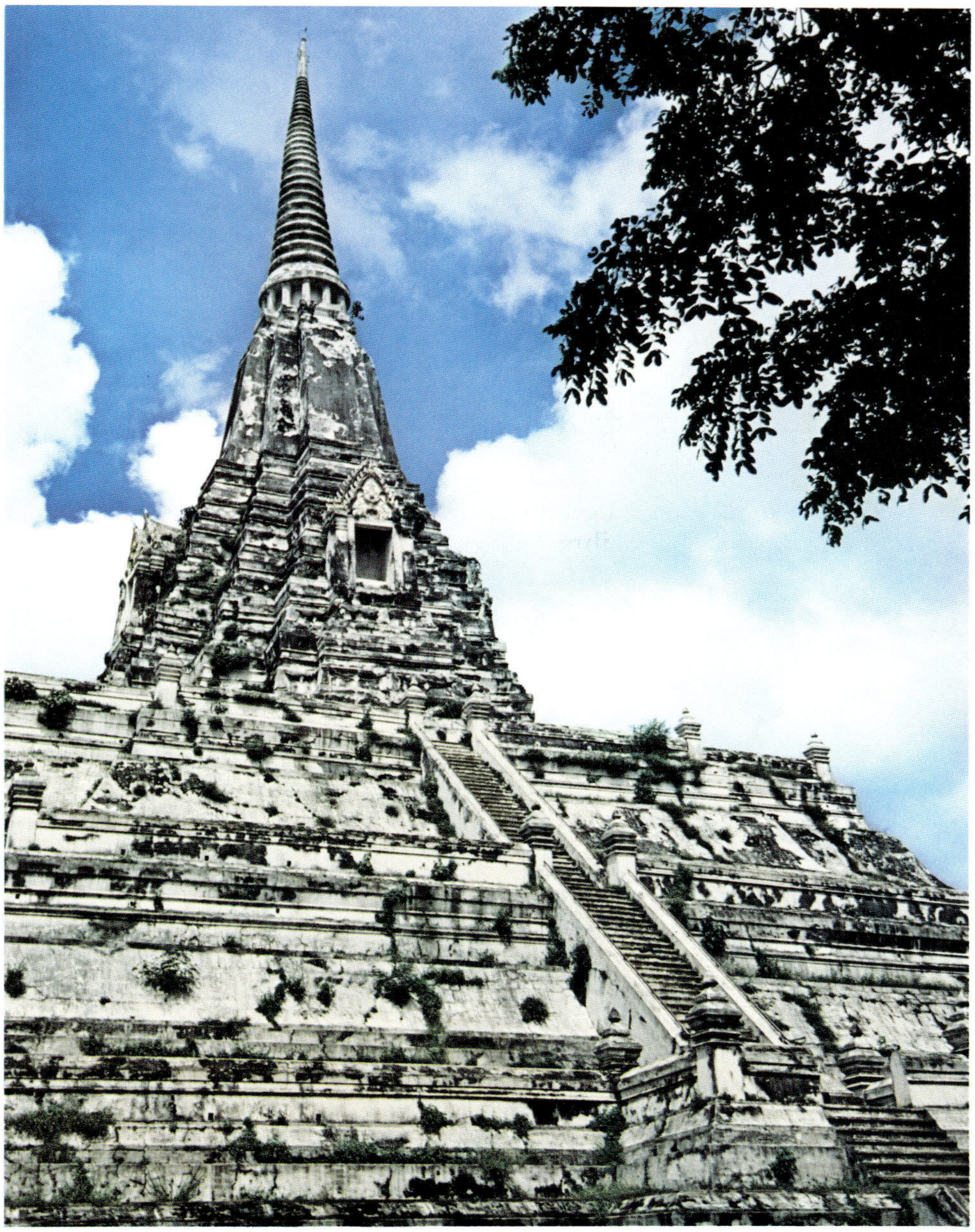

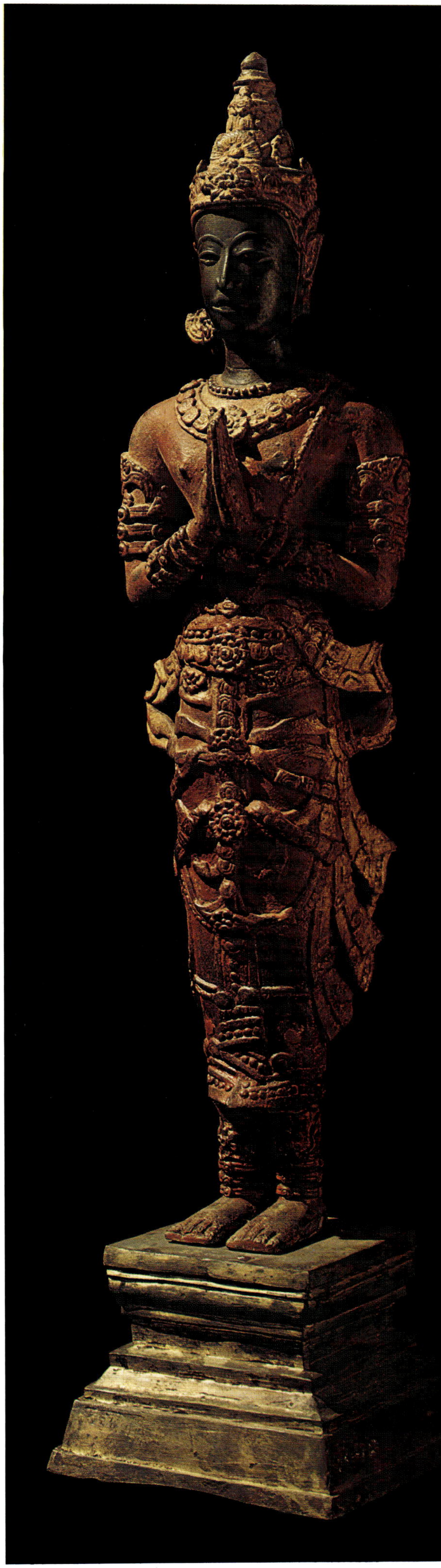

Vat und des Bayon dargestellt sind, ist eine Leichtbauweise, wie sie immer in Südostastien praktiziert wurde, und deren Anfänge vor der Steinbauweise liegen. Im allgemeinen nämlich stellt die Bauweise in dauerhaftem Material die Übersetzung der Bauweise in vergänglichem Material dar, deren Formen und Strukturen auf diese Weise wahrhaftig „Stein geworden" sind, was die auf Pfeilern erhöhten Brückenstege der Khmer-Tempel ebenso beweisen wie die „gedrechselten" Baluster der Fenster von Angkor.

Diese Kunst, mit leichtem Material zu bauen – die, wie wir gesehen haben, unter Jayavarman VII. in Angkor wieder aufkam und wegen des im Buddhismus erforderlichen Versammlungsraums in Klöstern und Pagoden angewendet wurde –, diese Kunst haben die Thai schon in der Sukothai-Epoche, dann in der Ayuthia-Epoche sich zu eigen gemacht. Doch die Beispiele, die auf uns hätten kommen können, haben weder dem Klima, noch vor allem der verheerenden Invasion der Birmanen standgehalten. So müssen wir uns mit späten Beispielen (Ende 18. und 19. Jh.) bescheiden, die Bangkok uns bietet.

In diesen Konstruktionen finden wir die Prinzipien der Rechtwinkligkeit wieder, die Stützpfeiler, die in gleichmäßigen Abständen das Dach tragen, und das Gebälk, das der Regel unterworfen ist, daß jede Unterbrechung in der Fassade – Portalvorbau oder Vordach – die Konstruktion eines Satteldachs erfordert, das senkrecht zum Hauptfirst verläuft. In diesem Baumuster der überkreuz stehenden Giebel erkennt man die Staffelung der mehrfach zurückgesetzten Dächer, die

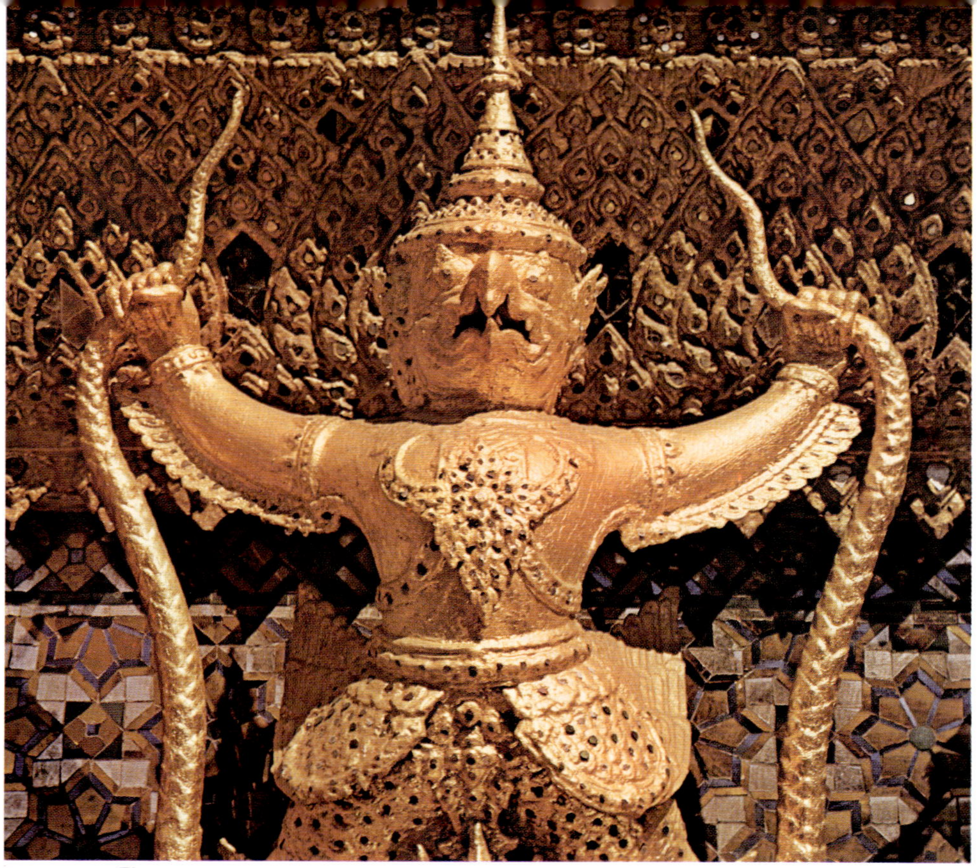

Rechts:
Detail eines Garuda-Frieses des Vat Po zu Bangkok. Diese vergoldeten Stuckskulpturen aus dem Jahre 1793 schmücken die Basis eines Chedi. Der Vogel Garuda hält zwei Nagas an den Schwänzen.

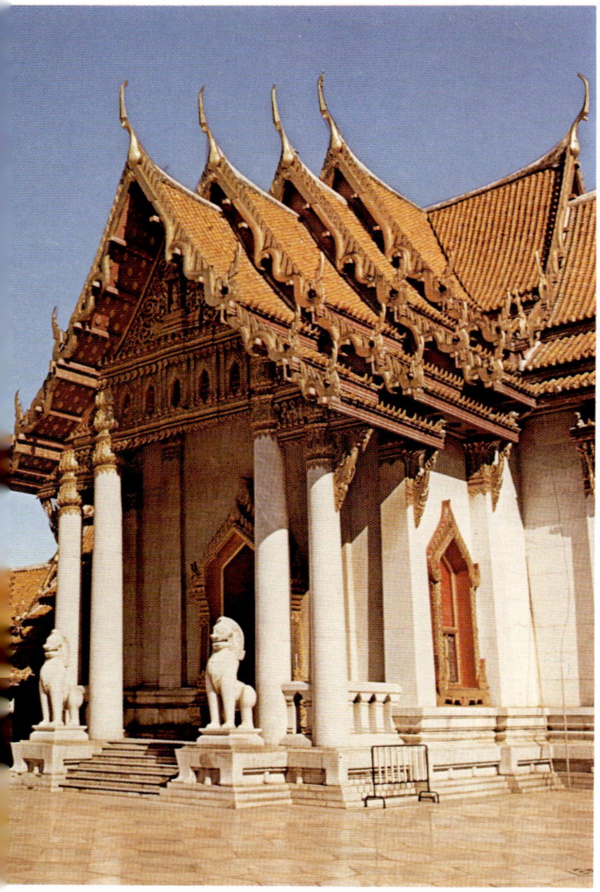

Dieser „Marmortempel" aus dem 19. Jh. in Bangkok trägt den Namen Vat Benchamabopit-Viharn. Mit seinen spitzen Dächern, die in Form ausgebreiteter, leicht gebogener Flügel voneinander abgesetzt sind, läßt das Bauwerk chinesischen Einfluß erkennen, der noch durch die Herkunft der lackierten Dachziegel verstärkt wird.

die Aufeinanderfolge der Giebel der klassischen Khmer-Architektur hervorgerufen haben (Banteay Srei und Angkor Vat).

Diese Bauweise in vergänglichem Material, die die Gebäude in Bangkok aufweisen – ähnliche Bauformen existieren in ganz Indochina –, hat ihre ursprüngliche Farbigkeit bewahrt – und das ist das Interessanteste daran. Denn sowohl die farbig lackierten Dachziegel wie die ornamentalen Motive und die vergoldeten Statuen erleichtern uns die Vorstellung, welchen Anblick die Steingebäude in Angkor geboten haben, als sie noch ihren Metallschmuck und ihren Farbenschmuck trugen. Erwähnen wir noch, daß diese Thai-Architektur auch an gewisse chinesische Erscheinungen erinnert, insbesondere mit den leicht nach oben gebogenen Dachrändern und -ecken.

Während aber die Kunst in diesem Bangkok-Stil sich nicht merkbar erneuert, während die Formen in Zukunft stereotyp sind, lediglich überladener als bisher, müssen wir doch in diesen Tempeln, die „lebenden Fossilien" sind, den letzten Widerhall der großen indochinesischen Kulturen zur Zeit ihres höchsten Glanzes sehen.

Der Beitrag Birmas

Birma, im Nordwesten der Halbinsel gelegen, ist ein größtenteils gebirgiges Land, von einem breiten Fluß, dem Irawadi, durchströmt, der von den Ketten des Himalaya herabkommt. Zwei Regionen haben eine kulturelle Blüte erfahren, die ebenfalls unter indischem Einfluß stand: Hochbirma um die Stadt Pagan am Mittellauf und Niederbirma oder „Goldland" im Delta des Flusses.

Seit dem 3. Jh. v. Chr. wird hier die Lehre Buddhas durch einen Abgesandten des Königs Ashoka verbreitet, der in Indien ein eifriger Werber für das durch den Gautama verkündete Gesetz war. In der Folgezeit drang der Hinduismus ebenfalls nach Birma vor, bedrohte aber nie die Vorherrschaft des Buddhismus, obwohl die königlichen Tempel Birmas im allgemeinen brahmanisch waren. Denn die Könige waren die Beschützer der Brahmanen, die am Hof die Rolle der Berater und Minister spielten, obwohl das Volk den buddhistischen Glauben angenommen hatte.

Den beiden Regionen des Landes entsprechen zunächst zwei Völker: Im Süden, im Delta, leben die Môn, die ihrerseits in West- und Ostmôn unterteilt sind; die letztgenannten bewohnen das Gebiet an der Nordgrenze von Siam. Im Norden dagegen sind es die Pyu, die im mittleren und im oberen Tal sitzen. In Prome errichten die Pyu seit dem 7. und 8. Jahrhundert Stupas aus Backstein mit kreisförmigem Grundriß und zylindrischem Turm mit kegelförmigem Dachaufbau. Im Gegensatz zu den Khmer, die nur das Scheingewölbe (oder Kraggewölbe) kannten, verstanden die Pyu (die eine tibetisch-birmanische Sprache sprachen und direkten Kontakt zu China gehabt hatten), echte Gewölbe mit Keilsteinen zu bauen. In allen Bauwerken, die in der Folgezeit in Pagan entstanden, bedeutet diese Gewölbetechnik, die auch in Indien vor Errichtung des islamischen Sultanats in Delhi nicht bekannt war, ein wichtiges Unterscheidungsmerkmal im Vergleich mit den Bauwerken Indochinas und des Malaiischen Archipels.

Aber Hochbirma erleidet im 9. Jh. die Invasion eines neues Volkes, der Birmanen, genauer gesagt: Birmanen aus der tibeto-chinesischen Region, woher auch ihre Vorgänger, die Pyu, gekommen waren. Sie nehmen die auf dem linken Ufer des Irawadi gelegene Stadt Pagan und üben dort ihren primitiven Kult aus, die Verehrung von Gottheiten (der Nats) die auf dem „Goldenen Berg" in 50 km Entfernung von der Hauptstadt angebetet werden. Um das Jahr 1000 läßt ein birmanischer König von Pagan einen Weihesaal errichten – ein Zeichen, daß der Hof die Religion des glückseligen Gautama Buddha angenommen hat.

König Anoratha, der von 1044 – 1077 regiert, erobert die Stadt

Diese Stuckskulptur im Bangkok-Stil mit ihren Vergoldungen erzeugt - wie ein fernes Echo - eine Vorstellung vom Reichtum und von der Pracht Angkors, bevor die Khmer-Kapitale durch die Brandschatzung des Schmucks ihrer vergoldeten Bronzen beraubt wurde.

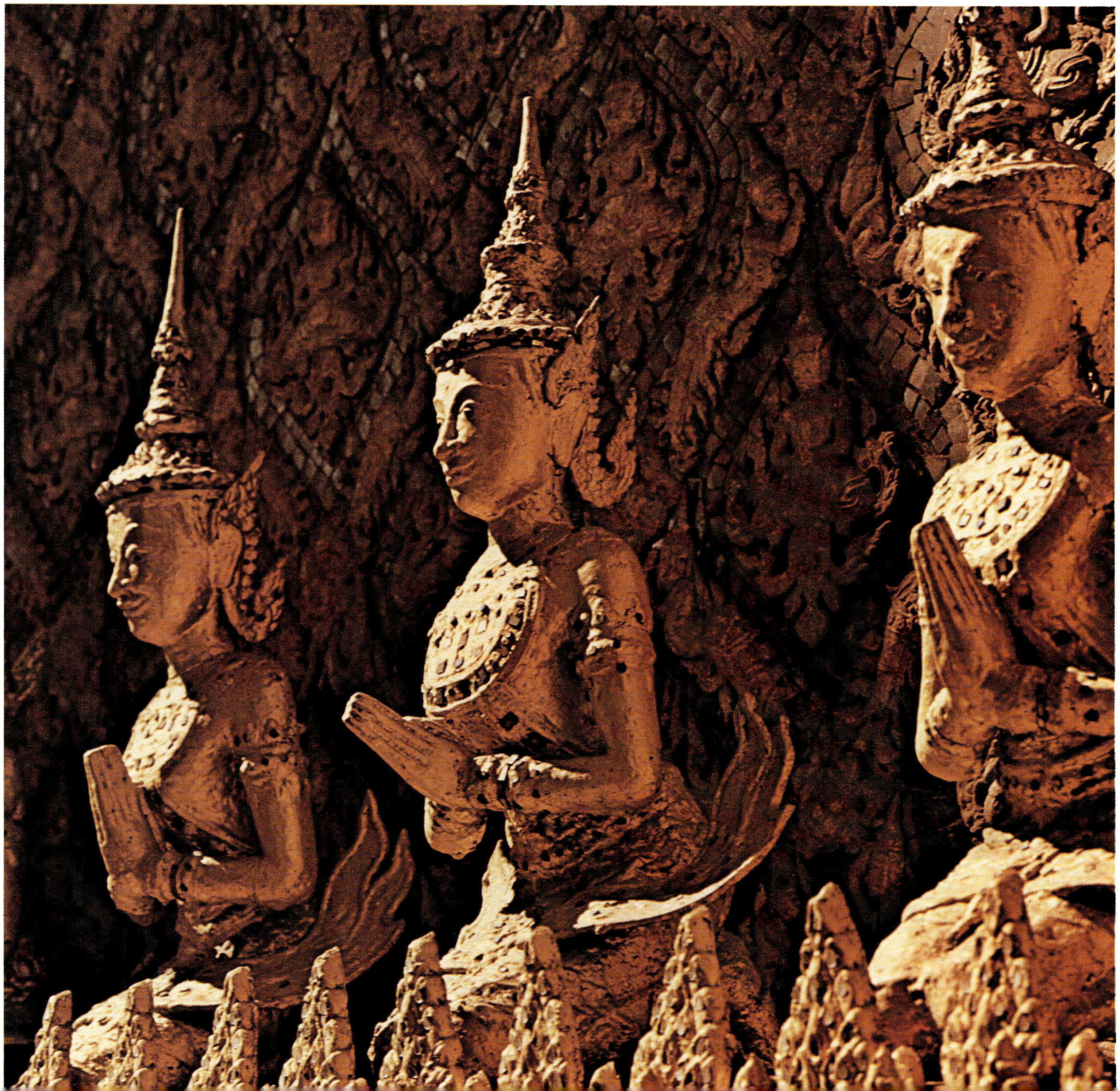

Thaton in Niederbirma und deportiert die Môn-Herrscher nach Pagan, mit 30000 Mönchen, Künstlern und Handwerkern, deren kulturelles Niveau höher ist als das der Bergvölker des Nordens. Denn sie unterhalten bereits seit Jahrhunderten Beziehungen zu den Missionaren und Kaufleuten aus Indien. Von jetzt an wird Pagan die „Stadt der vier Millionen Pagoden", wie sie in Berichten legendenhaft übertreibend genannt wird. Sie ist die Hauptstadt des vereinigten Königreichs Birma.

Und in der Tat sieht Pagan auf fast 20 km Flußuferlänge und auf 250–300 qkm in zwei Jahrhunderten, bis zu seinem Fall im Jahre 1287 durch die Mongolen unter Kublai Khan, mehr als 5000 Bauwerke entstehen: Pagoden, Stupas und Klöster. Das Herzstück dieser Anlage bildet eine von einer quadratischen Mauer eingeschlossene Stadt in der Stadt, deren westliche Seite sich an die Uferböschung anlehnte.

Wie in Angkor und im übrigen Südostasien bestanden die Wohnhäuser aus Holz und Stroh, der Palast und die meisten Klöster ebenfalls, oder sie waren allenfalls mit Ziegeln auf Holzgebälk gedeckt und hatten Backsteinmauern und Stuckdekor. Allein die der Erinnerung und Verherrlichung Buddhas geweihten Bauwerke sind ganz in Stein erbaut. Bauwerke für den Schiwa-Kult sind selten.

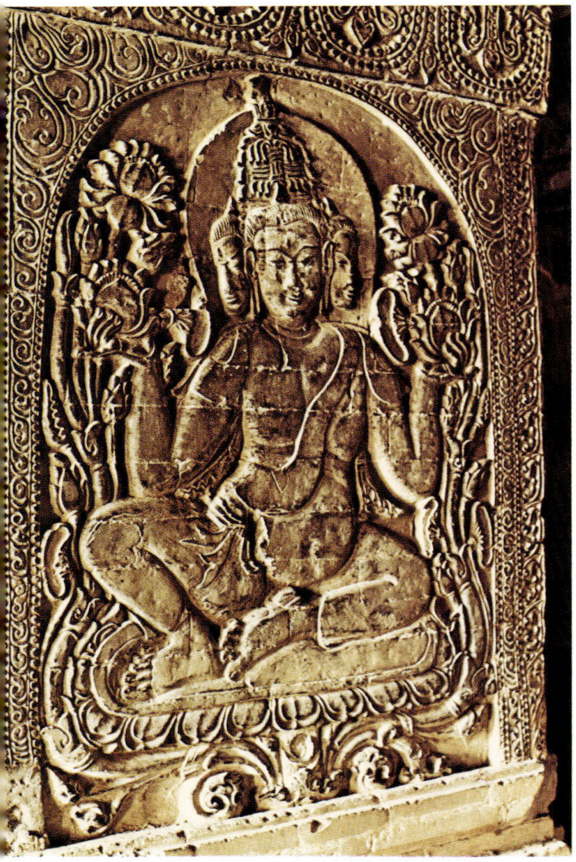

Die Mehrzahl der großen Steinbauten der Stadt Pagan kann in zwei Hauptgruppen eingeteilt werden: einerseits die Stupas, die einen völlig geschlossenen Baukörper darstellen, bestehend aus einem Sockel, auf dem sich stufenförmige Stockwerke erheben, darüber ein kreisförmiger oder achteckiger Bauteil in Form einer Glocke, die eine hohe Spitze krönt; andererseits die Tempel, die durch das Vorhandensein von Innenräumen charakterisiert sind. Im Hinblick auf ihre Raumstruktur stellen die Tempel sich unter zwei Aspekten dar: Die einen sind mit einer echten zentralen Kammer ausgestattet, in der ein Buddha steht, die anderen dagegen bestehen aus einem massiven Kern, den ein gewölbter Gang umgibt, der für den Umwandlungsritus bestimmt ist. Eine oder vier Buddha-Statuen können in den Nischen des Zentralkerns stehen, der einen hohen Spitzturm trägt.

Die Stupas erinnern an das Grabmal Buddhas und enthalten keine Innenräume – es sei denn eine kleine Aufbewahrungszelle für Reliquien. Ihre übereinandergestuften Terrassen, zu denen man über die axialen Treppen aufsteigt, können wie im Borobodur auf Java Umwandlungsprozessionen dienen. Am Ende der Entwicklung der birmanischen Architektur ist der Stupa kreisförmig und hat Glockenform. Sein spitzer, zum Himmel gerichteter Turm gewinnt eine besondere symbolische Bedeutung.

Im Form von Reliquiaren – deren Goldschmiede-Dekorationen sie, beträchtlich vergrößert, in Stuck und vielfältig gefärbtem Backstein wiederholen – sind die Tempel von Pagan, selbst die mit großen Innenräumen, nichts anderes als riesenhafte künstliche Berge mit Grotten. Das Volumen der Räume ist – im Verhältnis zur kompakten Back-

Aus dem 11. Jh. stammendes Flachrelief aus dem Innern des Nanpaya-Tempels in Pagan. Die Buddha-Figur hat nach Art Brahmas in der hinduistischen Bilderwelt drei Köpfe.

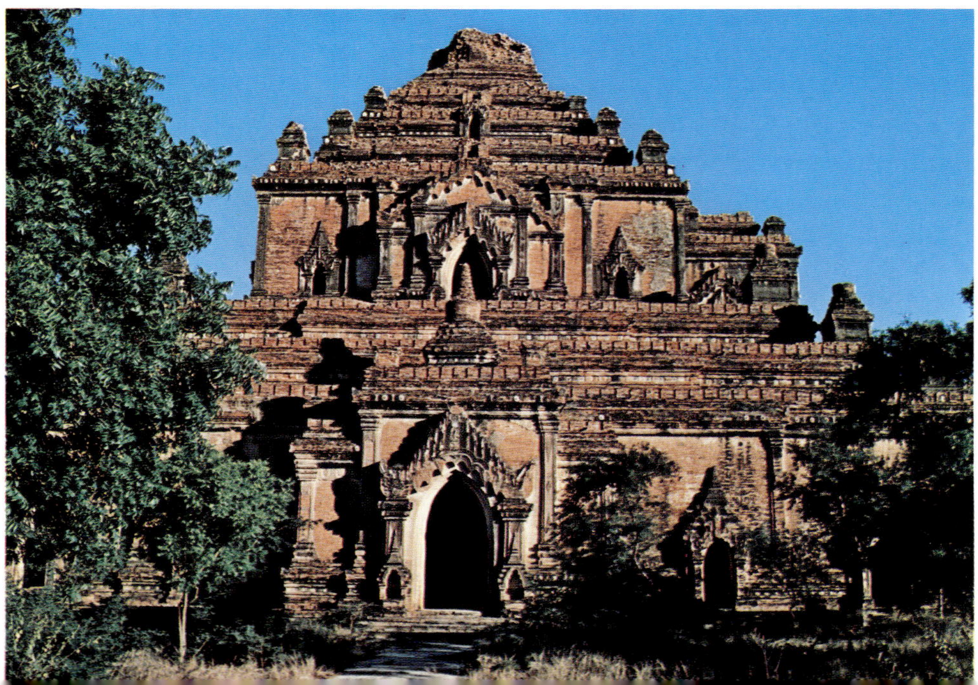

Rechts:
Der 1183 erbaute große Minnanthu-Tempel in Pagan weist im Innern seines pyramidenförmigen Baukörpers einen Kern mit umlaufender Galerie auf, die auf jeder der vier Seiten eine Öffnung besitzt. Das Gebäude von etwa 50 m Seitenlänge ist mit gewölbten Toren ausgestattet, die von für die Pagan-Kunst charakteristischen Flammenmotiven bekrönt sind.

steinmasse – klein. Deshalb lassen diese Bauwerke an eine Felshöhlenbauweise denken. Trotzdem verfügen die Birmanen über die technischen Voraussetzungen, Säle zu bauen, da sie das Spitzbogen- und Kielgewölbe mit Keilsteinen kannten. Wenn sie ihr Wissen nicht zum Bau von Versammlungssälen in Backstein benutzt haben, dann deshalb, weil ihre von der indischen Vergangenheit geprägten Traditionen klar unterschieden zwischen der Stein-Architektur einerseits, die sakralen Gebäuden vorbehalten war, und den mit vergänglichem Material gedeckten Sälen andererseits, die öffentlichen Zeremonien und gemeinsamer Meditation dienten.

Die meisten Tempel von Pagan haben einen kreuzförmigen Grundriß. Die Korridore in den großen Bauwerken, wie dem Ananda-Tempel, bilden wahre Labyrinthe, deren Passagen sich rechtwinklig im Baukörper kreuzen.

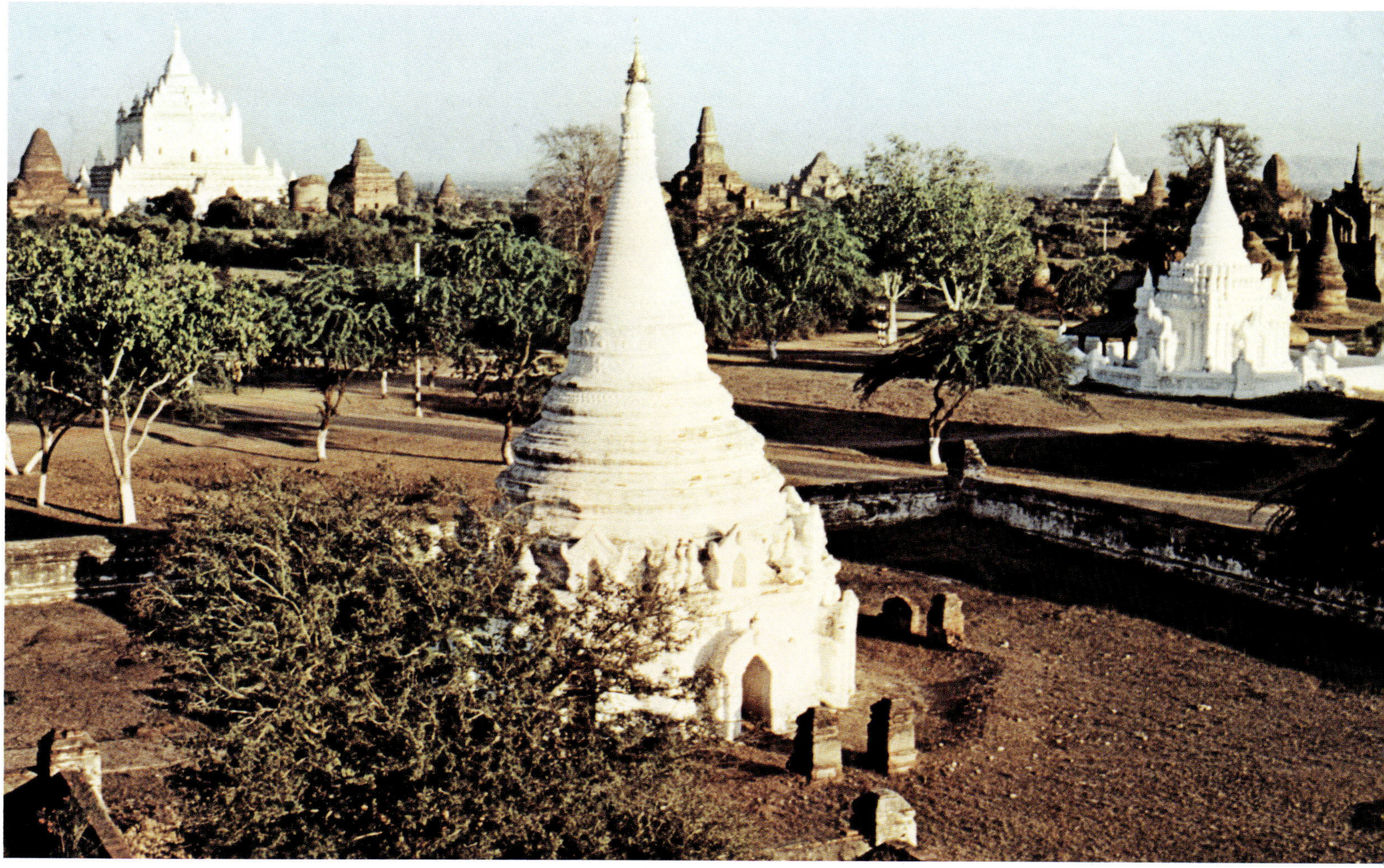

Als Schmuck der Tempel von Pagan findet man eine erhebliche Zahl von lackierten Fliesen, Flachreliefs in Stein oder Fresken, in denen die großen Szenen aus dem Leben Buddhas dargestellt sind. Denn der Tempel ist ein Wallfahrtsort, hier kann der Gläubige die bedeutsamsten Stufen der Existenz des Glückseligen in einer Art von Bilderbibel „lesen".

Als der Mongoleneinfall die Stadt Pagan in Feuer und Blut erstickt, ist es mit der Arbeit der Künstler und Architekten für immer vorbei. Die große heilige Stadt wird verlassen. Die Macht geht auf andere Zentren über, wie Pegu, Mingun, Mandalay und Rangun, in denen eine gewisse birmanische Renaissance lebendig wird mit Werken, die oft durch die Kunst von Tibet oder Ceylon beeinflußt sind.

Blick über die Ebene von Pagan: Bis zum Horizont ist die Landschaft mit Monumenten bedeckt, denn die alte birmanische Hauptstadt zählt nicht weniger als 5000 Kult-Bauwerke, fast alle buddhistisch. Links oben der Thatbynnyu-Tempel aus dem Jahre 1144, der fast 70 m hoch ist. Eine gewölbte Kammer im Innern beherbergt einen großen Buddha. Im Vordergrund ein kleiner Nebentempel.

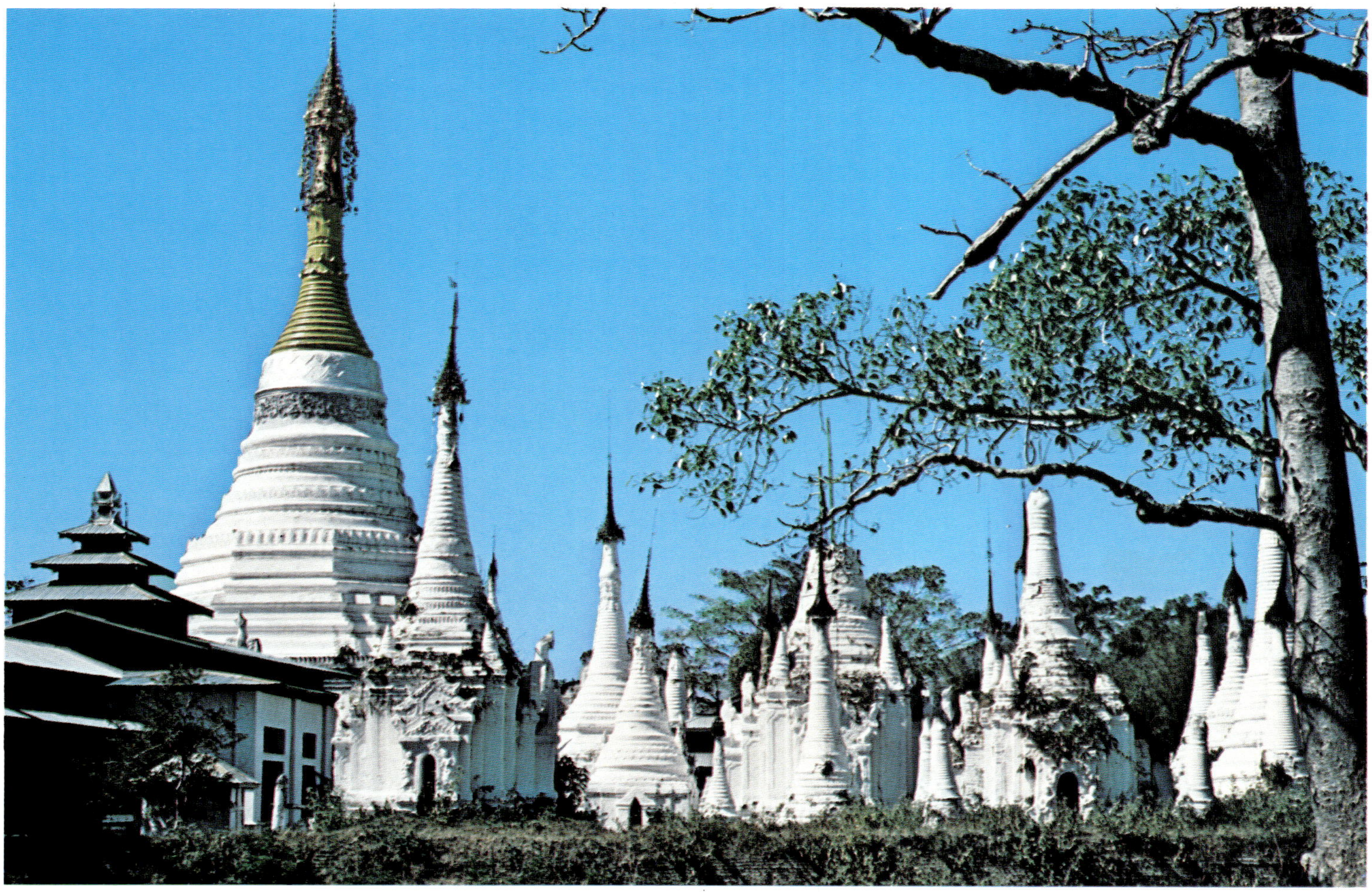

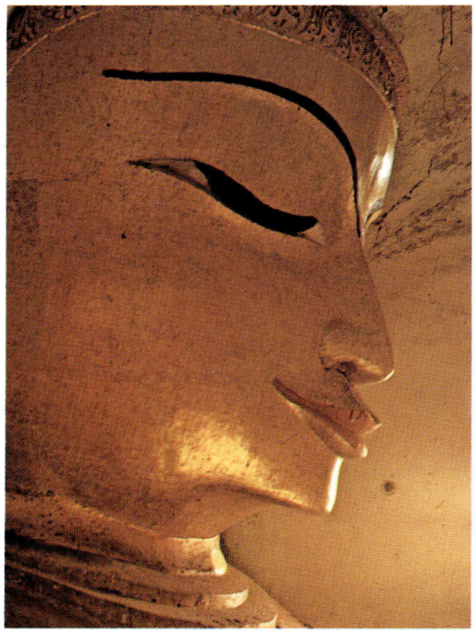

Ganz oben:
Die Kuthodaw-Pagoden in Mandalay aus dem 19. Jahrhundert.

Oben:
Einer der eigentümlichen Buddhas von Pagan.

Gegenüber:
Der Bupaya-Stupa in Pagan aus dem 8. - 9. Jh., der das Felsenufer über dem Flußlauf des Irawadi beherrscht, zählt zu den höchstverehrten und ältesten heiligen Stätten Birmas.

Schlußbemerkung

Welch seltsames Schicksal ist diese Ausstrahlung Indiens, die ganz Südostasien verschwenderisch zuteil wurde! Die Missionare verbreiten die Lehre Buddhas, dessen „rationalistische" Philosophie sich mit dem hinduistischen Vielgöttertum vermischt, das auf prähistorische Quellen zurückgeht. Und die Botschaft von der Barmherzigkeit des Gautama dringt unter die Völker des Fernen Ostens, wo die Lehre überlebt, so wie das Licht der längst erloschenen Sterne, das noch Jahrtausende später zu uns dringt. Denn der Buddhismus, der auf dem ganzen indischen Subkontinent verschwunden ist – außer in den Hochtälern des Himalaya –, lebt bis auf unsere Tage in diesem Teil Asiens fort, der von den Gebirgsketten Hochbirmas bis zu den Gestaden Balis und von Malaysia bis Japan reicht.

Das ist das Paradoxon Indiens: eine Religion hervorgebracht zu haben, die dort zwar ein Jahrtausend nach ihrem Aufkommen Zeichen des Nieder- und Untergangs erkennen ließ, die aber in der Ferne noch Jahrhunderte hindurch den Geist der Menschen durch die mahayanischen oder theravadischen Riten, durch das Große oder das Kleine Fahrzeug – je nach Bedürfnissen oder Wünschen des einzelnen – nährte. Während dieser Zeit kehrt Indien selbst zu den Quellen des Veda zurück. Es erlebt eine Erneuerung der alten brahmanischen Kultur. Diese Renaissance des Hinduismus ist begleitet von einer gleichzeitigen Ausbreitung und Erstarkung des Kastensystems, dessen strenge Abgeschlossenheit die Gesellschaft ebenso verknöchert, wie die religiösen Tabus sie unbeweglich machen. In diesem Sinne aber haben die religiösen Grundgedanken, die nach Indochina und Indonesien gebracht wurden, nie den Geist der Menschen Südostasiens beeinflußt, denen das indische Gedankengut nur ein Mittel zur Meditation und zur Befreiung war.

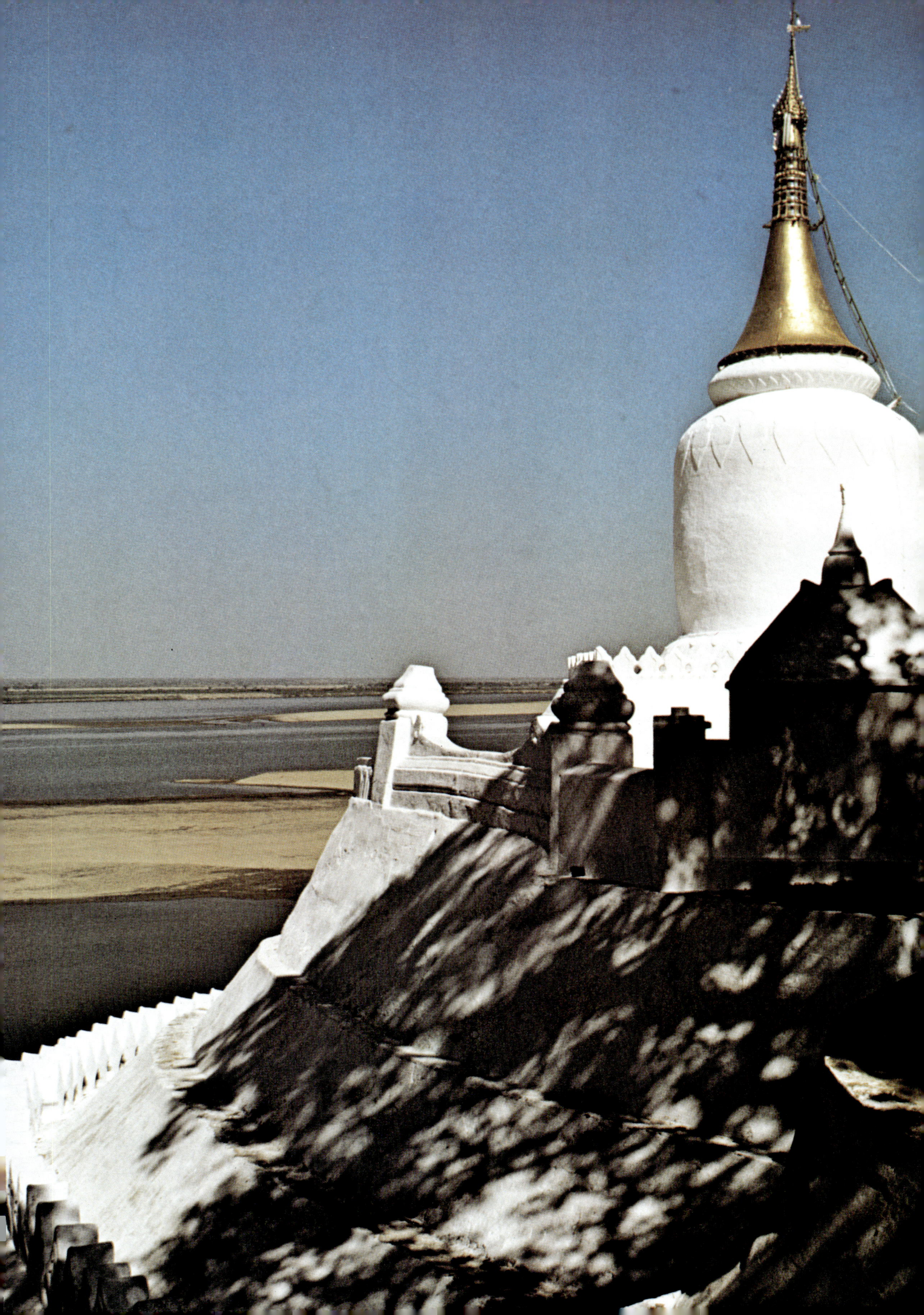

Anmerkung zur Schreibweise der Orts-und Eigennamen:

Bei der Wiedergabe von geographischen Begriffen, Namen von Göttern, Tempeln, Königen u. ä. in diesem Buch muß berücksichtigt werden, daß diese zunächst einmal immer als Übertragungen aus der Originalsprache in Englisch oder Französisch festgehalten wurden (wobei sich schon erste Abweichungen ergeben konnten), und dann wieder aus diesen europäischen Sprachen ins Deutsche übersetzt wurden. Daraus entstanden die immer wieder feststellbaren unterschiedlichen Schreibweisen in einschlägigen Veröffentlichungen, wobei die Umwandlung von "sh" in "sch", und von "j" in "dsch" am häufigsten ist. Wir haben uns hier im allgemeinen an die Schreibweise in dem (in der gleichen Serie erschienenen) Band "Die Welt Indiens" bzw. an Henri Stierlins Buch "Angkor" in der Serie "Architektur der Welt" gehalten. Dennoch geben wir hier für eine Anzahl von Bezeichnungen - im wesentlichen in der Reihenfolge der erstmaligen Erwähnung im vorliegenden Band – die unterschiedlichen Übertragungen an (wobei wir Fälle wie "die Thai" neben "die Thais" u. ä. weglassen):

Sailandra = Shailandra, Shailendra, Sailendra
Sanchi= Santschi
Schiwa, Wischnu, Krischna = Shiva, Vishnu, Krishna
Jayavarman = Dschayavarman
Tonlé-sap = Tonlé-Sap, Tonle-sap, Tonle-See
Siem Reap = Siemreap
Bassak = Bassac (Fluß)
Pallava = Pallawa
Mahaballipuram = Mamallapuram = Mavalipuram
Rajendravarman = Radschendravarman
Chola = Tschola
Ashoka = Aschoka
Angkor Vat = Angkor Wat
Srivijaya= Srividschaya
Rangun = Rangoon
Prambanam = Prambanan

Bildnachweis

Die 140 Farbfotos dieses Bandes stammen von Henri Stierlin in Genf mit Ausnahme der folgenden:

G. Melin (Ziolo, Paris): Seite 6, Seite 8 links und unten, Seite 9 oben und rechts;
Christiane Deroy (Ziolo, Paris): Seite 7, Seite 8/9 unten;
Yvan Butler, Genf: Seite 11 unten;
Rudolph Menthonnex, Genf: Seiten 12 und 17, Seite 20 rechts, Seite 26 links, Seite 56/57, Seite 72/73 unten;
Hans Hinz, Basel (Office du Livre, Fribourg): Seiten 14,15, 33, 59, 68, 69, 81-85, Seite 86 unten, Seite 87, Seite 89 rechts; (Artephot, Paris): Umschlag-Rückseite
René Percheron (Artephot, Paris): Seite 86 oben, Seite 88, Seite 89 links;
Olga Baenninger (Colorama Studio, Lausanne): Seiten 90 und 91;
Nigel Cameron (Robert Harding Ass., London): Seiten 92, 94 und 95;
Bernard Joliat, Genf: Seite 93
R. Rolland (Artephot, Paris): Umschlag-Vorderseite

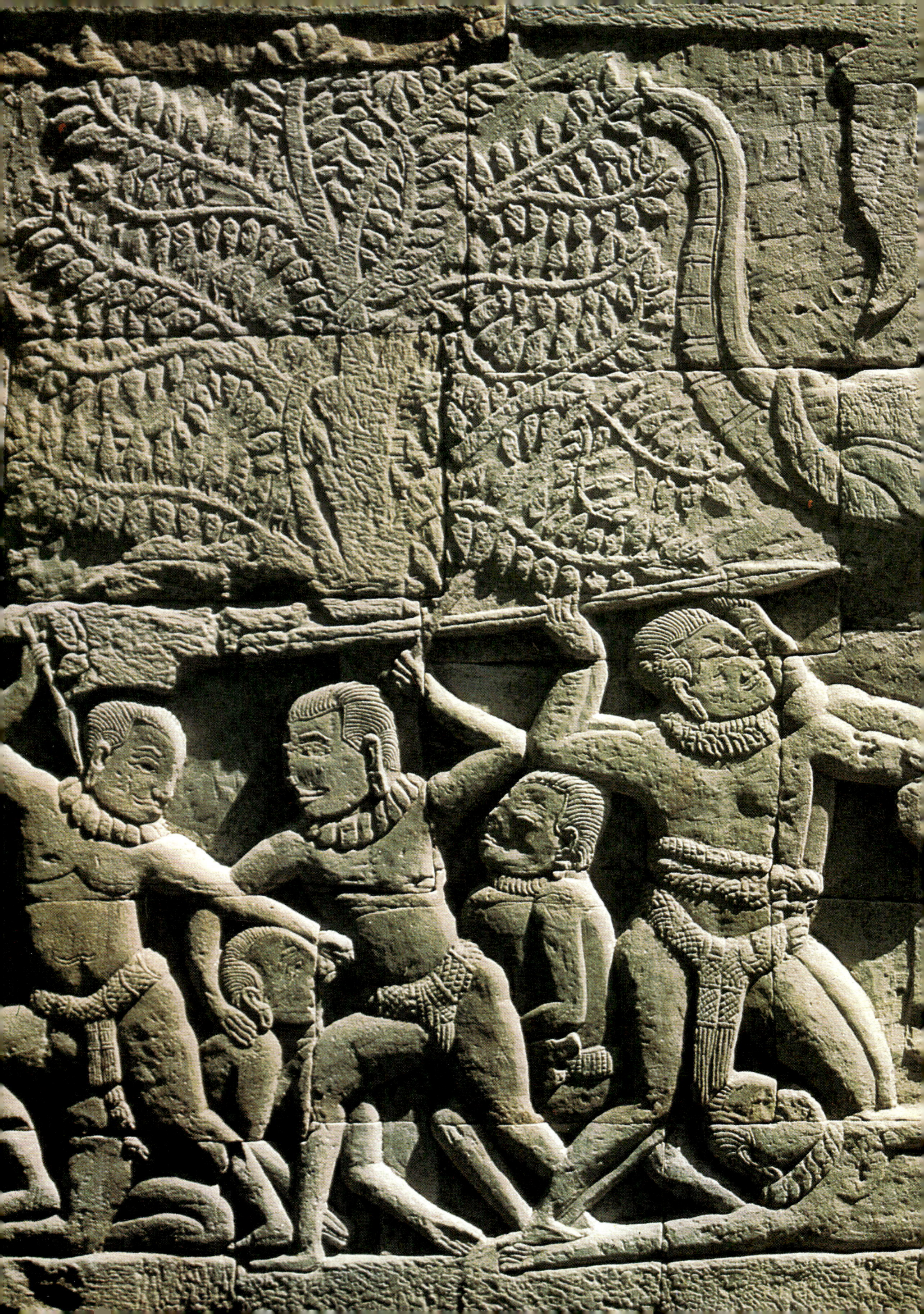